U0235641

玄府学说

主　审　廖品正

主　编　王明杰　罗再琼

副主编　杨思进　刘渊　江花　叶俏波　江玉　金钊

编　委　（按姓氏笔画为序）

王倩　王科闯　王振春　文化　吕德　闫颖
许嗣立　李波　李雪萍　吴佩珈　余海龙　张霞
陆鹏　罗欣雨　周新颖　项立明　夏丽娜　黄文强
黄新春　董丽　敬樱

人民卫生出版社

图书在版编目（CIP）数据

玄府学说/王明杰，罗再琼主编. —北京：人民卫生出版社，2018

ISBN 978-7-117-26406-8

Ⅰ. ①玄… Ⅱ. ①王… ②罗… Ⅲ. ①中医学—研究 Ⅳ. ①R2

中国版本图书馆 CIP 数据核字（2018）第 073133 号

人卫智网	www.ipmph.com	医学教育、学术、考试、健康，
		购书智慧智能综合服务平台
人卫官网	www.pmph.com	人卫官方资讯发布平台

版权所有，侵权必究！

玄府学说

主　　编：王明杰　罗再琼
出版发行：人民卫生出版社（中继线 010-59780011）
地　　址：北京市朝阳区潘家园南里 19 号
邮　　编：100021
E - mail：pmph @ pmph.com
购书热线：010-59787592　010-59787584　010-65264830
印　　刷：廊坊一二〇六印刷厂
经　　销：新华书店
开　　本：710×1000　1/16　印张：18　插页：2
字　　数：304 千字
版　　次：2018 年 5 月第 1 版　2024 年 10 月第 1 版第 3 次印刷
标准书号：ISBN 978-7-117-26406-8/R · 26407
定　　价：68.00 元

打击盗版举报电话：010-59787491　E-mail：WQ @ pmph.com
（凡属印装质量问题请与本社市场营销中心联系退换）

主 编 简 介

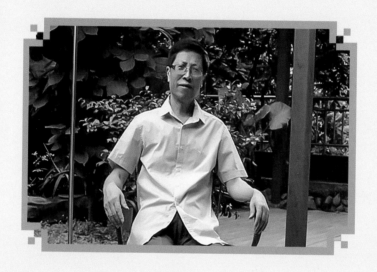

　　王明杰，西南医科大学教授，1943 年生，1967 年毕业于成都中医学院中医专业六年制本科。1978 年考取成都中医学院首届硕士研究生，师从于我国著名中医眼科专家陈达夫教授。1981 年毕业分配至泸州医学院工作，曾任中医系主任兼附属中医院院长、中华中医药学会理事、泸州市中医药学会会长等职。第三、四、六批全国老中医药专家学术经验继承工作指导老师。2012 年国家中医药管理局批准建立"王明杰全国名老中医药专家传承工作室"。2016 年获评首届四川省医疗卫生终身成就奖。2018 年获评第三届四川省十大名中医。数十年来致力于玄府学说研究、应用及学术继承人的培养，创建起独树一帜的"川南玄府学派"。

主编简介

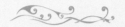

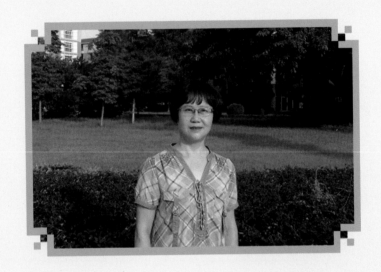

  罗再琼，成都中医药大学教授，1958 年生。1982 年毕业于泸州医学院中医系，从事《中医基础理论》教学、科研 30 余年，主持国家自然基金等国家级、省部各级科研课题 7 项。先后担任泸州医学院中医系中医基础理论教研室主任、四川生殖卫生学院医学系副主任、成都中医药大学基础医学院副院长等职。现兼任四川省中医药学会中基学术专委会副主任委员。

杨　序

泸州，古称"江阳"，地处长江与沱江的交汇处，川滇黔渝结合部，为长江上游的重镇，国家森林城市、卫生城市，历史文化名城。因盛产美酒，又有"酒城"之美誉。

2016年更名为西南医科大学的泸州医学院坐落于巍巍忠山半个多世纪，为泸州市增辉不少。其附属中医医院是一所集医疗、教学、科研、预防保健于一体的三级甲等综合性教学医院。王明杰教授是该院元老，全国老中医药专家学术经验继承工作指导老师。20世纪70年代起，受导师成都中医药大学陈达夫教授从玄府论治疑难眼病的学术思想启迪，潜心研读刘完素有关玄府的论述，发掘整理历代医家特别是陈达夫教授开通玄府治疗疑难病症的成功经验，开启玄府学说研究之先河。经过多年的深入研讨与实践探索，明杰教授从生理、病理及临床治疗诸方面对玄府理论进行了系统的整理与发挥。提出玄府作为升降出入的结构基础，在人体各组织器官生命活动中居于重要的枢纽位置，不仅是气的道路门户，还是精血津液与神机运行通达的共同结构基础，具有"分布广泛、结构微细、贵开忌阖"三个特性；同时指出玄府的病变主要是失于开通而闭密，将玄府病变归纳为气失宣通、津液不布、血行瘀阻、神无所用四类；在此基础上归纳总结出开通玄府的常用药物与代表方剂，极大地促进了玄府学说在各科临床的推广应用，显示出较高的临床指导价值。

刘完素玄府理论提出八百多年来一直缺乏系统整理研究，因而长期不为人所熟知。如今，明杰教授及其弟子们汇集几十年的研究成果，著成《玄府学说》一书。他们潜心研读《河间六书》及河间学派医家的相关著述，认真体会刘氏玄府学说意蕴，从生理、病理到临床治疗诸方面进行了系统的整理研究，初步构建起一个玄府学说理论体系的雏形。是书为第一部关于玄府学说的学术专著，集历代玄府学说研究之大成，从理论上阐明了玄府的概念、功用、特性、病变及治法，为继承学习、拓展应用及发扬光大这一理论奠定了基础。

"云上忠山播橘露，风过泸州带酒香"。今《玄府学说》书稿即将付梓，这是中医药界一大幸事，可喜可贺，也为川派中医药学术增光添彩！祝贺之余，乐于推荐！并以上琐语，爰之为序。

杨殿兴

中华中医药学会　副会长

四川省中医药学会　会长

成都中医药大学　博导　教授

丁酉年春　于成都雅兴轩

和　序

　　时值《玄府学说》初稿即将杀青之际,中医界翘首以待多年的国家中医药管理局《关于加强中医理论传承创新的若干意见》发布,文件指出目前中医理论传承和创新不足的现状,强调加强中医理论创新和内涵诠释,推动基于临床的中医理论升华和应用研究,提出新观点,创新、丰富、发展中医理论。中医学目前创新性理论正处于瓶颈期,临床实践迫切需要新的中医理论指导引领,《玄府学说》的成书可谓恰逢其时,既契合文件精神,更是指导中医临床的又一项理论创新成果。

　　气血津液精神是构成人体和维持人体生命活动的物质基础,其学说是中医理论的重要内容。如果血行不畅,或积于脉内,或溢脉外则形成瘀血,由此总结的瘀血学说与活血化瘀治法已盛行数十年,近十余年来又有络病学说兴起,为中医治疗疑难病症提供了卓有成效的理论和方法,但它们论述的重点在于血与络,对气、液、精、神涉及有限。气与血相较,"气为血帅","气行则血行",气郁则精血阻滞闭郁。因此,尚需开拓新的理论思路,从更广阔的角度探索揭示人体生理病理机制。《玄府学说》正是在这种形势下应运而生。

　　本书主编王明杰教授1977年作为我国著名中医眼科专家陈达夫教授的研究生,在导师开通玄府独特经验的启发下,从20世纪80年代初起,在繁忙的教学临床之余,开展对玄府理论的研究,先后撰写了《玄府论》《刘完素玄府说浅识》《眼科开通玄府明目八法》《谈通窍明目》《开通玄府法——治疗疑难病的又一途径》等数十篇论文,指出"玄府"作为人体气机升降出入的结构基础,其开阖对人体气机运行,津液输布,精血渗灌、神机畅达具有重要作用,在生命活动中具有特殊意义。提出玄府分布广泛、结构微细、贵开忌阖的三个重要特性,认为玄府郁闭所产生的病变包括气滞、血瘀、水停、精闭、神阻等多个方面,不但涵盖的人体功能范围大幅度扩展,涉及的结构也更为广泛、更加深入、更加细微。最有价值的是玄府学说从根本上揭示了人体功能必须不断处于宣发畅通状态的重要特点。这样,由金代刘完素提出的玄府理论,在漫长的历史时期未能得到充分重视的情况下,在现代重新获得新的生命力。正如欧阳修所谓"善治病者,必医其受病之处。"玄府就是这样一个在辨证治疗中需要解决的关键着力点。作者提出"玄府郁闭为百病之根""开通玄府为治病之纲"的学术思想,为中医临床提供了辨证治疗的新思路,进而发现风药在开通玄府中的特殊作用,提出"风药开玄论""风药增效论"等新见解。在长达40年中始终专注于此,首次总结开通玄府的治法及药物,率先将开通玄府之法用于内科、外科、骨科等多种病症的治疗,形成日益壮大的研究团队,在全国中医界的影响逐渐扩大,得到国医大师郭子光的鼓励支持和王永炎院士等著名学者的肯定,近年更有全国各地多个学科的专家从不同角度积极地参与,不仅继承发扬了刘河间的玄府学说,更在其基础上进一步拓展与深入,不断取得临床治疗多种疑难病症的丰富经验。

一位学者能早期发现创新点,明确自己的研究方向不易;明确方向后能数十年坚持不懈,将其精力专注于此,使其概念逐渐完善,内涵不断丰富,范围不断扩展,认识不断深入亦不易;进一步将其认识不断升华,用以总结指导多种临床病症的治疗则更为不易。作者以"玄府学说"的研究为突破口,与其老中青结合的团队一起,始终于此用功,可以说在学术和事业上都占领了制高点。

全书内容丰富,从玄府概念的阐述诠释,到开通玄府的主要方药,以及多种疑难病症的临床运用经验,相关实验研究等一线贯穿,全面介绍了玄府学说的概念、内容、价值及临床应用心得。就理论而言,编者在全面收集历代相关文献,回顾玄府学说发生发展和历史演变过程的基础上,特别注意从发生学的角度探讨玄府学说的发生形成过程,运用诠释学的方法对玄府学说进行解释,明确其理论概念,阐发其理论内涵,规范其理论表述,全面把握其理论特质。如紧扣刘河间玄府学说的病机要害在玄府郁闭,从而产生开通玄府的治疗方法等。这就对其普及、推广、发挥、应用奠定了良好的基础。就方药而言,全书系统论述了开通玄府药物和开通玄府方剂的特点及临床运用,既有中药新识,也有作者的经验方及古方新用,文中特别注意揭示方药在开通玄府时的奥妙所在,通过"方论钩玄"举先贤见解,奠定其理论基础,在"开玄要点"阐明运用要领,于"开玄举隅"例举临床运用效案,案末再加按语画龙点睛,作者力图从不同角度和临床辨证治疗过程帮助读者认识领悟开通玄府的方法,启发读者将其得心应手地运用于临床。

　　获悉《玄府学说》的撰写已两年多了,课题研究先后得到四川省中医药管理局和国家自然科学基金立项资助,明杰兄言及作序,颇不敢当,但想到有责任为兄的中医理论新作呐喊呼吁,故提笔写下一些先睹为快的感受。

　　"看似寻常最奇崛,成如容易却艰辛",我感觉王安石这两句诗表明了本书的特点。读者看完全书以后,也许会跟书中的内容产生共鸣,也许会为书中独到的学术思想击节赞叹,也许会在临床治疗中开拓思路。当然更希望广大读者置身其中,成为"玄府学说"研究队伍中新的成员,赋予玄府这一玄微幽深的学说以更多新意,将其发扬光大。此书能得到读者认可,能对发展中医理论和中医临床疗效的提高有所裨益,既是我所望,更是作者的企盼。

　　是为序。

　　　　　　　　　　　和中浚
　　　　　　　丁酉年孟夏于成都西郊补拙堂

自　序

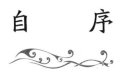

叹"玄府"

只缘名同象幽玄,沉寂医林八百年!
特立独行余绝响,何日归位露真颜?

这是我在四十年前初次研读"玄府"时写下的一首小诗。

1977年初,我还在大渡河畔的甘孜藏族自治州卫校任教,偶然在学校图书室看到两本成都中医学院附属医院1975年编印的资料,一为陈达夫先生所著《眼科六经法要》,一为《眼科资料选编》。当时医学书刊奇缺,见到母校的资料分外亲切,借回宿舍连夜阅读。《眼科六经法要》是达夫先生运用伤寒六经辨治眼病的学术专著,独树一帜,极富创意,读来虽觉甚难,仔细咀嚼,仍能体味书中意蕴。但读到"厥阴经络的玄府闭塞""寒邪闭塞了目中玄府"等处,却深感困惑。习医十余年,读医书无数,一直认定玄府为皮肤毛孔,于此处却无解。次日在《眼科资料选编》中读到达夫先生一则医案,以柴葛解肌汤四十余剂治愈一视神经萎缩患者,双眼视力由0.08上升至1.5。其卓越疗效令人惊异,然而先生辨证"风邪留滞三阳,干犯三阴,闭塞目中玄府",治疗"疏解三阳经风邪""则目中玄府自开"之说,则让人如坠五里雾中。此后查遍身边医籍均未果,"玄府"自此成了我心中的一块疑团。

数月后,获知母校创办研究生教育的消息,与家人商议后决定报考。查阅招生目录,见达夫先生拟招收硕士研究生,十分欣喜。出于对眼科六经与玄府奥妙的追求,我放弃了自己熟悉的中医内科,填报并无多少基础的中医眼科专业,最终竟得以录取,有幸侍诊于达夫先生门下。

入学后,我向导师提出的第一个问题便是何为玄府?先生回答:"玄府就是洞,看不见的洞。"并叮嘱下去读刘河间的书,特别是《素问玄机原病式》。

遵从师命细读之后，方知"玄府""无物不有"，乃升降出入之道路门户，茅塞顿开。此后欲进一步查阅相关资料，却只见眼科内容，余外则杳无踪影。刘完素八百多年前提出的玄府之说令人震撼，而这一卓识之沉寂却让人不胜唏嘘。感慨之余，写下这首《叹"玄府"》。

原想在导师指导下认真钻研眼科六经及玄府治法，不幸天不假年，不久达夫先生驾鹤西去，给后人留下了的，是他的遗著、医案与未了的心愿。我在导师组林万和、廖品正等五位老师指导下完成眼科学业，毕业后分配到泸州医学院。

泸医位于长江之滨的忠山之上，樟树成荫，是一个理想的读书环境。当时学校刚开办中医学专业，缺乏基础师资，安排我担任"中医各家学说"教学，于是有了充裕的时间全面攻读《河间六书》，重点对其玄府论述进行收集整理。结果却出乎意料，相关内容极少，读书卡片上抄录下的原文总共不过千余字。

此时并未气馁，推测玄府之说在河间众多传人的著述中定会有所反映，于是转向查找张子和、朱丹溪及其门人弟子的诸多著作。历经数月时间，最后还是大失所望，竟未见一人论及"玄府"。无奈之下，只好转而研究眼科玄府的应用，整理研究眼科前贤及达夫先师玄府论治经验，获益良多。玄府理论在眼科领域的卓越成效，激励我再次回到河间原著之中，细细品味研读。

"众里寻他千百度，蓦然回首，那人却在灯火阑珊处。"一晚灯下夜读，忽然眼前一亮，河间书中诸多"郁""郁结""怫郁"，不正是"玄府郁闭"简称？所谓"开发郁结""开发怫热结滞"，不正是"开通玄府"之谓？悟出这层道理，便豁然开朗。首先在刘完素书中读出了许多相关论述，接着在河间学派传人的著作中也发现了形形色色的类似记载，或称"攻邪"，或云"解郁"，表述不一，含义无二。开通怫郁结滞、畅达气血津液思想的传承脉络跃然纸上。果真是"柳暗花明又一村"！

破解了刘完素的写作特点，再潜心体味书中的微言大义，深为其八百多年前的远见卓识所折服。本着为往圣继绝学、为后世立新说的情怀，大胆探索，小心求证，围绕玄府与开通玄府治法进行了甚为艰辛的研究工作。在1984~1985年间，相继完成并发表了《刘完素玄府说浅识》《玄府论》《试探火热病证中辛温开通法的运用》《试论瞳神》《眼科开通玄府明目八法》《论伤寒以开郁为先》等一系列论文，初步勾画出了玄府学说的轮廓。

其中《刘完素玄府说浅识》一文，以刘氏论述为依据，从玄府之象、玄府之用、玄府之病、玄府之治等四个方面，首次对玄府理论作了较为系统的阐述，揭开了玄府的神秘面纱。《玄府论》则是第一篇关于玄府的专题研究论文。立足于 20 世纪的认知水平，指出"玄府应属于经络系统中最细小的孙络的进一步分化，是迄今为止祖国医学有关人体结构认识最为深入的一个层次，其存在的普遍性、形态的微观性，以及进行物质与信息交流（即流通气液、运转神机）等特性，均已同现今对微循环以至细胞膜的认识有某些类似之处。"文中提出的玄府郁闭为百病之根、开通玄府为治病之纲等新观点，得到此后学术界的广泛认同。

此后的一段时期，玄府学说在眼科领域获得了迅速的发展，为越来越多的眼科医者所推崇，以至被看作眼科的特有学说，与五轮八廓、肝窍学说并列为中医眼科理论的三大支柱。然而，眼科之外，不论是中医基础学科，还是临床学科，依然不知"玄府"为何物。这种强烈的对比，让我陷入沉思。达夫先师将伤寒六经移植于眼科领域的创举，启发我何不反其意而用之，将眼科开通玄府之法，移用于内外妇儿各科？正好我上门诊看全科，于是有意识地在内外妇儿各科中加以运用，重点选用先师治眼病常用的风药与虫类药开通玄府。通过多年来的不断探索总结，在风药、虫药开通玄府治疗疑难病症方面积累了一定的经验，逐渐形成了"论病首重玄府，百病治风为先"的诊疗风格，尤其在脑病、心病、肾病、骨病及某些外科疾病的治疗上取得较佳效果，在此基础上提出了"风药开玄论""风药增效论"等创新见解。

与此同时，还做了一项有意义的工作，便是将玄府学说纳入自己的教学内容之中。我深知，发扬光大玄府学说，非一代人所能完成，必须形成薪火相传的人才链。三十多年来，自己培养的本科生、研究生、学术继承人中，出现了不少热心于玄府探索的后起之秀。如我的第一位硕士研究生郑国庆，近十余年来发表相关论文二十余篇，对玄府学说的推广与发展颇有贡献；学术继承人白雪，运用玄府理论指导心脑血管病治疗取得显著成效。

进入 21 世纪以来，随着一批生力军的加入，玄府学说的研究进入了一个新的阶段。特别是王永炎院士带领的学术团队，通过玄府概念诠释与开通玄府治法的研究与运用，开展了一系列卓有成效的工作，取得了丰硕成果，在国内产生了较大影响。玄府理论开始受到学术界的广泛关注，逐渐成为当前中医研究的热点之一。

面对这百花齐放的满园春色，自己常常心潮难平，感慨不已。"廉颇老矣，尚能饭否？"作为玄府学说研究的识途老马，期望着在有生之年，还能为此项工作略尽绵薄之力。特别是看到迄今尚无全面、系统总结这一理论的学术专著问世,总觉是一件憾事。屡欲动笔,又恐精力不济,迟迟难下决心。

成都中医药大学罗再琼教授是泸医中医系首届本科毕业生,在泸医工作期间一直协助我进行玄府与风药相关课题的研究,调成都后继续以之作为研究方向。发表过《玄府:藏象理论的微观结构》《论玄府在中医理论中的地位和作用》《肝玄府学说理论探讨》等有影响的文章。此前邀我参加国家自然科学基金项目"基于 TGF-β Smad 通路研究风药对活血化瘀增效的作用机制"的研究工作,并合作编写《风药新识与临床》一书(已于 2016 年由人民卫生出版社出版)。课题组集中了两校一批朝气蓬勃的后起之秀,均有志于玄府学说的研究,是一支精干的学术团队。于是在《风药新识与临床》竣稿之际,由我提议继续合作,申请课题,扩大成员,深入研究,着手编写第一部玄府学说专著,得到一致赞同。此后由再琼教授牵头,申请四川省中医药管理局科研基金课题并获准立项,为本书的编写工作奠定了基础。

经过近两年来的辛勤劳动,《玄府学说》书稿完成过半,多年的愿望即将实现,抚今追昔,感慨良多。在这里,特别要提出对本书帮助极大的几位良师益友,深表感谢之情。

第一位,是已故首届国医大师郭子光教授。长期以来,一直对我所进行的玄府学说研究工作给予热情支持与指导。2013 年郭老为《王明杰黄淑芬学术经验传承集》题词:"发扬玄府学说,纠正临证误区,独具慧眼卓识,继承创新典范。"对后学的鼓励与奖掖感人至深。2014 年春节,还在电话中勉励我振奋精神,务必完成《玄府学说》的编写工作。如今书稿完成,郭老却已仙逝,令人伤感不已。唯有继续努力发扬光大玄府学说,以告慰郭老在天之灵。

第二位,是四川省中医药学会会长杨殿兴教授。殿兴教授多年来大力支持玄府学说研究工作。在他所主持的"川派中医药源流与发展"研究中,对以达夫先生为代表的陈氏眼科学派极为重视,对先生在继承发扬刘完素玄府学说方面的成就给予了高度评价。在担任四川省中医药管理局局长期间,批准了我们的玄府研究课题立项资助,为本书的编写工作提供了有力保障。此次又拨冗作序,使本书增色不少。

第三位,是成都中医药大学医史博物馆创建人和中浚研究员。中浚先生不仅是著名的医史文献专家,而且是国内少有的熟悉玄府学说的中医学者。我二人在中医眼科古籍文献研究上合作多年,相互学习,共同切磋,惺惺相惜。此次《玄府学说》编写,从编写体例、样稿审订,直到书籍版本选择、装帧设计,都给予了诸多指导、建议与帮助,提出了许多切中肯綮的宝贵意见,最后又在序言中对我们的工作进行了详细的介绍与精辟的点评。其深情厚谊，令人难忘。

第四位，是本书的责任编辑陈东枢先生。东枢先生出于对中医事业的高度责任心，长期以敏锐的眼光关注中医学术发展动态。2006年，我的《风药增效论》刚发表，便来信切磋，相邀约稿，最后促成了《风药新识与临床》的出版。此次玄府研究课题立项不久，便接到东枢先生通知，人卫出版社已将《玄府学说》列入出版计划，让我们深受鼓舞，促使克服种种困难，如期完成编写任务。

最后，还要十分感谢的，是全国各地参与玄府学说研究的同道。大家这些年来的研究成果，是我们做好此项工作的基础。本书编写过程中，参考和引用了大量相关文献资料，大多数标明了文献出处，也有少数吸收融入了阐发论述之中，未能一一列出。在此一并表示真诚的感谢！

玄府理论极富创新，开通玄府治法方药前人论述甚少，我们在书中尝试做了一些大胆的探索，作为引玉之砖，谬误及不当之处在所难免，恳请读者批评指正！

王明杰

2017年1月15日于酒城泸州

目　　录

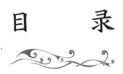

绪论

玄府学说概述

　　玄府学说是金元时期著名的医学大师刘完素首创,经后世医家不断补充、发挥而逐渐完善的独特中医理论。

　　刘完素(约 1120—1200),字守真,别号守真子,自号"通玄处士",河间(今河北河间)人,又称"河间先生"或"刘河间"。刘氏不仅是河间学派的开山,位列金元四大家之首;而且是中国医学史上高举革新旗帜的一位大师。刘氏以"火热论"为代表的一系列独特学说,开启了金元明清时期中医学术争鸣的序幕,对中医理论发展及临床诊疗水平提高作出了卓越的贡献。

　　玄府理论是刘完素学术思想的一个重要组成部分,也是其创新精神的又一集中体现。刘氏玄府之说不但是其"火热论"的重要理论基础,而且实现了中医学对于人体认识层次的一次深化,堪称中医学的原创微观理论。但相关论述简略,内容零散,除了眼科等少数领域外,长期不为中医界所知晓。清代汪廷珍尝谓:"惟金源刘河间守真氏者,独知热病,超出诸家,所著《六书》,分三焦论治,而不墨守六经,庶几幽室一镫①,中流一柱。惜其人朴而少文,其论简而未畅,其方时亦杂而不精,承其后者又不能阐明其意,裨补其疏……于是其学不明,其说不行"(《温病条辨·序》)。

　　近四十年来,一些学者开始从文献整理、临床应用及实验研究等方面对刘氏玄府说进行探讨,触角逐渐由眼科延伸至内外各科,陆续发表了一系列学术论文,某些内容还被纳入学术专著及教材之中。随着日益加深的理论探讨与日益增多的临床应用、尤其是用于指导 SARS(非典)与某些心脑血管疾病等疑难病症治疗取得的显著疗效,玄府学说正引起越来越多的中医及中西医结合人员关注,成为当代中医学术研究的热点之一。

一、玄府学说研究的内容与方法

　　刘完素玄府之说提出八百多年来,一直缺乏系统的整理研究,迄今尚无相关专著问世。编者拟在深入发掘刘氏玄府论治心法基础上,广泛搜集古今学者相关阐述与实践成果,吸纳和借鉴现代发生学、诠释学等理念、思路与方法,从学术源流、理论内涵、治法方药及临床应用等方面进行系统的研究、总结,着重发掘历代医家应用该理论指导临床诊治疑难病症的成功经验,着力构建玄府学说的系统学术体系。具体研究内容包括以下五个方面。

---

① 同"灯"。

(一)梳理学术源流,探究发生原理

发生学是反映和揭示自然界、人类社会和人类思维发展、演化的方法。任何知识创新,都有其深刻的社会历史文化背景,有其独特的构造思维逻辑。对于玄府学说这样一种古代医学理论,从发生学角度探讨其构造过程,阐明其思想内涵及其来龙去脉,具有重要的意义。

首先,追溯起源,有助于认识本质。不清楚理论的起源发生形成过程,就很难理解其理论观点的确切内涵,容易发生理论误读,甚至可能出现理论异化。其次,梳理源流,有助于发现该理论体系中的结构缺陷,为进一步深入研究、补充完善及推广应用指明努力方向。为此,编者拟全面收集历代相关文献,回顾玄府学说发生发展的历史演变过程,梳理其学术理论形成与发展的脉络,探究其发生学原理。

中医学的文化特点,决定了任何学习研究都不能仅仅局限在医学领域。刘完素学术思想的形成与宋代理学及道家思想有密切联系。所以要正确解答玄府理论发生的问题,在知识视野上,除了应高度关注中医学自身外,还需要从经史子集诸家之学中汲取相关知识。

(二)诠释玄府概念,阐发理论内涵

受中国传统文化"重道轻器"的价值观影响,中医学在思维上一直存在"重神轻形"的价值取向。《素问·六微旨大论》说:"升降出入,无器不有。"人体气血津液精神如何在五脏六腑、五官九窍、四肢百骸等组织结构内外实现升降出入,《黄帝内经》中缺乏明确论述,后世亦罕有道及者。唯有刘完素识微见远,在继承前人认识基础上,结合自身体验及临床实践体会,大胆推测到应有一种至微至细的结构普遍存在于人体各处,作为实现其功能的通道,并借用"玄府"之名加以论述,实现了中医理论上的一大创新与突破。

玄府不是一种物质形态上的发现,而是刘完素八百多年前的思维产物。今天我们要全面继承学习这一理论,需要经过诠释。诠释学是理解、解释与应用三位一体的科学。中医诠释学研究是在中医文献学特别是训诂学、注释学等传统中医理论研究方法的基础上,结合现代诠释学理论产生的。诠释的第一要素是理解,只有明确理解了所诠释的对象,搭造出完整的诠释框架,才能发现理论的意义所在。对于中医理论来说,临床实践也是一种诠释,它既是诠释的基本手段,也是诠释的目的所在。通过临床检验,既可使理论得到充分的实践证明,又可使理论不断丰富和完善。运用诠释学的方法对玄府学说进行准确解释,明确理论概念,阐发理论内涵,规范理论表述,是全面把握其理论特

质的必由之路。

诠释从古代模式出发，但不停止于回归古代模式，还要把古人的论述转化为贴近时代的学问并面向未来。现代意义的诠释是凭借人类迄今所积累的知识，尤其是现代科学知识，根据当前的认知水准，去评判古代学说的作用和价值，挖掘其现代科学内涵，发古人之所未发。这里有着十分广阔的拓展应用空间，可以说诠释就是创新。编者拟在近四十年来相关研究基础上，努力作出进一步的探索。

（三）剖析病机意蕴，彰显学说真谛

刘完素创立玄府理论，不仅用以阐述升降出入的生理，更用以剖析各种疾病的病机。刘氏素以阐发病机著称，其"火热论"独树一帜。后世学者多将五运六气学说作为"火热论"的主要理论依据，其实玄府之说应是更为重要的理论基础。细加分析便不难发现，刘氏玄府说的核心是"玄府闭密，阳热怫郁"。火热与郁结互为因果，乃是刘氏"火热论"的最大特色。研究其主火学说，不能忽视玄府病机；探讨玄府学说，首先亦应从病机切入。全面分析，深入发掘，如此方能真正把握河间学说的真谛。

刘氏有关玄府病机的资料不少，但十分零散，除了《素问玄机原病式》一书中多处论述外，其《宣明论方》《伤寒直格》《三消论》等书中亦有一些涉及。需要指出的是，刘氏著述文笔简约，意蕴深厚，许多相关病机论述，往往仅称"郁"或"郁结"，并未明言玄府，而内容实质却不离玄府，需要留意吸纳。玄府郁闭作为广泛存在于诸多病症中的一种基本病理状态，后世续有发挥，特别是近年来拓展颇多，需要全面收集，归纳整理，进而探讨总结其发病特点、临床表现与病机演变规律，形成独特的玄府病机理论，可望丰富和发展中医病机学的内容。

（四）发掘治法方药，完善体系结构

针对玄府郁闭病机采用开通玄府治法，使闭塞的玄府恢复通畅，前人并无明确论述，刘氏以勇于创新的精神对此进行了积极的探索。《河间六书》中记载有多种以畅达玄府气液为目的的开发郁结治法及方药，形成了刘氏宣清通并用治疗火热病证的独特风格。但由于论述分散，或语焉不详，后世多未能明了其开通玄府心法，以至于长期被称之为"寒凉派"。此说仅看到刘氏应用寒凉清热的一面，却忽略其配合辛热开通之妙，难免失之偏颇。

迄今为止，开通玄府的方法尚不为中医界所熟知，往往被误解为发汗之法，因此亟待规范整理，推广发扬。编者拟在深入发掘刘完素及其传人相关论述基础上，从玄府理论的新视角审视各种相关治法方药，广泛吸取后世医家，

尤其是眼科医家开通玄府的治法与用药经验,结合编者多年实践体会,整理提炼开通玄府的基本治法、代表方剂及常用药物,形成较为完善的玄府治法方药系统。

(五)立足临床实践,总结新知新用

中医学术理论研究的终极目的是提高临床疗效,对玄府学说这样一种应用理论来说更是如此。自刘完素起,历代医家在运用玄府理论辨治外感内伤疑难病症的实践中做过不少成功的探索。进入 21 世纪以来,应用领域不断拓展,治疗方法日益丰富,出现了一批新认识、新成果,促进着玄府理论与时俱进。基于此,玄府学说研究应当紧紧抓住临床应用这个中心环节,着重从各科临床实践中去总结玄府论治的新见解、新经验,避免单纯理论研究脱离临床实际的倾向。

迄今为止,玄府学说除用于眼科领域外,还涉及内科脑病、心病、肾病、肝病、肺病及骨科、皮肤科、耳鼻喉科等诸多病症,提出有脑玄府、心玄府、肾玄府、肝玄府、骨玄府、耳玄府、鼻玄府等创新概念,形成了不少各具特色的创新治法,明显提高了临床治疗效果。上述成功经验值得认真总结,希望通过本书的汇总凝练,能够在古今众多医家成就的基础上,打造起独树一帜的玄府论治体系,为中医药学术的可持续发展作出贡献。

二、玄府学说研究的意义

任何学科的发展都离不开基础理论的进步,中医学亦不例外。纵观中医发展史,莫不是中医重大学术理论的创新与发展带动临床各科发展。玄府学说作为具有中医原创优势的独特理论,有着丰富科学内涵和独特临床价值。深入挖掘、研究、完善玄府学说,建立系统的玄府理论体系,对促进中医学术的发展及临床治疗水平的提高具有深远的意义。归纳起来,主要有以下四个方面。

(一)深化刘完素学术思想及河间学派传承脉络研究

玄府之说作为刘完素学术思想的重要组成部分,是其构建"火热论"的理论基础之一,但是至今多数《中医各家学说》教材尚无相关内容介绍。由于长期以来对这一学说的忽略,围绕刘完素学术思想及河间学派传承脉络的研究均存在一定缺陷。如刘氏论火,不仅重视"阳热",而且强调"怫郁",治疗特色不在于寒凉泻火,而在于开发郁结,尤其是妙用辛温发散,开通玄府,可惜未得到充分认识。正是因为这种片面性,才有了数百年沿用至今的"寒凉派"称呼。

至于刘氏私淑弟子张子和、三传弟子朱丹溪对其学术思想的继承发扬,亦甚少从玄府理论剖析,影响到认识的深度与广度,传承脉络不够清晰。因此,通过玄府学说的发掘研究,必将有助于深化刘完素学术思想研究,加强河间学派传承脉络的梳理,全面提升对金元医学创新的认识。

(二)推动中医基础理论完善发展

玄府理论是迄今中医学对人体认识最为深入的一个层次,在中医学术发展史上占有十分重要的地位。玄府的微观结构,细化了藏象经络学说的层次;玄府郁闭的病理变化,深化了中医病机理论的内容;开通玄府的治疗措施,丰富了中医治则治法。玄府理论的提出,为中医把握人体的生命现象和规律,深入认识疾病、分析病变机制建立了一个新的平台。全面发掘玄府学说,建立完善的玄府理论体系,必将有力地推动中医基础理论的完善与发展。

(三)促进中医药进入现代微观领域研究

中医学在宏观层面认识人体病理生理机制具有独特优势的同时,其微观层次认识的缺如一直是自身的短板,成为当代学术发展面临的一大困境。由于历史条件的限制,刘完素玄府说在古代社会长期未能受到重视。到了八百多年后的今天,我们不论从细胞层面,还是分子层面都可以找到玄府的身影。近年来众多学者陆续提出的离子通道说、细胞间隙说、水通道蛋白说,以及脑玄府与血脑屏障、肝玄府与 SEC 窗孔结构、骨玄府与哈弗氏系统管道 - 黏合线 - 骨小梁相关等假说,尽管认识还比较肤浅,却已经充分表明"玄府"在现代科学微观研究领域的对应性和相关性。可以认为,玄府学说为中医药进入现代微观领域研究提供了中医学自身的理论基础,是中医学从宏观整体层面通向微观层面的一条捷径,值得顺藤摸瓜进行深入研究,必将有助于填补中医微观认识的不足。

(四)提升中医药创新驱动发展能力

近年国家提出创新驱动发展战略,中医药作为我国具有原创优势的科技领域,蕴含着巨大的创新潜力。基于自身独特的微观特性,玄府学说为中医学与现代医学在难治性疾病研究上的结合搭建了一个便捷的平台,为拓展众多中药方剂的临床应用开辟了广阔空间。可以预料,在现代高科技条件下,运用玄府理论并结合现代医学知识,深入研究多种疑难疾病的病机演变及治疗方法,有可能产生新的病机理论并开创新的有效治疗方案与临床路径,进而在玄府理论指导下开发出高效的中药新制剂,必将对提升中医药创新驱动发展能力作出积极贡献。

第一章

玄府学说的形成与发展

　　玄府学说由刘完素创立于前,历代医家发挥于后,涉及藏象经络、气血津液精神、病因病机、防治原则、养生保健、药物方剂以及临床各科诸多病症,可谓博大精深,源远流长。今天,我们学习研究这一学说,首先需要了解其千百年来的发生、发展经过及发挥、应用情况。

第一节　玄府学说的发生学探讨

创立于800多年前的玄府学说,究竟是怎样发生的? 其确切内涵是什么? 今后如何发扬光大? 是我们今天学习继承该学说需要首先弄清楚的问题。瑞士著名心理学家、发生认识论创始人让·皮亚杰(Jean Piaget)认为:知识是不断构造的结果,知识的构造有严格的逻辑规律;知识的每一次构造,总是以前一阶段知识结构为基础,体现为对前一阶段知识结构的扬弃与创新;知识从一个阶段向另一个阶段过渡,总是以一些新结构的形成为标志;知识建构逻辑规律的时空过程是可以认识和再现的。今天,从发生学角度探讨玄府学说的构造过程,阐明其思想内涵及其来龙去脉,对正确理解学说内蕴,拓展临床应用,并进而用现代科学手段研究玄府的实质,无疑有着重要的意义。鉴于相关研究迄今尚属空白,本节试就其生成理论作一初步考察与分析。

一、宋代理学疑经思想的影响

刘完素所处时代,适值理学肇兴,儒、道、释合流之际。宋代理学重义理,好创获;重发挥,喜新说,怀疑精神是其基本特征之一。其时,理学大师纷纷主张疑经、议经,反对盲从,提倡创新,开一代治学新风。如程颐曰:"学者先要会疑"(《二程遗书》),朱熹曰:"若是更革,则须彻底重新铸造一番,非止补漏而已"(《朱子语类》)。可以认为,宋代理学疑经思想对刘完素医学创新精神的形成具有重要影响。刘氏穷毕生之力精研《黄帝内经》等经典,但他尊古而不泥古,继承更能创新。尝谓:"若专执旧本,以谓往古圣贤之书而不可改易者,信则信矣,终未免泥于一隅"(《素问玄机原病式·序》)。

玄府理论的创立,既是刘完素数十年医学研究与实践结出的硕果,又是其创新精神的集中体现。仔细考察该学说的发生经过,可以清楚地看到,刘氏玄府理论的构建,既有对前代经典知识的继承与融汇,又有个人独具匠心的创造,同时又紧密结合临床,有着大量实践应用的支撑,最终丰富完善了对人体结构层次的认识,实现了中医理论上的一次重要创新。

二、"玄微府"概念的创新

《素问玄机原病式·六气为病》云:"皮肤之汗孔者,谓泄气液之孔窍也;一名气门,谓泄气之门也;一名腠理者,谓气液出行之腠道纹理也;一名鬼神门者,谓幽冥之门也;一名玄府者,谓玄微府也。"刘氏在这里首次提出了"玄微府"的概念。其创新点有二:一是将玄府与气门、腠理、鬼神门等视作同类,融为一体;二是以一个"微"字将其在形态层次上予以细化,以便赋予不同于原名称的新属性。紧接着,书中提出了一个极富创意的全新概念:"然玄府者,无物不有,人之脏腑、皮毛、肌肉、筋膜、骨髓、爪牙,至于世之万物,尽皆有之,乃气出入升降之道路门户也。"

考察古代文献,刘氏之前,玄府与气门、鬼门基本上是名异实同,玄府与腠理却是两个既相关联又有所区别的概念。一般认为,玄府指皮肤上的汗空,腠理则是皮肤肌肉之间隙。唯有《金匮要略·脏腑经络先后病脉证》中提出"腠者,是三焦通会元真之处,为血气所注;理者,是皮肤脏腑之文理也",将腠理的分布范围由体表肌肤深入至体内脏腑,是一次重要的突破,惜未引起足够的重视,呼应者鲜见。另有医家则认为玄府即是腠理,如隋代杨上善《黄帝内经太素·杂病》:"汗之空名玄府者,谓腠理也。"刘完素出于学术创新的需要,对以上概念做了一番"彻底重新铸造"。他首先依从杨上善的说法将玄府与腠理融合,使其结构兼备孔门与腔隙属性;然后沿着张仲景的思路使之延伸到体内脏腑,进而创造性地推广至筋膜、骨髓、爪牙,至于世之万物,成为生物体中无所不在的一种微细孔道,作为无器不有的气机升降出入的结构基础,填补了中医学理论的一大空白。

值得注意的是,刘氏玄府并不是一个单纯的解剖学概念。它包含有中医经典著作中玄府、腠理的部分内容,更有着刘氏赋予的若干新特征。首先是结构更微细,已非肉眼所能窥见;其次是分布极广泛,机体上下内外无所不在;尤其是功能更全面,气血津液精神囊括无遗,在一身中具有十分重要的意义。仔细分析,刘氏虽然以"玄府"命名,其内涵却大多源于经典腠理。之所以不称腠理而称玄府,当与刘氏对"玄"的偏爱有关。

"玄",是道家一个十分重要的用语,有幽远微妙、深奥莫测等复杂含义。刘氏自号"通玄处士",书名"素问玄机",道家思想特色鲜明。《道德经》曰:"玄之又玄,众妙之门。"葛洪《抱朴子内篇》中首列《畅玄》篇云:"玄者,自然之始祖,而万殊之大宗也。眇昧乎其深也,故称微焉。绵邈乎其远也,故称妙焉",将"玄"作为天地万物的总根源、总动力。又云:"玄之所在,其乐不穷。玄之所去,器弊神逝"。此处的"玄"已具有"气"的内涵,认为"气"的流转是万物生灭的根本原因。葛洪还明确提出玄、道同义,认为"玄道者,得之乎内,守之者外,用之者神,忘之者器"。联系《道德经》对"道"的论述:"道之为物,惟恍惟惚。惚兮恍兮,其中有象;恍兮惚兮,其中有物;窈兮冥兮,其中有精;其精甚真,其中有信。"一般将"道"释为规则、规律,其实"道"的原始意义即指道路。从这个角度体会,万物中普遍存在的微细通道虽然难以窥及,惚惚恍恍中却有形象,恍恍惚惚中却有实物,微不可见中却有精质,深不可测中却能得到证实。刘氏心目中的玄府,或许便含有这样一层"玄机"。

三、"玄府闭密"病机的发挥

刘完素以研究阐发病机著称,其代表作《素问玄机原病式》中提出玄府说之本意何在? 值得从病机理论的角度进一步加以分析。认真研读刘氏原著,"玄府闭密"(亦称"玄府郁结")是刘氏着力构建的一个病机要素。刘氏玄府理论的提出,主要是出于构建火热论的需要。

(一)玄府闭密与阳气怫郁

刘完素"火热论"的核心在于"阳气怫郁",已为学术界所公认;而阳气怫郁的病变基础,则是玄府闭密。

"玄府闭密"一词源于唐代王冰注文。《素问·玉机真脏论》云:"风寒客于人,使人毫毛毕直,皮肤闭而为热。"王冰注:"玄府闭密而热生也。"又《素问·调经论》云:"帝曰:阳盛生外热奈何? 岐伯曰:上焦不通利则皮肤致密,腠理闭塞,玄府不通,卫气不得泄越,故外热。"均是论述卫气壅滞上焦、阳气郁闭无以宣泄而为热的病机,认为关键在于体表皮肤之腠理、玄府闭塞不通,属于因郁致热。另一方面,《素问·阴阳应象大论》指出:"阳盛则身热,腠理闭,喘粗为之俯仰,汗不出而热,齿干以烦冤,腹满,死",则是阳热导致腠理闭塞而热益盛造成的严重后果,可谓因热致郁。上述经文中虽未明确提出"阳气怫郁"的名称,但已蕴含了阳气怫郁生热与热盛导致阳气怫郁两层涵义,而这中间体表玄府腠理的闭塞是一个十分重要的环节。

张仲景在《黄帝内经》的基础上,明确提出"阳气怫郁"的概念。《伤寒论》第四十八条曰:"设面色缘缘正赤者,阳气怫郁在表,当解之熏之。若发汗不彻,不足言,阳气怫郁不得越,当汗不汗,其人躁烦,不知痛处,乍在腹中,乍在四肢,按之不可得,其人短气,但坐,以汗出不彻故也,更发汗则愈。"指出外邪侵犯人体肌表,未得疏散发越,可引起阳气怫郁,并描述了阳气怫郁在表引起的"面色缘缘正赤"等症状,提出了当以小发汗法解之熏之的治疗方向。

刘完素继承发扬《黄帝内经》《伤寒论》等经典著作的相关论述,把本来用于解释寒邪闭表、郁而化热的"阳气怫郁",由表及里,推而广之,泛用于六气之变及五志所伤。其在《素问玄机原病式》中虽以五行气运和"亢害承制"推演阐释六气化火的原理,但落脚在机体的病理改变上,阳气怫郁不得散越,乃是其化火之关键环节,即所谓"阳气不得散越,则怫热内作";而阳气怫郁的具体病位则是玄府。刘氏借用王冰"玄府闭密而热生"之说,将阳气怫郁落实到玄府上。书中多处指出:"腠理闭密,阳气怫郁,不能通畅,则为热也。""阳气怫郁,而热转甚,故病加尔。上下中外,周身皆然。"看似承接《黄帝内经》《伤寒论》的说法,但腠理概念已转换为广义,实指"无物不有"的玄府。这样一来,其病变部位便由体表扩大到全身各处,所生之热不仅是表热,而且有里热;不仅指外感之热,而且有内伤之热。正是有了"玄府闭密"的病理基础,"阳气怫郁"才从抽象落到实处。不论风寒湿燥,还是喜怒忧思,均可导致玄府闭密、阳气怫郁而生热,从而使六气化火及五志化火具备了充分的理论支撑。

为了说明火热为病的多样性与复杂性,刘氏进而提出了阳热致郁结之说:"阳热发则郁""阳热易为郁结"。一般来说,"阳主动而散",何以会造成怫郁?这也需要玄府作为中介。刘氏以"如火炼物,热极则相合而不能相离"的形象比喻,给出了一个火热闭密玄府而致郁结的解释。病因为火,病变在气,病机为郁结,病位在玄府。既可因"热"致"郁",又可因"郁"致"热","热"与"郁"紧密相关,互为因果,精辟地揭示了火热为患的特点。

(二)玄府闭密与神机不遂

以上仅是从气的层面认识,刘完素对玄府理论的创新却远不止此。《素问玄机原病式》中提出,玄府是"精神荣卫、血气津液出入流行之纹理"。这就将玄府中通行的成分进行了极大地扩充,由气而及于津液、精血与神。究其依据,仍当源自《黄帝内经》。《灵枢·决气》云:"人有精气津液血脉,余意以为一气耳。"已将精气津液血脉视为一体。此后《金匮要略》亦有"通会元真之处,为血气所注"之说。可见金元以前,玄府、腠理与气血津液相关已有明确认识,刘氏的创新点在于补充了"神",且有充分依据。如《素问·八正神明论》云:"血气者,人之神";《素问·六节藏象论》云:"津液相成,神乃自生。"讲明了气血津液与神的不可分割关系。刘氏据此立论,并特意将鬼门称为"鬼神门",以突出"神"在玄府中的地位,进而指出玄府闭密可致"气液血脉荣卫精神不能升降出入"而产生种种病变。这样一来,玄府闭密的病理变化便从无形的阳气怫郁发展到有形的津停水阻、痰凝血瘀,乃至于玄妙莫测的神无所用,涵盖了众多的临床病症。

由于种种原因，自《黄帝内经》以来，中医学中有关"神"理论的构建一直不够成熟，对诸多相关病变的认识滞后，难以满足分析病机、指导治疗的需要。查《黄帝内经》中有关"神"的论述，如"节之交，三百六十五会……所言节者，神气之所游行出入也"（《灵枢·九针十二原》），虽然指出了神在人体的运行，但未涉及其作用与意义。《素问·五脏生成论》提出："故人卧血归于肝，肝受血而能视，足受血而能步，掌受血而能握，指受血而能摄。"仅提到了眼目视觉及手足动作与血之间的关系，而未涉及神，至刘完素才首次从神机运用进行认识。《素问玄机原病式·六气为病》云："人之眼耳鼻舌身意，神识能为用者，皆由升降出入之通利也，有所闭塞者，不能为用也。"明确指出神机为用的重要作用，并将目无所见，耳无所闻，鼻不闻臭，舌不知味，筋痿骨痹等病变俱归咎为"热气怫郁，玄府闭密，而致气液血脉荣卫精神不能升降出入故也""若病热极甚则郁结，而气血不能宣通，神无所用，而不遂其机，随其郁结之微甚，有不用之大小焉。是故目郁则不能视色，耳郁则不能听声，鼻郁则不能闻香臭，舌郁则不能知味。"

刘完素从玄府闭密分析各种神机病变，实为中医病机学上的一大发展。在此之前，中医文献中尚未见到类似论述。探究其发生，可能需要追溯至中医学领域之外。作为一位纯正道医，刘氏在《素问玄机原病式》和其他著作中，曾多次引用《仙经》《清静经》等道家著作中的理论以解释病机。道家对生命中精、气、神的研究，很早就达到了一个较高的境界。如《淮南子》云："精神盛而气不散则理，理则均，均则通，通则神，神则以视无不见，以听无不闻也，以为无不成也。"金·唐淳《黄帝阴符经注》云："夫神者，在目为视，在耳为听，在舌为言，在鼻则闻香，在手则拳握，在足则行……散者意，聚者气，气行则神行，气聚则神聚。"其对神与视听言行关系的认识堪称精辟。刘完素将道学的相关认识纳入中医学中，以热气怫郁、玄府闭密造成的神机升降出入障碍解释各种感觉与运动障碍病变，主观上是用以论证火热为患的多样性与复杂性，客观上却为眼耳鼻舌乃至诸多杂病病机的认识与辨治开拓出一条新的思路。其后世影响之深远，应为刘氏始料未及。

四、开通玄府治法的探索

针对玄府闭密病机在各种病症中的重要地位，如何使郁闭的玄府开通，是治疗中必须着力解决的关键问题。基于玄府闭密与阳热怫郁互为因果的认识，刘完素之开通玄府闭塞与解除阳热怫郁密切相关，又常称为开发郁结或解散热郁。

首先看外感热病。刘完素认为"伤寒"是"热病"的代名词，"伤寒"病的根本病机是"阳热怫郁"，"伤寒"病的根本治法是开郁散结退热。他将《素问·热论》与《伤寒论》相关论述加以糅合，并在此基础上创立了自己的热病"表里辨证"新体系。其治法是"表热当汗"之汗法，"里热当下"之下法，"半在表，半在里，则宜和解"的"表里双解法"。换言之，刘氏是以汗法、下法及汗下同用作为热病开通玄府的基本方法。所用方麻黄汤，桂枝汤，大、小承气汤，大、小柴胡汤等均来自张仲景，其更赏用的自制方益元散、防风通圣散、双解散等则可看作是刘氏在继承张仲景治疗思想上的创新。

对于各种杂病，刘完素也认为多属火热，称作热郁。《素问玄机原病式·六气为病》将其治法概括为："法当辛苦寒药治之，结散热退，气和而已。或热甚郁结不能开通者，法当辛苦寒药下之，热退结散而无郁结也。"具体运用有宣、清、通三法，代表方如防风通圣散、益元散、神芎丸等。其学术渊源亦本《黄帝内经》。如《素问·六元正纪大论》云："木郁达之，火郁发之，土郁夺之，金郁泄之，水郁折之。"王冰注："木郁达之，谓吐之令其调达。火郁发之，谓汗之令其疏散。土郁夺之，谓下之令无壅碍。金郁泄之，谓渗泄解表利小便也。"

值得注意的是，刘完素对开通玄府治法的运用，并不限于火热病证。以益元散为例，作为寒药发散开通的代表方，刘氏不仅用于怫热郁结之证，而且用以"补五劳七伤，一切虚损"，主治范围遍及内科、妇科、脏腑、经络、耳目九窍等七十余证。此中机理，刘氏明确指出"能令遍身结滞宣通，气和而愈"，即恢复玄府升降出入，而诸症自消。至于益元散与防风通圣散合方而成的双解散，刘氏还指出："设痊愈后，更宜常服，使病不再作，新病不生，并无过竟。无问岁数，乃平人常服之仙药也。"实际上已是作为预防保健之用了。流传了几百年的"有病无病，防风通圣"，正是表达了这样一层意思，影响颇大，争议也多，难以从方剂组成结构、药物发表攻里、清热利水等作用解释。其实刘完素的本意无非是使"周身中外气血宣通"，维持或恢复人体气血津液精神正常的升降出入状态，而达到防病治病的目的。

刘完素这种防治思想在中医经典著作中同样可以追溯到源头。如《素问·调经论》："五脏之道，皆出于经隧，以行血气。血气不和，百病乃变化而生"，《素问·至真要大论》："疏其血气，令其条达，而致和平。"《灵枢·平人绝谷》："气得上下，五脏安定，血脉和利，精神乃居。"认为疏通人体气血，使之运行流畅，通顺条达，无所不至，即可消除诸疾，促使机体阴阳气血平衡。张仲景在《金匮要略·脏腑经络先后病脉证》中提出"若五脏元真通畅,人即安和",强调元真之气通畅是人体保持健康状态的基本条件,也是治愈疾病要达到的最终目的。两相比较,刘完素开通玄府的创新治法与中医经典论述一脉相承。刘氏通过防风通圣治百病、防百病的成功范例,将《黄帝内经》《金匮要略》的理论变成了现实,为后世指出了一条开通玄府、通畅元真以却病延年的有效途径。

五、结语

1. 宋代理学疑经议经的学术风尚是刘完素创立医学新说的文化环境,玄府学说的基本内容均源自《黄帝内经》《伤寒杂病论》等中医经典,同时吸收道家精气神学说的某些内容,并结合个人长期医疗实践及养生保健体会,通过对传统理论的发掘、继承及大胆的融汇、补充与改造,完成了玄府理论的创建。

2. 刘完素玄府理论的提出主要是出于构建火热论的需要,所创立的"玄府闭密"基本病机为火热论的核心论点"阳气怫郁"奠定了必要的结构基础,从而为论证火热为患的广泛性、多样性与复杂性提供了有力的理论支撑,成为河间学术思想体系的核心组成部分。

3. 与《黄帝内经》《伤寒论》重视腠理开、邪气入侵的发病机理不同,刘氏玄府说强调气机升降出入于人体的重要性,塞则病,通则安,病机重郁闭,论治求开通,用药务在推陈致新,体现"造化新新不停之义"。此为玄府理论的精髓所在,其学术价值与临床价值均远超出刘氏为火热论服务的初衷,具有很大的拓展应用空间,值得深入发掘研究。

第二节　玄府学说的萌芽
——中医经典的相关论述

刘完素玄府学说的渊源,可以追溯到《黄帝内经》《伤寒杂病论》等经典著作之中。中医经典中关于升降出入及玄府、腠理等的相关论述,为刘氏创建玄府学说奠定了必要的基础。本节择其要点作一简介。

一、《黄帝内经》论升降出入

"岐伯曰:气之升降,天地之更用也。帝曰:愿闻其用何如? 岐伯曰:升已而降,降者谓天;降已而升,升者谓地。天气下降,气流于地;地气上升,气腾于天。故高下相召,升降相因,而变作矣。"(《素问·六微旨大论》)

"出入废则神机化灭,升降息则气立孤危。故非出入,则无以生长壮老已;非升降,则无以生长化收藏。是以升降出入,无器不有。故器者生化之宇,器散则分之,生化息矣。故无不出入,无不升降,化有小大,期有近远,四者之有,而贵常守,反常则灾害至矣。故曰:无形无患,此之谓也。"(《素问·六微旨大论》)

按:两段经文指出升降出入是宇宙万物之普遍现象与规律,从动物的生长壮老死,植物的生长化收藏,到人体气液血脉营卫精神的正常活动,皆是升降出入运动结果。人生于天地气交之中,大化流行,气机转换,往来出入,升降浮沉,是生命功能的完整体现,人体健康的根本保证,而器是其结构基础。"器者生化之宇",有了形质的器才有气化的空间。王冰注云:"包藏生气者,皆谓生化之器,触物然矣。夫窍横者,皆有出入去来之气。窍竖者,皆有阴阳升降之气往复于中。"王氏指出万物皆有"窍",为气运行的门户与通路。其气有内外出入与上下升降之别,"窍"亦相应有竖行与横行排列之异。此可谓河间玄府说之滥觞。

升降出入是人体气化运动的基本形式。经文指出人身气机的升降出入障碍是疾病发生、发展甚至导致死亡的根本机制。从某种意义上来说,这是中医病机学的一个基本观点,也是刘完素创立玄府学说的宗旨所在。

"气之不得无行也,如水之流。如日月之行不休,故阴脉荣其脏,阳脉荣其腑,如环之无端,莫知其纪,终而复始。其流溢之气,内溉藏府,外濡腠理。"(《灵枢·脉度》)

"气得上下,五脏安定,血脉和利,精神乃居。"(《灵枢·平人绝谷》)

"五脏之道,皆出于经隧,以行血气,血气不和,百病乃变化而生。"(《素问·调经论》)

按:论人体气机运行的重要性。经文明确指出气的升降出入通畅,是五脏安定、血脉和利、精神健旺的前提和基础;一旦升降出入障碍,血气不和则灾害立至,百病丛生。玄府学说"塞则病,通则安"的核心思想,于此已初见端倪。

二、《黄帝内经》论玄府、气门、鬼门

"勇而劳甚,则肾汗出,肾汗出逢于风,内不得入于脏腑,外不得越于皮肤,客于玄府,行于皮里,传为胕肿,本之于肾,名曰风水。所谓玄府者,汗空也。"(《素问·水热穴论》)

"帝曰:阳盛生外热奈何? 岐伯曰:上焦不通利,则皮肤致密,腠理闭塞,玄府不通,卫气不得泄越,故外热。"(《素问·调经论》)

"火郁之发,太虚肿翳,大明不彰,炎火行……善暴死,刻终大温,汗濡玄府,其乃发也。"(《素问·六元正纪大论》)

按: "玄府"一词在《黄帝内经》中凡三见,均出于《素问》,指皮肤之汗毛孔应无异议。所谓"汗由气化,出乎玄微"(《类经》),故称玄府。

"故阳气者,一日而主外,平旦人气生,日中而阳气隆,日西而阳气已虚,气门乃闭。"(《素问·生气通天论》)

"五之气,阳乃去,寒乃来,雨乃降,气门乃闭,刚木早凋,民避寒邪,君子周密。"(《素问·六元正纪大论》)

"知解结,知补虚泻实,上下气门,明通于四海,审其所在,寒热淋露,荥输异处,审于调气,明于经隧,左右支络,尽知其会。"(《灵枢·官能》)

按: "气门"在《黄帝内经》中亦有三见。《医经原旨·疾病第九》谓:"气门,玄府也,所以通行营卫之气,故曰气门。"可见,气门即玄府,也是指汗孔而言。气门名称凸显了人与自然界之间气机的相通。

"平治于权衡,去菀陈莝,微动四极,温衣,缪刺其处,以复其形。开鬼门,洁净府,精以时服。"(《素问·汤液醪醴论》)

按:《黄帝内经》中"鬼门"仅见于此处。《黄帝内经素问集注·汤液醪醴论篇第十四》云:"鬼门,毛孔也。开鬼门,发表汗也。"《古今医统大全·水肿门》云:"鬼门者,幽玄之谓,有毛窍而不见其开阖。"可见鬼门也是指皮肤毛孔,其意同玄府。

三、《黄帝内经》论腠理

"故清阳出上窍,浊阴出下窍;清阳发腠理,浊阴走五脏。"(《素问·阴阳应象大论》)

"黄帝曰:余闻肠胃受谷,上焦出气,以温分肉,而养骨节,通腠理。"(《灵枢·痈疽》)

"卫气者,所以温分肉,充皮肤,肥腠理,司开阖者也。"(《灵枢·本脏》)

"卫气和,则分肉解利,皮肤调柔,腠理密致矣。"(《灵枢·本脏》)

"何谓津? 岐伯曰:腠理发泄,汗出溱溱,是谓津。"(《灵枢·决气》)

按:《黄帝内经》中有关腠理的论述甚多,以上论腠理之生理。认为腠理是气液运行的通道,并具有开阖功能。卫气充盈于腠理之中,控制和调节腠理之开阖。

"天暑衣厚则腠理开,故汗出,寒留于分肉之间,聚沫则为痛;天寒则腠理

闭,气湿不行,水下留于膀胱,则为溺与气。"(《灵枢·五癃津液别》)

"黄帝曰:人之善病风厥漉汗者,何以候之? 少俞答曰:肉不坚,腠理疏,则善病风。黄帝曰:何以候肉之不坚也? 少俞答曰:䐃肉不坚而无分理者,肉不坚,肤粗而皮不致者,腠理疏。此言其浑然者。"(《灵枢·五变》)

"寒则腠理闭……炅则腠理开,荣卫通,汗大泄,故气泄。"(《素问·举痛论》)

"津脱者,腠理开,汗大泄。"(《灵枢·决气》)

"黄帝问于少师曰:余闻四时八风之中人也,故有寒暑。寒则皮肤急而腠理闭,暑则皮肤缓而腠理开。"(《灵枢·岁露论》)

按:论腠理与汗出的关系,腠理开则汗出,腠理闭则汗不出。后世有学者认为腠理即是玄府,当基于此。但综观《黄帝内经》全部论述,玄府与腠理乃是既密切关联,又有所区别的两个概念。皮肤的缓急决定腠理的疏密,影响玄府的开阖和汗液的排泄。腠理致密则玄府闭而无汗,腠理疏松则玄府开而有汗。

"是故虚邪之中人也,始于皮肤,皮肤缓则腠理开,开则邪从毛发入,入则抵深,深则毛发立,毛发立则淅然,故皮肤痛。"《灵枢·百病始生》)

"人之有常病也,亦因其骨节、皮肤、腠理之不坚固者,邪之所舍也,故常为病也。"(《灵枢·五变》)

"清静则肉腠闭拒,虽有大风苛毒,弗之能害。"(《素问·生气通天论》)

"谨和五味,骨正筋柔,气血以流,腠理以密,如是则骨气以精,谨道如法,长有天命。"(《素问·生气通天论》)

"帝曰:阳盛生外热奈何? 岐伯曰:上焦不通利则皮肤致密,腠理闭塞,玄府不通,卫气不得泄越,故外热。"(《素问·调经论》)

按:腠理位于体表,外邪入侵,首当其冲,《黄帝内经》十分重视其防御病邪的作用。认为腠理致密坚固可防止外邪入侵,疏松不固则外邪易于侵入,但闭塞不通又会导致卫气不得泄越而生热,总之宜开阖有度。这是《黄帝内经》论述腠理的基本观点,有别于后世刘完素玄府(腠理)贵开忌阖的理论。前者注重于邪气的侵袭,后者着眼于正气的流通,读者应注意辨析。

"股际骨空在毛中动下。尻骨空在髀骨之后,相去四寸。扁骨有渗理腠,无髓孔,易髓无空。"(《素问·骨空论》)

按:王冰注:"扁骨,谓尻间扁戾骨也。其骨上有渗灌文理归凑之,无别髓孔。"此节似已言及骨之腠理,表明腠理分布不限于皮肤肌肉。

此外,《黄帝内经》中还多次提到毛腠、皮腠、肤腠、肌腠、肉腠、分腠、肉理、粗理、密理、细理、小理、分理等。可见《黄帝内经》所言腠理有大有小,有粗有细,有深有浅,广泛遍布人体的皮肤、肌肉甚至骨等组织。

四、《黄帝内经》论疏气令调与五郁之治

"谨守病机,各司其属,有者求之,无者求之,盛者责之,虚者责之,必先五胜,疏其血气,令其调达,而致和平"。(《素问·至真要大论》)

按: 此为《黄帝内经》中有关治则的一段重要论述。王冰注云:"疏其壅塞,令上下无碍,血气通调,则寒热自和,阴阳调达。"疏通人体气血,使之运行流畅,通顺条达,无壅滞之弊,即可消除寒热诸疾,调节阴阳平衡,从而恢复平和与健康。"疏其血气"不是具体治法,而是对诸治法的高度概括,亦是经各种治疗所要达到的最终目的。推而言之,汗、吐、下、和、温、清、补、消八法,皆有"疏其血气"之功。此后刘完素开通玄府的治疗思想,即当本源于此。

"帝曰:五运之气,亦复岁乎? 岐伯曰:郁极乃发,待时而作也……帝曰:郁之甚者,治之奈何? 岐伯曰:木郁达之,火郁发之,土郁夺之,金郁泄之,水郁折之,然调其气,过者折之,以其畏也,所谓泄之。"(《素问·六元正纪大论》)

按: 经文以五运之郁论述了自然界运气变化及胜复郁发的情况,后世称之为五郁。其相关病变及治疗的论述,启发了后世医家对于郁证学说的研究和探讨。王冰注云:"木郁达之,谓吐之,令其条达也;火郁发之,谓汗之,令其疏散也;土郁夺之,谓下之,令无壅碍也;金郁泄之,谓渗泄,解表利小便也;水郁折之,谓抑之,制其冲逆也。"将原文中的"达、发、夺、泄、折"五种治法,具体为"吐、汗、下、渗泄利小便、抑之制其冲逆"等五种方法,使之更为具体而贴近临床实践。刘完素在《素问要旨论·法明标本篇第八》中原文引用了上述王冰注文,指出"治病之要者,必明五气为病,郁之盛者,如法治之……通其五法,气乃平调,复视其虚实,而以调之,乃治病之大体也。"其开通玄府的具体治法,大多概括在内。其后张景岳在《类经·运气类》中进一步指出:"天地有五运之郁,人身有五脏之应,郁则结聚不行,乃致当升不升,当降不降,当化不化,而郁病作矣。故或郁于气,或郁于血,或郁于表,或郁于里,或因郁而生病,或因病而生郁。郁而太过者,宜裁之抑之;郁而不及者,宜培之助之。大抵诸病多有兼郁,此所以治有不同。"将郁与升降出入障碍结合阐述,实即玄府学说的基本精神。

五、《伤寒论》《金匮要略》论腠理

"血弱气尽,腠理开,邪气因入,与正气相搏,结于胁下。正邪分争,往来寒热,休作有时。默默不欲饮食。"(《伤寒论·辨太阳病脉证并治》)

按：《伤寒论》关于腠理的论述仅此一条，主要延续了《黄帝内经》腠理作为邪气入侵通道的认识，同时也重视"血弱气尽"的内因在发病学上的意义。

"若五脏元真通畅，人即安和……病则无由入其腠理。腠者，是三焦通会元真之处，为血气所注；理者，是皮肤脏腑之文理也"。（《金匮要略·脏腑经络先后病脉证》）

按：仲景通过"五脏元真通畅"强调了人体保持健康状态的两个关键，一是五脏元真的充沛，一是气血津液运行通道的畅达。《医宗金鉴·订正仲景全书》指出："五脏真元之气，若通畅相生，虽有客气邪风，勿之能害，人自安和；如不通畅，则客气邪风，乘隙而入，中人多死。"即是说，只要五脏元真充实，气血通畅，抗病力强，就能抵御外邪的侵袭，使人平安健康。腠理作为通会元真、走注气血之处，正是这一功能的主要结构基础。经文明确指出，腠理不仅分布于体表肌肤，而且存在于体内脏腑，这是仲景对腠理认识的一大发展，也为后世刘完素创立玄府学说提供了重要依据。

六、结语

1.《黄帝内经》中有关升降出入的论述构建起中医学认识人体一个十分重要的核心理论，并成为后世河间玄府学说的研究主题，而有关升降出入通道论述的不足，则为刘完素创建玄府学说留下了充分的发挥空间。

2.《黄帝内经》疏气令调与五郁之治确立的治病大法，为刘完素创立开发玄府郁结治法提供了重要的启迪与借鉴。

3. 中医经典中对于玄府、腠理等结构性能与功用的记载是刘完素玄府学说的基础，然而刘氏并非传统意义上的理论继承与发展，而是作了"重新铸造"，具有"范式转换"的创新。

第三节　玄府学说的创立
——刘完素玄府论述辑要

刘完素一生著述较多，主要有《素问玄机原病式》《黄帝素问宣明论方》《素问病机气宜保命集》《伤寒直格》《伤寒标本心法类萃》《伤寒医鉴》(以上合称《河间六书》)，及《内经运气要旨论》(即《素问要旨论》)、《三消论》等。

玄府理论是河间学术思想的一个重要组成部分,也是其创新精神的又一突出体现。但刘氏明言玄府之处甚少,且相关论述零散,文字十分简略。据编者统计,《河间六书》中"玄府"一词仅出现 15 次(其中《素问玄机原病式》9 次,《宣明论方》5 次,《素问病机气宜保命集》1 次)。其核心内容放在论述"目昧不明"的条文中,仅有数百字。玄府理论长期以来被人忽略,甚至河间学派传人也很少提及玄府,这是一个主要原因。编者认为,"从无字句处读书",应当成为研读刘完素玄府之说的重要方法。只有深入钻研,处处留心,仔细剖析,潜心体味,才能读出河间玄府之说,领悟开通玄府心法。为了便于读者学习,我们从刘氏著述中作了一番全面采集、梳理与提炼、归纳,现扼要介绍如下。

一、命名含义

"皮肤之汗孔者,谓泄气液之孔窍也;一名气门,谓泄气之门也;一名腠理者,谓气液出行之腠道纹理也;一名鬼神门者,谓幽冥之门也;一名玄府者,谓玄微府也;然玄府者,无物不有,人之脏腑、皮毛、肌肉、筋膜、骨髓、爪牙,至于世之万物,尽皆有之,乃气出入升降之道路门户也。"(《素问玄机原病式·六气为病》)

按:这是刘完素关于玄府概念最主要的一段论述。刘氏在引述《内经》"玄府""气门""鬼门""腠理"等肌表结构名称的同时,将其概念加以融汇,并对其分布范围予以极力引申,使之成为人体乃至万物无所不有的一种新的结构名称,作为无所不至的气机升降出入的通路。综观刘氏有关玄府的论述,看似与前人认识一脉相承,实质上却已发生了变异,其内涵与外延同原来已经有着很大的不同,在前人既有理论基础上实现了重大的学术创新。自此,"玄府"成为多义词,包含广狭二义:狭义指《黄帝内经》玄府,即皮肤之毛孔;广义为刘完素所首创,指遍布人体内外各处的一种微细结构。需要指出的是,刘氏在运用"玄府"一词时并未对此加以区分,很容易发生混淆。读者应注意辨析它们在不同语境下的不同含义,方能正确理解刘氏本意。同时,"玄府"与"腠理"成为了同义词。刘氏书中论述广义玄府时,有时称玄府,有时称腠理,其含义并无不同,读者亦不可不知。

二、病因病机

"人之眼、耳、鼻、舌、身、意、神识,能为用者,皆由升降出入之通利也;有所闭塞者,不能为用也。若目无所见,耳无所闻,鼻不闻臭,舌不知味,筋痿骨痹,齿腐,毛发堕落,皮肤不仁,肠不能渗泄者,悉由热气怫郁,玄府闭密,而致气液、血脉、荣卫、精神,不能升降出入故也。各随郁结微甚,而察病之轻重也。"(《素问玄机原病式·六气为病》)

按:本节从气液、血脉、营卫、精神升降出入障碍的视角对玄府病机作了精辟阐述。玄府郁闭所产生的病变,除了精气血津液失其宣通之外,刘氏特别突出神无所用导致的种种病症,深化了中医病机学的内容,对多种神志病的治疗极有指导意义。

"郁,怫郁也。结滞壅塞而气不通畅,所谓热甚则腠理闭密而郁结也。如火炼物,热极相合而不能相离,故热郁则闭塞而不通畅也。"(《素问玄机原病式·六气为病》)

按:基于"火热论"的学术思想,刘氏将玄府病变归咎于热气怫郁。这与"寒则凝,热则行"的常理似有抵牾。为了解释此中机理,刘氏给出了一个"如火炼物,热极相合而不能相离"的说法,来论证"热甚则腠理闭密而郁结"(此处"腠理"即"玄府"),可谓别出心裁。这是一个十分重要的论点,为阐明火热病变的广泛性与复杂性提供了有力的依据。

又按:刘完素在此明确提出:"郁",指"怫郁",即是"腠理(玄府)闭密",亦称"郁结"。综观刘氏著述,"郁"或"郁结",均是玄府郁闭的简称,且其使用远多于"玄府"。如《素问玄机原病式》一书中,"郁"一共出现122次,"郁结"亦有60次,"玄府"却仅有9次。必须认识到这一点,才能全面破解刘氏玄府之说。

《经》曰:目得血而能视,耳得血而能听,手得血而能摄,掌得血而能握,足得血而能步,脏得血而能液,腑得血而能气。夫血随气运,气血宣行,则其中神自清利,而应机能为用矣。又曰:血气者,人之神,不可不谨养也。故诸所运用,时习之则气血通利,而能为用;闭壅之则气血行微,而其道不得通利,故劣弱也。若病热极甚则郁结,而气血不能宣通,神无所用,而不遂其机,随其郁结之微甚,有不用之大小焉。是故目郁则不能视色,耳郁则不能听声,鼻郁则不能闻香臭,舌郁则不能知味。至如筋痿骨痹,诸所出不能为用,皆热甚郁结之所致也。"(《素问玄机原病式·六气为病》)

按:由气血的运行推演到神机的运用,以通利为贵,郁结为病。所谓郁结,即是玄府郁闭。

"平白目无所见者,热气郁之甚也。或言目眛为肝肾虚冷者,误也。""热郁于目,无所见也。故目微昏者,至近则转难辨物。由目之玄府闭小也,隔缣视物之象也。或视如蝇翼者,玄府有所闭合者也。或目昏而见黑花者,由热气甚而发之于目,克则害,承乃制,而反出其泣,气液昧之。以其至近,故虽视而亦见如黑花也。"(《素问玄机原病式·六气为病》)

按:此论目病之玄府病机。目之昏由于玄府之闭,玄府之闭由于热气之郁。刘氏论诸病病机,大体如此。

"所谓聋者,由水衰火实,热郁于上,而使听户玄府壅塞,神气不得通泄也。"(《素问玄机原病式·六气为病》)

按:论耳聋之玄府病机,责之听户玄府壅塞。

"消渴之证,乃肠胃之外燥热,痞闭其渗泄之道路,水虽入肠胃之内,不能渗泄于外,故小便数出而复渴。"(《三消论》)

"消渴小便多者……盖燥热太甚,而三焦肠胃之腠理怫郁结滞,致密壅塞,而水液不能渗泄浸润于外,营养百骸,故肠胃之外燥热太甚,虽复多饮于中,终不能浸润于外,故渴不止。小便多出者,如其多饮,不能渗泄于肠胃之外,故数溲也。"(《三消论》)

按:论消渴之玄府病机,责之三焦肠胃腠理怫郁结滞。

"卒中者,由五志过极皆为热甚故也。若微则但僵仆,气血流通,筋脉不挛,援者发过如故。或热气太盛郁结壅滞,气血不能宣通,阴气暴绝,则阳气后竭而死,俗谓中不过尔。或即不死而偏枯者,由经络左右双行,而热甚郁结,气血不得宣通,郁极乃发,若一侧得通,一侧痹者而为瘫痪也。其人已有怫热郁滞,而气血偏行,微甚不等,故《经》言:汗出偏沮,令人偏枯。然汗偏不出者,由怫热郁结,气血壅滞故也。人卒中则气血不通,而偏枯也。"(《素问玄机原病式·六气为病》)

"瘫痪中风,皆因火热耗损血液,玄府闭塞,不能浸润,金受火郁,不能发声,经云肺主声。"《宣明论方·燥门》

按:论中风之玄府病机。前文称郁结,后文称玄府闭塞,含义相同,均归咎于火热。值得注意的是,前文中将热甚郁结、气血不通与经络联系论述,昭示玄府与经络相关。

"痞,与否同,不通泰也。谓精神荣卫、血气津液出入流行之纹理闭密而为痞也。"(《素问玄机原病式·六气为病》)

"谓夫腠理闭密,乃为痞也。"(《宣明论方卷七·积聚门》)

按:论痞证之玄府病机。文中一称腠理,一称纹理,均应指胃玄府而言。

"淋,小便涩痛也。热客膀胱,郁结不能渗泄故也。或曰小便涩而不通者为热,遗尿不禁者为冷。岂知热甚客于肾部,干于足厥阴之经,廷孔郁结极甚,而气血不能宣通,则痿痹而神无所用。故液渗入膀胱而旋溺遗失,不能收禁也。"(《素问玄机原病式·六气为病》)

　　按:论淋证与遗尿之玄府病机。文中之"廷孔",当指膀胱玄府。

　　"诸泻痢皆兼于湿,今反言气燥者,谓湿热甚于肠胃之内,而肠胃怫热郁结,而又湿主乎痞,以致气液不得宣通,因以成肠胃之燥,使烦渴不止也。"(《素问玄机原病式·六气为病》)

　　按:论泻痢之玄府病机。文中虽未明言玄府或腠理,实已包含在"肠胃怫热郁结"之中。

　　"暴病暴死……或心火暴甚,而肾水衰弱,不能制之,热气怫郁,心神昏冒,则筋骨不用,卒倒而无所知,是为僵仆也。"(《素问玄机原病式·六气为病》)

　　按:论暴病暴死的玄府病机。文中仅云"热气怫郁,心神昏冒",省略了心之玄府闭塞。

三、治法与药物

　　"辛甘热药皆能发散者,以力强开冲也""辛热之药……能令郁结开通,气液宣行,流湿润燥,热散气和而愈。"(《素问玄机原病式·六气为病》)

　　"世传辛热金石毒药,治诸吐泻下利,或有愈者,以其善开郁结故也。"

　　"或问曰:聋既为热,或服干蝎、生姜、附子、醇酒之类辛热之物,而或愈者何也? 答曰:欲以开发玄府,而令耳中郁滞通泄也。"(《素问玄机原病式·六气为病》)

　　"或云:中风既为热甚,治法或用乌附之类热药何也? 答曰:欲令药气开通经络,使气血宣行而无壅滞也"。(《素问玄机原病式·六气为病》)

　　"小青龙汤……此方燥,至温散其水,以润肠胃脏腑之燥,以开发怫热结滞者也。"(《伤寒直格·诸证药石分剂》)

　　按:以上论辛热药物开通玄府。文中一处明言"开发玄府",一处谓之"开通经络",余则简称"开郁结"或"郁滞"。刘氏以辛热之品开郁泄热润燥的独特见解极富创意,均是建立在玄府理论基础之上。

　　"用辛热之药,病之微者虽或误中,能令郁结开通,气液宣行,流湿润燥,热散气和而愈;其或势甚而郁结不能开通者,旧病转加,热证新起;以至于死,终无所悟。曷若以辛苦寒药,按法治之,使微者甚者皆得郁结开通,湿去燥除,热散气和而愈,无不中其病而免加其害。"(《素问玄机原病式·六气为病》)

"一切怫热郁结者,不必止以辛甘热药能开发也。如石膏、滑石、甘草、葱、豉之类寒药,皆能开发郁结。"(《素问玄机原病式·六气为病》)

"世以甘草、滑石、葱、豉寒药发散甚妙……皆散结缓急、润燥除热之物。因热服之,因热而玄府郁结,宣通而怫热无由再作。病势虽甚,而不得顿愈者,亦获小效,而无加害尔。此方散结,无问上下中外,但有益而无损矣。"(《素问玄机原病式·六气为病》)

"夫治诸痢者,莫若以辛苦寒药治之,或微加辛热佐之则可。盖辛热能发散开通郁结,苦能燥湿,寒能胜热,使气宣平而已。如钱氏香连丸之类是也。故治诸痢者,黄连、黄柏为君,以至苦大寒,正主湿热之病。"(《素问玄机原病式·六气为病》)

"余自制双解通圣辛凉之剂,不遵张仲景法桂枝麻黄发表之药,非余自炫,理在其中矣。故此一时,彼一时,奈五运六气有所更,世态居民有所变。天以常火,人以常动。动则属阳,静则属阴,内外皆扰,故不可峻用辛温大热之剂。纵获一效,其祸数作。岂晓辛凉之剂,以葱白盐豉。大能开发郁结,不惟中病令汗而愈,免致辛热之药,攻表不中,其病转甚,发惊狂衄血斑出,皆属热药所致。"(《素问病机气宜保命集·伤寒论第六》)

按:以上论辛热药之弊端,提出辛凉开发郁结之法,体现出"寒凉派"的用药特色。注意刘氏所言辛凉,是指辛温与寒凉之品合用,与今日所说有别。上述文中,仅一处明言"玄府郁结",余皆仅称"郁结"。

"辛能散抑、散结、润燥,辛者金也,金主散落,金生水故也。况抑结散,则气液宣行而津液生也。《藏气法时论》曰:肾苦燥,急食辛以润之,开腠理,致津液,通气也。"(《三消论》)

按:论辛味开玄润燥功用。所谓"散抑散结",即指开通玄府。

"其为五味之本者,淡也……以配胃土,淡能渗泄利窍。夫燥能急结,而甘能缓之,淡为刚土,极能润燥,缓其急结,令气通行,而致津液渗泄也。故消渴之人,其药与食,皆宜淡剂。"(《三消论》)

按:论淡味开玄润燥功用。所云"急结",亦即玄府闭塞。

"或势甚郁结不能开通者,法当辛苦寒药下之,热退结散而无郁结也。所谓结者,怫郁而气液不能宣通也,非谓大便之结硬耳。"(《素问玄机原病式》)

按:论下法开通玄府功用。

"凡诸栀子汤,皆非吐人之药,以其燥热郁结之甚,而药顿攻之不能开通,则郁发而吐。因其呕吐,发开郁结,则气通、津液宽行而已。"(《伤寒直格·诸

证药石分剂》)

按：论吐法开通玄府功用。

"中风……诸方之中，至宝、灵宝丹最为妙药。今详本草言至宝丹之药味，合而为一，乃寒药尔；灵宝丹虽用温热之味，而复用寒药制之，参而为一，亦平药也。况皆能散风壅、开结滞，而使气血宣通，怫热除而愈矣。"（《素问玄机原病式·六气为病》)

按：论至宝丹、灵宝丹治中风之功。所云"开结滞"，亦是开玄府。

四、开玄方剂

"人参白术散　治遍身燥湿相抟，玄府致密，遂令怔忪发渴，饮食减少，不为肌肤。人参(三钱)，白术(七钱)，薄荷(半两)，缩砂仁(三钱)，生地黄、茯苓(去皮)、甘草(各半两)，黄芩(一钱)，滑石(三两)，藿香(三钱半)，石膏(一两)。上为末，每服三钱，水一盏，煎至六分，去滓，温服，食前，日进二三服。"（《宣明论方·妇人门》)

"紫菀散　治劳，体热心寒，脉滑短，咳嗽，妇人多有此疾。口干眼涩，骨痿短气。皆因肠胃燥滞，营卫不能开发，玄府闭塞，热郁内余。可以开发阴阳，宣通涩滞，和营卫，顺三焦。兼服人参白术汤。紫菀、桑白皮、桔梗、续断、甘草、五味子(各一两)，赤小豆(一合)。上为末，水一大盏，药末五钱、青竹茹弹子大，同煎至七分。"（《宣明论方·劳门》)

按：刘完素开通玄府之方甚多，以上是《宣明论方》中明确用于玄府闭塞的仅有两首方剂。书中还有不少方并未标明玄府，但其开玄意义表达甚明，下面列举一方。

"三一承气汤　治伤寒杂病，内外所伤，日数远近，腹满咽干，烦渴谵妄，心下按之硬痛，小便赤涩，大便结滞；或湿热内甚而为滑泄，热甚喘咳闷乱，惊悸狂颠，目痛口疮，舌肿喉痹，痈疡，阳明胃热发斑，脉沉，可下者；小儿热极，风惊潮搐，宿喘昏塞，并斑疹黑陷，小便不通，腹满欲死；或斑疹后热不退，久不作痂，或作斑纹疮癣，久不已者；怫热内成疹癣坚积，黄瘦痛疾，久新卒暴心痛，风痰酒隔、肠垢积滞，久壅风热，暴伤酒食，烦心闷乱，脉数沉实；或肾水阴虚，阳热独甚，而僵仆卒中。一切暴音不语，蓄热内甚，阳厥极深，脉反沉细欲绝；或表之冲和，正气与邪热并之于里，则里热亢极，阳极似阴，反为寒战，脉微而绝；或风热燥甚，客于下焦，而大小便涩滞不通者；或产妇死胎不下，及两感表里热甚，须可下者。

大黄(半两,锦纹)、芒硝(半两)、厚朴(半两,去皮)、枳实(半两)、甘草(一两)。上锉如麻豆大,水一盏半,生姜三片,煎至七分,内硝,煎二沸,去滓服。"(《宣明论方·伤寒门》)

按:《伤寒直格》指出:"若论善开郁结,怫热峻疾得利,而效至大,设未痊除而亦难再郁结者,大承气也……由是观之,而缓下、急下,善开发而难郁结,可通用者,大承气汤最为妙也。故今加甘草名曰三一承气汤,通治三承气汤证于效甚速而无加害也。然以其甘草味能缓其急结,温中润燥而又善以和合诸药而能成功,故本草云国老子也。是以大承气汤得其甘草则尤妙也。"反映了刘完素对承气汤运用的丰富经验与独特见解,所谓"善开郁结",即言其开通玄府之功。刘氏从开通玄府的新视角立论,着眼于流通气液,开郁泄热,并不限于泻下燥屎,大大发展《伤寒论》下法的运用,对后世影响深远。

五、结语

1.刘完素有关玄府的论述虽然分散,却包含基础临床、外感内伤等诸多方面。开通玄府之法,涉及发散、清泄、通下、淡渗、温通、搜剔、香窜等多种方药,应用甚广,其说虽远未完善,汇总整理,亦可略见雏形,含义甚为深邃,为后世开创了一片广阔的学术天地。这是一笔珍贵的遗产,值得认真继承,深入发掘,发扬光大。

2.前人曾经指出,河间"其学不明,其说不行"的原因,在于"其论简而未畅"(《温病条辨·序》)。仔细考察,刘氏书中有关玄府的论述确实存在某些晦涩含混之处。今天我们学习玄府学说,首先应了解刘完素著述的写作特点,掌握其一词多义、一义多词及互文见义等特殊笔法,方能读破大论,全面、准确地领会刘氏的微言大义。

第四节　玄府学说的发展
——后世医家的继承发扬

作为中医学术史上的一大创新,玄府学说自问世以来,对中医学的发展产生了深远的影响。后世医家在继承刘完素学术思想的基础上,吸取玄府学说的精髓,从不同的角度予以发挥应用。归纳起来,主要是从三个方面展开。一是河间学派传人围绕"郁"理论的发挥与应用;二是温病学家对"阳热怫郁"说的发挥与应用;三是眼科医家对目中玄府郁闭进行的理论分析与治疗探索。刘氏之后,玄府学说的发展正是沿着这三条主线展开,形成了丰富多彩的新经验、新理论,乃至新的学派,极大地促进了中医学术的繁荣与发展。

一、"郁"理论的发挥与应用——河间学派传人的继承发扬

"郁"是玄府学说的核心思想。刘完素指出:"郁,怫郁也。结滞壅塞而气不通畅",认为"郁"是人体气机升降出入失常形成的一种"不通畅"的病理状态。综观《河间六书》,刘氏所说的"郁",正是对玄府郁闭的精辟概括。刘氏之后,以张子和、朱丹溪为代表的河间学派传人及其他相关医家,重点围绕"郁"理论进行了深入而广泛的发挥与应用,进而形成了攻邪、六郁等新的学说。

(一)张子和"血气流通"说与攻邪三法

张子和(1156—1228),刘完素私淑弟子,攻邪学派首领,对河间学说深造有得,以汗、吐、下三法攻邪却病独树一帜。综观其学术思想,受刘氏影响最大者,正是玄府学说的核心——郁。其所著《儒门事亲》在收载《刘河间先生三消论》一文中,明确载有"热气怫郁,玄府闭塞而致津液血脉营卫清气不能升降出入"等说,可见他对河间玄府说是有充分认识的。不过,张氏论述时常不用"玄府闭塞"之说,而径从"气血郁滞"立论,认为血气"贵流不贵滞"。正常情况下,气血周流,畅通无阻,一旦患病则气血壅滞,即所谓"积聚陈莝于中,留结寒热于内",其实质不外邪气闭阻玄府。比较二家之说,刘氏论病多从火热着眼,注重于"热气怫郁"致玄府闭密的问题;而子和则多从三邪论病,认为不论天之六气,地之六味,都可以造成人体上、中、下三部的气血郁滞。其对汗吐下三法的功用,均是着眼于"血气流通"。如谓:"吐之令其条达也。汗者是风随汗出也,下者是推陈致新也""陈莝去而肠胃洁,癥瘕尽而营卫昌"。可以认为,汗、吐、下三法皆是为开通玄府郁结、畅达表里内外气机而设,其中汗法可视为调理内外出入,吐、下法可视为调理上下升降,汗、吐、下三法又常结合使用,其目的即在于重新开启人体内外上下被邪气阻塞的通道,"使上下无碍,气血宣通,并无壅滞"。张子和对汗、吐、下三法的创新运用,丰富了开通玄府的治法,是对刘完素学说继承中的发展。

(二)朱丹溪"气血冲和"说与六郁论治

朱丹溪(1281—1358),刘完素三传弟子,丹溪学派宗师,在继承河间学说基础上有着诸多创新。尝谓:"气血冲和,万病不生,一有怫郁,诸病生焉,故人

身诸病多生于郁"(《丹溪心法·六郁》),认为气血以通为贵,通则气血冲和,郁则为病。从气机郁滞的病机出发,把郁证病因病机归纳为气、湿、热、痰、血、食等六个方面,创立"六郁"之说。其私淑弟子虞抟曰:"气郁而湿滞,湿滞而成热,热郁而成痰,痰滞而血不行,血滞而食不消化,此六者皆相因而为病者也"(《医学正传·郁证》),所谓六者相因为病,实可看作玄府郁闭引起的气血津液同病。丹溪认为导致六郁之关键是气机怫郁,其治疗皆以顺气为先,郁久则兼以清火。同时认为火郁也可以产生气郁以及其他郁证,故制越鞠丸统治诸郁,形成了郁证的理、法、方、药体系。六郁学说对后世影响深远,但其学术渊源当不离刘完素玄府之说。

此后,丹溪弟子戴思恭对"郁"作了更为深入的阐发:"郁者,结聚而不得发越也。当升者不得升,当降者不得降,当变化者不得变化也。此为传化失常,六郁之病见矣"(《丹溪心法·六郁》),认为升降失常,变化无权,气机不畅,是导致"郁"的关键。其对郁的总结可以看作是对玄府郁闭病机的精辟概括。值得一提的是,戴氏另一著作《推求师意·杂病门》论肺痿云:"上焦热则怫郁,而肺之玄府燥涩,气不利则咳,津不布则渴。"此为刘完素之后眼科之外的医籍中运用玄府理论的第一例,表明戴氏于河间玄府说深造有得。

丹溪另一弟子王履提出:"凡病之起也,多由乎郁。郁者,滞而不通之义"(《医经溯洄集·五郁论杂病》),以"不通"释"郁",正是源于刘完素,可谓切中肯綮。对于郁证的治疗,王氏对《黄帝内经》"达之、发之、夺之、泄之、折之"之法作了新的诠释。如将用升发、轻扬之剂治疗木郁称为达之,用发汗、升举的方法治疗火郁称为发之,用攻下、劫而衰之的方法治疗土郁称为夺之,用利小便、疏通其气的方法治疗金郁称为泄之等,为后世所广泛采用,对开通玄府治法不无启迪。

丹溪又一私淑弟子王纶在总结朱丹溪杂病证治经验时阐明了气、血、痰、郁之间的关系。其《明医杂著·医论》云:"丹溪先生治病,不出乎气、血、痰,故用药之要有三:气用四君子汤,血用四物汤,痰用二陈汤。久病属郁,立治郁之方,曰越鞠丸。盖气、血、痰三病多有兼郁者,或郁久而生病,或病久而生郁,或误药杂乱而成郁。故余每用此方治病时,以郁法参之。"论述了气病、血病、痰病与郁之间的密切关系,实即气血津液运行障碍与玄府郁闭的病机演变,"或郁久而生病,或病久而生郁",说明郁病存在的广泛性以及郁病演变的复杂性,在继承的基础上深化了朱震亨的治郁之说,对玄府郁闭所致气血津液病变的治疗足资借鉴。

(三)明清时期其他医家的发挥应用

经过河间学派几代传人持之以恒的探索,对"郁"的认识不断深入,治郁之法日渐丰富,在临床实践中发挥着重要的指导作用,成为这一时期贯穿基础理论到临床各科的一个重要学说。不少医家对"郁"理论作了更加深入的发挥。

如明代王肯堂《证治准绳·杂病》谓:"郁之为病,外在六经九窍四属,内在五脏六腑,大而中风、暴病、暴死、颠狂、劳瘵、消渴等疾,小而百病,莫不由是气液不能宣通之所致。"王氏所谓"气液不能宣通"之郁,即是玄府郁闭。

清代叶桂《叶选医衡·五郁六郁解》云:"夫郁者,闭结、凝滞、瘀蓄、抑遏之总名。"文中"抑遏"当指气机,"瘀蓄"当指血脉,"凝滞"当指津液,而"闭结"则可认为是指玄府而言。郁,即是由于玄府闭塞而形成的气血津液运行失调、升降出入活动障碍的一系列病理变化的总称。

清末龙之章《蠢子医》更对郁作了淋漓尽致的发挥。如谓:"医道亦宜悟一贯之旨。盖贯则通,通则无不利,而病自无矣。如人之一身,上下有不贯穿处,则病生于上下;左右有不贯穿处,则病生于左右。诚使周身节骨、毛窍无不贯穿,则气血周流,常如天地流行不已。"又说:"治病总要去透澈,一不透澈便隔越。""吾尝治病治元府,以其脏里能贯穿。"这是明清时期眼科以外难得一见的玄府论述。龙氏书中还根据自己的实践经验,总结了肉桂、大黄、硫黄等药物开通玄府的功用:"必须力透元府里,肉桂酒军最为先。""热药皆补它(硫黄)能通,疏通元府妙化工。"

清末医学家周学海在《读医随笔·证治总论》中全文引用了刘完素玄府论述,并指出"升降出入者,天地之体用,万物之橐龠,百病之纲领,生死之枢机也。"这是明清时期有关玄府学说的最重要论述。又云:"刘河间力发玄府之功用,朱丹溪治久病必参用郁法……《内经》之所谓升降出入,所谓守经隧,所谓疏气令调,所谓去菀陈莝,非此义耶?"周氏还在《形色外诊简摩·舌质舌苔辨》中指出:"刘河间极论玄府之功用,谓眼耳鼻舌身意,皆借玄府以成其功用者也。上言舌体隐蓝,为浊血满布于细络,细络即玄府也。"这是关于玄府实质探讨的一个重要见解,首次提出"细络即玄府",将玄府与经络或脉络联系起来认识,对诠释玄府内涵卓有价值。

需要指出的是,除了周学海、龙之章等个别人物外,这一时期论郁的医家,注意到玄府者极少。由于离开了必要的结构基础,"郁"的概念重心逐渐发生转变,情志之郁成为明代以后医家所论郁的主流。郁的升降出入障碍内涵反而有所淡化,离刘完素论"郁"之本意渐行渐远。

二、"阳热怫郁"理论的发挥与应用——清代温病学家的继承发扬

后世温病学家对河间学说的继承主要集中在"阳热怫郁"上。"阳热怫郁"是玄府学说最为重要的一个内容,也是其火热论的中心思想,指在火热病发病过程中都有阳气怫郁这一病理机转,它是由热病时气机阻滞紊乱而来。"阳热怫郁"说从重视气机的角度开辟了一条火热病的论治新路,对后世医家,特别是温病学派影响深远,对温病学说的发展具有重要的启迪作用。

(一)叶天士"凡病宜通"说与通络治法

叶天士(1666—1745),温病四大家之首,温病学的奠基人物。叶氏承袭了刘完素的"火热论",从阳热怫郁病机的角度重新认识外感病,并在辨证治疗及临床实践中不断摸索,将外感热病的治疗发展到全新的阶段,首创温病卫气营血辨证纲领,确立卫气营血各阶段的治疗原则:"在卫汗之可也,到气才可清气,入营犹可透热转气……入血就恐耗血动血,直须凉血散血"。卫气营血各个阶段,其热皆因邪盛气郁而作。四期分层立法,从汗、清、透、散着眼,无不体现以宣畅气机为旨的温病治疗特色。故"灵其气机,清其血热"为治温病第一要旨。

叶氏认为"大凡经脉六腑之病,总以宣通为是"(《临证指南医案》),提出了"凡病宜通"的治疗学思想。认为百病之生,皆因郁滞痞塞,凝结不通而成,因此治疗上必须突出一个"通"字,指出"通者,非流气下夺之谓,作通阴、通阳训则可""通字须究气血阴阳,便是看诊要旨矣"。这种思想贯通叶氏整个医疗活动,成为其治病疗疾的准则之一。并在"络以通为用"的原则下,归纳出多种通络方法和常用药物。尤其是对于虫类药的应用有独特的体会,指出"飞者升,走者降,灵运迅速",功专"追拔沉混气血之邪""搜剔络中混处之邪",为后世医家用虫类药开通玄府提供了有力指导。就其精神实质而言,叶氏络病学说与河间的玄府理论是一脉相承的。诚如周学海所云:"叶天士谓久病必治络,其说谓病久气血推行不利,血络之中必有瘀凝,故致病气缠延不去,必疏其络而病气可尽也。徐灵胎、陈修园从而讥之;然刘河间力发玄府之功用……不皆治络之谓耶?"(《读医随笔·证治总论》)

(二)杨栗山"热郁三焦"说与升降解郁

杨栗山(1705—1795年),清代著名温病学家,对刘完素"阳热怫郁"说极为推崇,在所著《伤寒温疫条辨·温病与伤寒治法辨》中指出,温疫是"杂气由口鼻入三焦,怫郁内炽"所致,"杂气热郁三焦表里,阻碍阴阳不通",引起气机失调,导致气滞血瘀、痰湿内阻。虽"其证不可名状",但总因"热郁三焦"而起,

此为温疫的病理核心。治疗上须采用"郁而发之"的原则,倡导宣郁清热为法则以调节表里三焦气机升降,使周身气血流通,升降复常,阴阳平衡。对刘完素"双解散、凉膈散、三黄石膏汤,为治温主方"评价甚高,称"其见高出千古,深得长沙不传之秘",故治温时多效法其方,并独创升降散。指出"其名曰升降散,盖取僵蚕、蝉蜕升阳中之清阳,姜黄、大黄降阴中之浊阴,一升一降,内外通和,而杂气之流毒顿消矣。此方可与河间双解散并驾齐驱耳,名曰升降,亦双解之别名也。"

(三)王孟英"百病皆由愆滞"说与运转枢机

王孟英(1808—1868),温病四大家之一。著《温热经纬》,以《黄帝内经》《伤寒论》等为经,叶、薛诸家之说为纬,而以伏邪、新感为两大辨证纲领,可谓集温病学之大成。王氏不仅在温病学方面成就卓著,内伤杂病的经验亦十分丰富,尤以重视枢机气化为特色。其《归砚录·卷二》提出:"人身气贵流行,百病皆由愆滞"。认为气机之正常升降出入,周流畅达,一息不停,是维持人体生命活动的基本条件;各种致病因子阻塞气道,壅滞经络,则致气机愆滞而为病。"百病皆由愆滞",是其最基本的病因观;"调其愆而使之不愆",是其最突出的治疗观。正如《王氏医案》所言:"调其愆而使之不愆,治外感、内伤诸病,无余蕴矣。"临证以运枢机为第一要义,善用攻邪之法,认为攻下之法有推荡逐邪而畅通周身气机之功。通过调整枢机升降和疏瀹气机,以清除导致气机愆滞的各种致病因子,使升降得复,气化正常,气机通畅,正气恢复,诸病自瘥。近人陆士谔赞曰:"孟英之学,得力于枢机气化,故其为方,于升降出入,手眼颇有独到。"

枢机,《说文解字》曰:"枢,户枢也。"机,为事物发生的枢纽。枢机,《辞海》释为"事物运动的关键"。据此,王氏"枢机"当指气机交接转枢之地,其功能为枢转气机,使气机出入正常,升降自如,开阖有度。可见其与河间玄府神似,颇有异曲同工之妙。

三、"玄府郁闭"理论的发挥与应用——后世眼科医家的继承发扬

以上两条主线对玄府学说的继承发扬取得了丰硕的成果,然而均未涉及玄府结构。明清时期,在玄府说受到普遍忽视的情况下,唯有眼科医家慧眼独具,立足目中玄府郁闭病机探索研究,发掘应用,在青盲等疑难眼病的辨治上实现了重要的突破,凸显玄府理论的珍贵价值。

(一)楼英首引玄府理论入眼科

明初名医楼英(1320—1389),与丹溪弟子戴思恭交往甚密,在其帮助下编

著《医学纲目》四十卷,集《内经》以降历代医家方书、文献及个人数十年临床经验之大成,全书资料丰富,纲目清晰,所论涉及内外妇儿五官各科。在《医学纲目·肝胆部》论述目病时首次将河间论述玄府学说的核心内容全部引用,并作了精辟发挥。谓:"诚哉,河间斯言也!目盲,耳聋,鼻不闻臭,舌不知味,手足不能运用者,皆由其玄府闭塞,而神气出入升降之道路不通利。故先贤治目昏花,如羊肝丸,用羊肝引黄连等药入肝,解肝中诸郁。盖肝主目,肝中郁解,使目之玄府通利而明矣。故黄连之类解郁热也;椒目之类解湿热也;茺蔚之类解气郁也……蔓菁下气通中,理亦同也,凡此诸剂,皆治气血郁结目昏之法,而河间之言,信不诬矣。至于东垣、丹溪治目昏,则参芪补血气,亦能明者,又必有说通之。盖目主气血,盛则玄府得利,出入升降而明,虚则玄府无以出入升降而昏,此则必用参芪四物等剂,助气血运行而明也。"这是刘完素之后医籍中对玄府论述的首次引用。楼氏不仅高度赞赏河间玄府学说,第一个将其引入眼科,而且进一步提出开玄解郁明目的药物,补充了血虚使玄府无以出入升降而目昏的病因病机,为眼科运用玄府学说开辟了道路。

(二)王肯堂发挥目病玄府病机

晚明著名医家王肯堂(约 1552—1638),究心医术,广采博引,结合自己的临床经验,历时十余年,编著了当时的医学全书《证治准绳》(1602 年)。他在《证治准绳·七窍门上·目》中不仅全面引用了河间、楼英关于玄府学说的论述,而且创造性地运用玄府理论解释某些眼病病机。如论青盲证:"目内外并无障翳气色等病,只自不见者是,乃玄府幽邃之源郁遏,不得发此灵明耳。"论云雾移睛证:"乃玄府有伤,络间精液耗涩,郁滞清纯之气,而为内障之患。"论丝风内障证:"乃络为风攻,郁其真气,玄府有一丝之遏,故视亦光华有损。"书中还将神光自见证、视正反邪证、视赤如白证的病机,分别解释为"阴精亏损,清气怫郁,玄府太伤,孤阳飞越,神气欲散""玄府郁滞有偏,而气重于半边""内络闭郁,玄府不和之故",并分别提出了治疗的方法,尽管有的尚缺具体方药,但通过其运用玄府理论极富创意的病机分析,已为这些疑难眼病的治疗指出了新的方向,标志着中医学内障眼病认识的进步与提高。王氏的卓越贡献,奠定了眼科玄府学说的基础。

(三)傅仁宇"通光脉道瘀塞"论目昏

明末眼科医家傅仁宇在王肯堂《证治准绳》及倪仲贤《原机启微》基础上,结合个人临证心得,编著了宋元以后具有总结性的眼科专著《审视瑶函》(1644 年)。在《审视瑶函·目昏》中对《证治准绳》有关玄府学说的论述全文收录,并在王氏论述基础上,根据自己的临床经验补充了相应的治疗方药,为后世所遵循。如选用薛己《内科摘要》之加味逍遥散(称加味逍遥饮)治疗暴盲症,体现了解郁开玄明目的治法,现今已成为中医眼科界治疗暴盲、小儿青盲(视神经炎、视神经萎缩早期)等的常用方药。

傅氏在卷一《内外二障论》中指出:"眼乃五脏六腑之精华,上注于目而为明,如屋之有天窗也,皆从肝胆发源,内有脉道孔窍,上通于目,而为光明,如地中泉脉流通,一有瘀塞,则水不通矣。夫目属肝,肝主怒,怒则火动痰生,痰火阻隔肝胆脉道,则通光之窍遂蔽,是以二目昏朦,如烟如雾。目一昏花愈生郁闷,故云久病生郁,久郁生病。今之治者,不达此理,俱执一偏之论,惟言肝肾之虚,止以补肝补肾之剂投之,其肝胆脉道之邪气,一得其补,愈盛愈蔽,至目日昏,药之无效,良由通光脉道之瘀塞耳。"文中所云"通光脉道",即是目中玄府。傅氏此论,引领眼科内障治疗由补向通的转变,彰显了玄府理论用于眼科临床的重要价值,对后世眼科影响甚大。

(四)马云从"通明孔窍闭塞"论目病

清初眼科医家马云从著《眼科阐微》四卷,乃其数十年眼科经验之结晶,在继承前贤的基础上有破有立,敢于创新,阐幽发微,论理透彻。其论老年眼症云:"夫人之眼病日久,邪热、痰涎,瘀滞于肝、肺二经,渐渐将通明孔窍闭塞,经络壅滞,气血不能升降流行以滋于目,则诸病生焉。先用开窍之药,将道路通利,使无阻碍。虚者还其虚,灵者还其灵,一用滋补之剂,即可直入肾经,助出光明。是以开窍为先,盖窍通而补养流行之药始能入也。若窍不开,遽用补益之药,反助邪火上行,其病更甚"(《眼科阐微·老年眼症》),其"通明孔窍"说与傅仁宇"通光脉道"说一脉相承,而在治疗上更明确提出了"开窍为先"的原则及开窍引(石菖蒲、谷精草、枸杞子、菊花)等方药,足资后学借鉴。

(五)黄庭镜经脉气血解玄府

清代黄庭镜所著《目经大成》(1741年)是一部在中医眼科史上占有重要位置的专科著作。书中不仅运用玄府理论分析某些眼病,如论青盲云:"元府出入之路被邪遏抑,不得发此灵明,目虽有,若无矣";而且对玄府内涵作了初步探讨,指出:"元府者,河间谓十二经皆有之,乃神气出入升降之道路门户也。元府热郁,则闭塞不通,五官四末,有时不用。由是言之,青盲即暴盲,经脉即元府,关格即闭塞,悬而似近,异而实同矣。"又云:"经脉即元府,说的是。然余更有妙解。盖经系手足三阴三阳之经,脉乃通五官四末之脉,元府则脉中流行,不舍昼夜之气血。譬诸花木,根干,经也,枝叶,脉也,雨露滋荫,有如元府。

根干伤,则枝叶萎;枝叶伤,则花果落;一定之理也"(《目经大成·青盲八十》)。黄氏博览群书,学验俱丰,向以风格鲜明、敢于突破前人定见著称,以脉中流行气血之雨露滋荫为喻,反映出他对河间玄府说的深刻理解,把握到了玄府作为升降出入道路门户的重要功用。

(六)刘松岩玄牝、规中释玄府

清末刘松岩著《目科捷径》三卷(1820年),卷一列"玄府论",是古代文献中第一篇关于河间玄府理论的专题论述。书中首先指出"玄府者,即《仙经》所云玄牝、规中也,在一身之中正,乃气血之道路。"以道家"玄牝""规中"释玄府,未必符合刘完素本意,但是这种联系道学追溯玄府含义的精神仍然值得肯定。基于对玄府理论的高度重视,书中还对开通玄府的治则治法作了论述,强调"治病者先要通玄府,不然治亦不效",并明确提出"上焦玄府以心肺为主,必先要用通心肺之药;中焦玄府以脾胃为主,必先要用通脾胃之药;下焦玄府以肝肾为主,必先要用通肝肾之药。此治病之最要者"。又如《卷二·耳目不聪明论》云:"耳目不聪明者,皆因气血不周,凝滞道路,即玄府不通也。耳目居于至高,此为上焦玄府不通,宜用通心肺上焦之药以治之,上焦通而下焦亦通,肾气即可上达于耳目,则耳目自然能视听而聪明矣。"这些独特见解对眼科与耳科临床均富有指导意义。

此前眼科诸书运用玄府理论多限于内障眼病,本书首次将玄府之说用于分析外障眼病。如《卷二·气血凝滞论》:"凡人目中生翳,皆气血凝滞而成也,盖气血为人身之总宰,乃生死之关也。若气旺血周流而行,顺则无病,若不周而行,逆则诸疾作矣。"与河间力主"阳热怫郁、玄府闭塞"不同的是,由于作者崇尚温热,因而极力强调寒邪导致的闭塞。如谓"翳膜者,由寒滞气血而成",故主张"凡治外障者,总以散寒去滞为主"。此与河间之说虽是南辕北辙,但重视玄府郁闭却并无二致,体现了作者的独特经验与创新精神,丰富和完善了玄府学说的内涵。书中还提出了一系列常用的开通玄府药物,对后学颇有启迪。

(七)陈善堂解郁通玄治目昏

清末医家陈善堂精选前贤论述、搜集眼科名方并加以增补发挥编成《眼科集成》(1892年)。书中"内障总论"引张盖先语进一步发挥了马云从"通明孔窍"之说:"盖肝开窍于目,肝主怒,怒则火郁,火郁则痰生,痰生则肝胆之脉道不通,而通明之孔窍遂蔽,此内障之所由来也。亦有因人事不顺,郁气不舒,以致郁火伏藏,痰涎时生,流滞于通明之孔窍而起内障者。亦有因酒肉厚味,生湿生痰,流滞于肝胆二经而起内障者。亦有因脾胃虚弱,生湿生痰,流连于肝胆之中而起内障者。又有因于火眼过后,余毒未净,昏蒙时起,郁气时生,以致痰火内伏于通明孔窍而成内障者……可知肝肾二经,通明之孔窍无邪以蔽之,则眼目必明。"列张氏解郁逍遥散,解肝、血、痰、食诸郁,随证加减,主治玄府闭塞所致的眼病。谓:"治目盲昏暗,不红不痛之症,皆由元府闭塞而神气出入升降之道路不通利所致也,治宜解肝郁为主"。认为"诸郁解,玄府通,目昏之病随之而愈"。其方药在傅仁宇、马化龙基础上更为完善。对于前人补益明目之法,书中指出:"此法须酌量老少、虚实、境遇、性情、脉息用之为善。否则,闭门捉贼矣。不可轻补,慎之慎之!"反映了作者治内障注重开通的学术思想。

(八)刘耀先清热开郁治青盲

清末民初眼科学家刘耀先编《眼科金镜》,成书于清末最后一年(1911年)。作者采集眼科历代名著精华,结合自己长期实践经验编著而成,可谓眼科专书之荟萃者。本书对内障论述尤详,作者全文引用了刘完素、楼英有关玄府的论述及傅仁宇"通光脉道"之说,在继承前贤开郁明目治疗内障经验基础上,提出"舒经开郁,清热降火"的新法,创立舒经清热饮、清热地黄汤二方,用治"气滞火壅,络不和畅而光涩"者。特别将小儿青盲症的病机归结为"病后热留经络,壅闭玄府,精华不能上升荣养之故",主张"速速急治,缓则经络郁久,不能治疗",用该二方施治甚效。

现代著名中医眼科专家韦玉英正是从《眼科金镜》论述中受到启发,结合自己大量临床实践经验,从"舒经开郁,清热降火"立法,自创钩藤熄风饮和明目逍遥汤,治疗小儿青盲屡见疗效,足见其价值所在。

以上眼科医家有关玄府理论的应用发挥,不论对眼科学术的进步,还是玄府学说的发展,均具有十分重要的意义。不过这一时期眼科领域应用玄府学说的面仍然较窄,表现在医学文献中,玄府之说不仅在综合性医书的眼病论述中甚为少见,不少重要眼科专著(如《秘传眼科龙木论》《银海精微》《银海指南》等)亦未予涉及,还有的医书如《玉机微义》(1396年),在引用刘完素眼病论述时,竟将玄府内容全部删去,反映出当时一些医家对这一理论的不理解或不赞同。玄府学说在眼科领域普遍应用,还有很长的路要走。

四、结语

1.玄府学说在上述三个领域的推进以及所取得的丰硕成果,从不同侧面显示了这一创新理论的学术价值。应当看到,明清时期玄府学说的发展还只是一个开端,其理论内涵尚待继续发掘,学术体系尚待逐步完善,应用范围更需要不断拓展。

2.需要指出的是,河间学派传人及温病学家对玄府学说的继承发扬均甚少涉及玄府结构。究其原因,一方面反映了古代医家"重道轻形"的传统思想,另一方面,也与刘完素对玄府语焉不详有关。刘完素通过创建玄府这一载体,阐明了"郁"与"阳热怫郁"理论,后世尽管可以绕过或忽略玄府论郁,但是离开了必要的结构基础,气血津液精神病机变化的表达难以深入。明代后期以来,随着"郁"的重心由升降出入障碍向情志抑郁的转化,明显削弱了"郁"理论在临床的指导作用。温病学家虽然不谈玄府,但不论叶天士所言的"络",还是王孟英所说的"枢机",却都是结构称谓,这也说明"形"之不可忽略。究其实质,亦未离玄府范畴。

3.作为气血津液精神升降出入的微观结构基础,玄府为认识人体生理活动与病理变化提供了难得的门径。这在眼科领域所取得的重要突破中得到了有力地证明。不足之处是开通目中玄府之法尚显单一,且主要用于内障眼病,未免局限。既然存在无物不有,应用也必然无所不在。这一时期玄府理论在内障眼病中的成功应用,只算是牛刀小试,有如报春之花,预示着万紫千红春天的到来。

4.这一时期,由于封建王朝避讳的原因,某些医籍中将玄府改作"元府",含义并无二致。读者不可不知。

第五节　玄府学说的完善
——当代学者的探索研究

近半个世纪以来,随着中医学术的不断进步,玄府学说也进入了一个新的发展时期,正逐步构建起较为完善的学术理论体系。首先是在眼科领域的蓬勃发展。经过几代人的不懈努力,玄府学说已成为中医眼科的重要基础理论之一,广泛应用于多种内外障眼病的治疗。其次是有关玄府理论内涵及其实质探索的兴起。自20世纪80年代起,以《玄府论》为代表的专题讨论论文相继问世,拉开了玄府理论研究的序幕。通过学者们近四十年来的认真发掘、梳理、探索、发挥,初步构建起玄府学说的框架结构,学术体系日臻完善。与此同时,玄府论治逐步走出眼科一隅,广泛应用于临床各科,尤其是在某些疑难病症的治疗上显示出高度的指导价值,开始受到学术界的关注,成为当前中医理论研究的一个热点。本章仅就前两方面内容作一简介,有关临床各科对玄府学说的研究应用见第六章。

一、眼科玄府学说地位的确立

玄府学说在眼科领域的蓬勃发展,得益于一批当代最具影响力的中医眼科名家,如陈达夫、庞赞襄、韦文贵、姚和清、唐由之等及其弟子们薪火相传的应用发挥,发扬光大。具体表现为眼病玄府病机认识的深化,玄府论治眼病范围的扩大,开通玄府治法方药的丰富,临床治疗效果的提高,最终使玄府学说成为中医眼科公认的重要基础理论之一。

(一)陈达夫"六经玄府"与开玄治目法

陈达夫(1905—1979),四川西昌陈氏眼科第三代传人,著《中医眼科六经法要》(四川人民出版社,1978年),以首创眼科六经辨证著称。陈氏高度重视河间玄府之说,不仅将自己独特的眼科六经与玄府理论相结合,积极探索六经眼病的玄府论治方法,而且联系六经对玄府理论的内涵及玄府郁闭病因作了重要的发挥。《中医眼科六经法要》从六经论治眼病,在书中首次提出了"肝经玄府""少阴经络玄府"等概念,示人玄府是经络上的一种微细结构,六经均与玄府密切相关,尤以厥阴、少阴两经为重要。"如果肝经的玄府畅通,肝气即能上升,则目中即有主宰,五脏之精,各展其用,就能分辨五色。假如厥阴经络的玄府闭塞,则肝气难于流通,故目中就不调和,目中不和,则五脏之精颠倒混乱,就不能分辨五色。"可见玄府的开闭状况,决定着所属经络气血的畅通与否。书中还重点补充了寒邪闭塞玄府的病因,如《少阴目病举要篇》论暴盲说:"寒气伤人,闭塞玄府,在表在里均是实证。"并认为玄府同其他组织结构一样,需要充足的精血濡养,才能维持其正常的开通状态;一旦精亏血少,就会导致郁闭而引起种种病变。如论青盲云:"皆属神败精亏,真元不足,无以上供目用,并致目中玄府衰竭自闭,郁遏光明。"首次提出了"衰竭自闭"的玄府病机。这些均是对玄府理论的重要发展。

陈氏广泛运用玄府理论指导眼科临床证治,将玄府论治由单纯的内障眼病扩大至内外各种眼病,并在前人用药经验基础上大力拓展,积极探索开通玄府的方药,尤其在经方及风药、虫类药、温热药、芳香开窍药的应用上多有发挥。《中医眼科六经法要》中记载了多种开通玄府的治法与方药。如治寒闭玄府之太阳表实用麻黄汤;阳明表虚,玄府因风而闭,用桂枝加葛根汤;寒中少阴而闭用麻黄细辛附子汤;对于目中玄府因热气怫郁玄府郁闭的五风内障实证,也配以细辛、川芎等开玄府;真元不足,目中玄府衰竭自闭之青盲,则在补肝肾的基础上,辅以细辛、石菖蒲、麝香等以助目中玄府通畅,丰富发展了开通玄府的治法。

陈氏传人罗国芬等编写的《陈达夫眼科临床经验》(四川科技出版社,1985 年)一书中,收录了陈氏开通玄府治疗疑难眼病的不少精彩案例,如柴葛解肌汤治疗风邪留滞三阳,干犯三阴,闭塞目中玄府的青盲(视神经萎缩)案,麻黄附子细辛汤治疗肾虚感寒,直中少阴,闭塞目中玄府的暴盲(视神经炎)案,甘露饮加麝香、全蝎治疗皮质盲案等,效果卓著,彰显玄府理论的高度实用价值,对后学颇多启迪。陈氏弟子王明杰在此基础上结合历代眼科文献总结出《眼科开通玄府明目八法》[泸州医学院学报,1985,(4):269-271],首次对开通玄府的治法方药进行了系统归纳整理,其意义已超出眼科领域。陈氏弟子廖品正主编的全国高等中医院校函授教材《中医眼科学》(湖南科技出版社,1987 年),上篇总论"病机"一节首次将"玄府失调"列为眼病的基本病机,指出目中玄府"若受病失于开通而闭塞,则可导致种种目病,其中尤以神光蔽阻所引起的视力障碍病变为主""玄府闭塞的病理变化,广泛存在于多种内障眼病之中"。

(二)庞赞襄"目病多郁"与解郁治目法

庞赞襄(1921—2005),河北邢台庞氏眼科第三代传人,著有《中医眼科临床实践》(河北人民出版社,1976 年)、《庞赞襄中医眼科临床经验选编》(河北省卫生厅中医处,1984 年)等书。庞氏深受刘河间玄府学说的影响,并且延伸拓展了玄府学说在眼科的应用,提出"目病多郁论"。认为六淫邪气、七情内伤皆为郁。人体脏腑、四肢百骸、肌肉皮毛、五官九窍皆非实体,内涵脉道孔窍,气机通畅,血、精、液行于脉道,濡养全身,五脏六腑之精气上注于目,方能视物清晰。然脏腑精气当升不升,当降不降,则为郁,或因郁致滞,为目病实证;或因郁致虚,为目病虚证。主张"善治目病者,必先解郁",以疏肝解郁、疏通脉络、发散郁结为治疗大法。庞氏从郁论治眼病,把握到玄府学说的精髓,在视神经萎缩等疑难眼病的诊治实践中收到了显著的效果。庞氏对解郁开玄药物的应用颇多发挥,指出祛外风药(辛温祛风药和辛凉祛风药)不仅能宣散开窍,疏肝郁,尚能开启玄府,发越神光,引药上行,如清肝解郁益阴渗湿汤中应用的风药菊花、蝉蜕、木贼、羌活、防风;如双解汤中桑叶、荆芥、金银花、防风;祛内风药能平肝、疏肝、息风、止痉,如培土健肌汤中应用钩藤、全蝎等。

庞氏弟子刘怀栋在所著《庞赞襄中医眼科经验》(河北科技出版社,1994年)中,继承老师学术思想,结合李东垣的气机升降学说、朱丹溪的郁证论治,进一步发展了"目病多郁论",指出玄府气机的出入升降是人体的一种正常功能活动,玄府郁闭是多种眼病的病理基础,同时也是致病的中介环节,而郁和虚是使玄府功能失调的主要病机,开玄府、散郁结是治疗眼病的一个重要法则。临床据此辨治多种疑难眼病,取得良好的治疗效果。

(三)其他眼科名家的发挥应用

韦文贵(1902—1980),浙江东阳韦氏眼科二代传人,著《眼科临床经验选》(人民卫生出版社,1980年)。韦氏治学,崇尚经典,精通各家,眼科中尤其重视傅仁宇《审视瑶函》,多次引用该书的原文和观点分析病机,指导临床,并喜用傅氏之方。如对儿童视神经萎缩的辨治,悉本《审视瑶函》对青盲的论述,指出玄府作为联系肝与二目的门户,又是气出入升降之道路,一旦郁闭,脏腑精华不能上注养目。故无论病初邪实或病久正虚,玄府畅达可使升降出入之气行而不滞,邪有出路。尤其小儿青盲突出治肝,早期平肝、中期疏肝、晚期补肝。因肝主疏泄,性喜条达,各期治疗务使肝气畅,玄府通,才能药达病所目养有源,提高疗效。在《审视瑶函》加味逍遥散基础上创立验方明目逍遥汤。

韦氏传人韦玉英长于诊治小儿急性热病后视神经萎缩,认为小儿急性热病后,风热未解,热邪偏盛,扰动肝风,风热相助,热闭玄府,清窍壅塞,目系失养,渐变青盲。目系疾患治疗强调补虚兼通,主张条达肝气,通利玄府之药不应忽视,力求以通助补、以通祛邪之效。认为儿童视神经萎缩(小儿青盲)的病因病机是小儿温热病后热邪伤阴,余热未尽,留阻经络。目为肝窍,玄府是联系肝与目的门户;玄府郁闭,气血不能上输于目,轻者视瞻昏渺,重则青盲。治疗上主张疏肝清热可使气血疏通,余热得清,开玄府之闭,恢复双目"睛明"之用,应用明目逍遥汤治疗本病患儿,收效显著。

姚和清(1889—1972),浙江宁波人,著名中医眼科专家,著《眼科证治经验》(上海科技出版社,1979年)。姚氏论暴盲云:"是乃郁抑伤肝,木不条达,气血逆而元府闭塞,故神气出入无路,光华不能发越;治当疏肝解郁为先。"论青盲云:"高热,热甚伤阴,目内阴液耗损,热邪留恋,客于经络、以至玄府郁闭、脏腑经气不能上升。"均应用玄府理论分析病机,指导立法施治,取得优良疗效。

唐由之(1926—),首届国医大师,系当代中医眼科名家陆南山(1904—1988)弟子。其主编的《中国医学百科全书·中医眼科学》(1985年)中首次对玄府含义予以解释:"玄府,又称元府,眼科玄府为精、气、血等升降出入之通路门户,若玄府郁滞,则目失滋养而减明,若玄府闭塞,目无滋养而三光绝。"提出眼科"气血理论",认为气血运行的道路出现阻滞,影响眼部的气血运行而致目病,也可以称之为"玄府不通"或"玄府郁闭",多种眼底疑难病在病程的某一阶段或疾病全过程,都会有"气血怫郁"的表现。据此辨治老年性黄斑病变、缺血性视神经病变、视网膜色素变性、视神经萎缩、开角型青光眼等复杂多变的疑难眼病收效显著。在治疗眼底病时常荆芥、防风合用行气助阳,推动血液运行,解除气血阻滞,开通玄府、消除瘀血。

通过以上中医眼科名家及其传人的大力倡导,不懈探索,特别是在诸多疑难眼病治疗中取得的丰硕成果,玄府学说在眼科领域的地位逐步上升,影响力日益扩大,受到越来越多的眼科医生的重视与应用,成为与传统五轮学说、肝窍学说并列的眼科三大基础理论之一。

二、玄府理论体系的构建

在眼科玄府学说蓬勃发展的同时,有关玄府理论内涵及其实质的探索也逐步兴起。河间玄府说长期受到冷落的原因,一是因为刘氏表达简略,论述分散,缺乏整理,后人学习不便;二是因其高度的抽象性与超前性,在古代历史条件下,不易为人理解;加之其说与《黄帝内经》《金匮要略》等经典著作不尽相符,难以服众。因此,根据诠释学"理解的现实性原则",对玄府这一古代理论进行现代科学的诠释,使之能够被今天的科学文化环境所理解和接受,是十分必要的。近四十年来,一些学者从不同的角度对玄府学说进行了一系列探索研究,取得了不少进展,初步构建起玄府理论体系结构框架。下面作一综述。

(一)玄府概念界定

刘氏"玄府"是在《黄帝内经》"玄府"之上演变出来的一个新概念,不仅有范围的拓展,而且有内容的升华,二者的内涵已有很大区别,运用时却未予严格区分,给后学造成不少困惑。王明杰首倡将"玄府"分为广狭二义,以广义、狭义区分《黄帝内经》玄府与河间玄府[泸州医学院学报,1984,(3):1-4],有助于明确概念,避免混淆,深入研究,此后得到普遍赞同。常富业等还建议对玄府的认识,应从广义上把握其内涵,舍弃狭义玄府之称谓,将狭义的玄府以汗孔或汗空作为规范名称,以利于教学和科研交流之需[北京中医药大学学报,2005,28(3):10-12]。

(二)玄府内涵研究

刘氏玄府概念的内涵,一直缺乏明确诠释,后人难以得其旨趣。1984年王明杰在《刘完素玄府说浅识》一文中首次对刘完素有关玄府论述进行了归纳整理,从玄府之象、玄府之用、玄府之病、玄府之治四个方面加以阐述,勾画出玄府学说的概貌,指出以无物不有的玄府作为无处不到的气机升降出入活动的结构基础,较好地填补了祖国医学理论中的空白,深化了对人体层次结构的认识[河北中医,1984,(4):7-9]。同时,王氏在《玄府论》一文中提出:玄府是遍布机体各处,无所不有的一种至微至小的组织结构,应属于经络系统中最细小的孙络的进一步分化,是迄今为止中医学有关人体结构中最为细小的单位。文中总结玄府具有三特性:①分布广泛。不仅遍布人体内外各处,而且存在于世之万物中。②结构微细。所谓"玄微府",即言其形态之玄冥幽微,殆非肉眼所能窥见。③贵开忌阖。玄府为气液血脉、营卫精神升降出入的通道,举凡营卫的流行,气血的灌注,津液的布散,神机的运转,均有赖玄府通利。故玄府以开通为顺,闭阖为逆[泸州医学院学报,1984,(3):1-4]。

此后,李其忠对气门、玄府、腠理、三焦四者做了联考,认为在形质结构上,均指广泛存在于人体组织中的孔隙、纹理、通道,均为十分细小的幽微空间;在生理功能上,均与人体内气液流布有关,均为气机运动和气化功能的重要场所[上海中医药志,1998,32(3):1-3]。常富业等认为,玄府广泛地存在于机体各脏腑组织器官中,其作为机体最微小的结构单位和最微小的功能单位,是气机运行的道路门户,也是津液运行、血气渗灌和神机运转的基本道路[北京中医药大学学报,2005,28(1):8-9]。罗再琼等指出,玄府的微观腔道,完善了中医藏象系统的结构层次;玄府的通利功能,保证了人体生命活动所需基本物质的环流输布。"玄府"理论的提出,是对中医微观结构认识的巨大贡献[中医杂志,2011,52(16):1354-1356]。杨辰华等指出,玄府是结构功能的载体。出入升降是气在人体存在和运行的基本形式,其功能得到体现的场所就是脏腑经络等组织器官中的超微结构——玄府,也是对人体结构和功能认识的一次理论升华[广州中医药大学学报,2014,31(3):476-478]。李凤荣等指出,玄府学说是一个贯穿中医整体观和形神一体理念的病机学说,是象思维的结果[北京中医药大学学报,2013,20(4):52-54]。

(三)玄府病机归纳

王明杰归纳玄府病因病机,提出玄府郁闭为百病之根,外邪的侵袭、七情的失调、饮食劳倦所伤、气血津液失养,均可影响玄府正常的畅通而致郁闭。若玄府闭塞不通,又会导致气、血、津、液、精、神的升降出入障碍而形成各种病变,故不论外感内伤,虚实寒热,均不能脱离玄府闭密的问题。将玄府之病归纳为"气失宣通""津液不布""血行瘀阻""神无所用"四类[泸州医学院学报，1984,(3):1-4]。常富业等认为玄府作为遍布机体的至微至小的一种结构,任何层次结构发生的病变,都可以归结为玄府病变,简称玄病,是中医学的最基本病机[中医药学刊,2005,23(8):1389-1392]。杨辰华等指出,玄府的病机大致可用五字赅之,即"虚、滞、瘀、阻、郁",尽管玄府有气滞、血瘀、湿阻、郁火、气血亏虚等不同的病理变化,但其共同的病理基础为玄府郁闭。多种致病因素侵入人体,玄府不通,气血津液阻滞,玄府闭郁加重,新的致病因素产生,进一步加重病情,增强病邪痼结难解之势,诸病叠起,顽痼难愈。可见玄府郁闭是多种疾病的基础和中介环节,也是玄府病变的实质和根源,故玄府为万病之源[广州中医药大学学报,2014,31(3):476-478]。张子洋等从气郁玄府、水淫玄府、血瘀玄府、玄府亏虚等4个方面对其病机表现形式做了探讨,并认为玄府的病因种类繁多,病情复杂,故临证时候应审时度势,明辨多夹,触类旁通。深入研究玄府理论,有助于深刻理解疾病的本质,提高疑难病的疗效[中华中医药学刊,2014,32(6):1304-1306]。

(四)玄府治法总结

王明杰提出开通玄府为治病之纲。认为从玄府学说的角度来看,中医的各种治疗方法,尽管有内外之分,针药之别,手段不同,然而最终目标都应该是开通玄府郁闭,畅达气血津液运行[泸州医学院学报,1984,(3):1-4]。并总结中医眼科多年来的实践应用经验,首次提出了开通玄府的系列药物。按其作用方式,分为直接通玄药与间接通玄药两大类[泸州医学院学报,1985,8(4):269-271]。常富业等认为开通玄府是玄府发生病变后的一个总的治疗原则。由于引起玄府病变的病因不同,病机各异,其开通玄府的具体治疗方法亦必然有别。狭义的开通玄府之法是运用辛窜宣通之品,借其辛宣通利作用,使玄府尽快恢复开合通利功能的一种具体治疗方法。广义的开通玄府,是指运用中医药治疗手段,切中引起玄府发生病变的基本病机进行治疗,以恢复玄府正常的开合通利功能的一个基本治疗原则。在这一原则下,可以衍生出很多具体的治疗方法,譬如理气开玄法、利水开玄法、活血开玄法、祛痰开玄法等[中国临床康复,2005,9(39):128-129]。

三、玄府现代微观实质的探索

玄府是前人在古代历史条件下提出的一种微观结构,借用现代科学技术手段阐明其理论及治疗的科学内涵,从现代细胞生物学说的角度探索其实质,是当代玄府研究的一大特点。王明杰率先指出，玄府的物质基础是客观存在的。其存在的普遍性、形态的微观性，以及进行物质与信息交流（即流通气液、运转神机）等特性，均已同现今对微循环以至细胞膜的认识有某些类似之处［河北中医，1984，(4)：7-9］。近十余年来，当代学者就此做了进一步的探索，提出了若干假说。

（一）离子通道说

郑国庆等提出玄府与现代医学细胞膜的分子组成和结构、主要是离子通道有许多共性内涵。细胞是人体和其他生物的基本结构，而离子通道是神经、肌肉、腺体等组织细胞膜上的基本兴奋单元；离子通道实际上是一类跨膜糖蛋白，它们形成的亲水性孔道使离子得以跨膜转运，实现细胞内外的离子交换，产生和维持膜内外的浓度差；离子通道必须能够开放和关闭，才能实现其产生和传导信号的生理功能。认为离子通道可能是玄府的重要实质［中国中医基础医学杂志，2003，9(4)：13-15］。

（二）水通道蛋白说

张天娥等就玄府和水通道蛋白进行分析、比较。水通道蛋白是生物膜上特异性转运水的整合蛋白质，对维持体内水平衡起着决定性作用，其存在的普遍性、形态的微观性、功能的畅通性等与玄府的特性及其流通气液的功能有较多共性。尤其是玄府的流通气液功能与水通道蛋白介导水跨膜转运以调节细胞外液流动，更表明玄府与水通道蛋白存在着内在关系，水通道蛋白可能是中医学"玄府"的重要实质之一［辽宁中医杂志，2009，36(7)：1110-1111］。

（三）细胞间隙说

常富业提出"玄府－细胞间隙"假说，认为细胞间隙可能是玄府的结构基础；并从水液代谢方面论述玄府功能，认为玄府是流通气液之所，脏腑组织内众多玄府"运水行津"，宏观上体现为脏腑主水的功能。玄府开阖太过，血化为津过多，局部水湿留滞，形成水淫玄府的病理状态；开阖不及，玄府郁闭，其内血水积浊被裹，压迫周围组织，影响气液流通，从而使病变范围呈扩大蔓延之势［安徽中医学院学报，2005，24(2)：1-3］。

（四）其他

王永炎、杨辰华指出：玄府与微循环、细胞膜及血管内皮细胞等相关，但不等同。玄府的结构载体，不应局限于西医学理论中的系统、器官、组织等局部解剖实体，简单地将其归类于微循环、神经、内分泌、细胞、分子都是机械的、不全面的，玄府应是人体客观存在，以现代生物学解剖结构为载体，且有自身分布规律的空间网络系统。深化研究当从中医整体观念出发,运用现代科技成果,如分子生物学、基因工程等,加强玄府基础研究,分析其功能与结构的相关性,最终将揭示其科学的涵义[北京中医药大学学报,2005,28(6):15~17]。

此外,还有学者分别对脑玄府、肝玄府、骨玄府、鼻玄府等各种组织器官的玄府实质进行了探索,从不同层次、不同侧面提出了种种新颖的认识,同时在临床与实验研究方面做了许多富有创新的工作,详见第六章。

四、结语

玄府学说近半个世纪来取得了长足的发展,可以概括为三个拓展,一个完善。

首先是应用范围由眼科向临床各科的拓展,改变了长期以来玄府之说囿于眼科一隅的状况,在更广阔的领域指导临床实践,开通玄府的方法大为丰富,治疗效果得到明显提高,显示出重要的临床应用价值。

其次是研究内容由临床应用到理论探索的拓展,通过对玄府理论的发掘、整理、诠释,取得了诸多富有创新的成就,初步建立起从生理病理到治法方药的玄府学术体系,发掘出玄府的丰富科学内涵,为中医把握人体的生命现象和规律、深入认识疾病、分析病变机理、指导临床治疗建立了一个新的平台。

三是研究方法由传统文献整理到现代实验研究的拓展,新生代研究者运用现代科学知识与技术手段,就玄府实质及开通玄府治法作用机理等开展了一系列探索研究,提出了玄府与离子通道、水通道蛋白、细胞间隙等相关的一些新认识,尽管还只是初步探索,却已为中医药进入现代微观领域开辟了一条新的途径。

通过几代专家、学者薪火相传、坚持不懈的努力,玄府学说的框架结构得以确立,学术体系日臻完善,成为引起学术界日益广泛关注的一个重要研究领域。不过,由于起步较晚,研究分散,玄府学说目前仍处于建设发展阶段,需要更多的学者参与研究,使其学术体系内涵更加丰富与完善,核心理论最终纳入中医基础理论之中,全面推广运用到更多的领域。目前有关玄府实质的各种解释都是基于假说,进一步研究尚少,如何引入更多的现代科学技术手段开展更为深入的研究,作出真正科学合理的诠释,是今后需要不断努力探索的课题。

第二章

玄府学说的基本内容

　　经历了八百多年时间逐步充实完善起来的玄府学说，现已初步形成从生理、病理到治法、方药的学术体系，但一直缺乏全面、系统的归纳整理。本章仅就玄府的概念、生理功能、病因病机及治则治法等内容作一论述，供学习、应用、研究该学说参考。有关药物、方剂的内容见第三、四章。

第一节 玄府的概念

生物学史专家 E·迈尔则认为,生物科学绝大多数的重要进展是通过引进新概念或改善现有概念而取得的,通过概念发展比经由新事物的发现更能推进我们对世界的认识。玄府学说正是这样一个通过改善旧概念而形成的新认识。中医学把人体的结构组成分为脏腑、经络、精气血津液神等三大部分。刘完素提出的"玄府"是一个与上述三者皆紧密联系的重要概念。它由《黄帝内经》"汗孔"及仲景"腠理"说等发展而来,通过刘氏及后世学者的重新铸造,既具有汗孔、腠理的某些属性,又含有孙络、细络的分化演变,乃是一个全新的藏象学、经络学概念。

一、玄府的内涵

《素问玄机原病式·六气为病》指出:"皮肤之汗孔者,谓泄气液之孔窍也;一名气门,谓泄气之门也;一名腠理者,谓气液出行之腠道纹理也;一名鬼神门者,谓幽冥之门也;一名玄府者,谓玄微府也;然玄府者,无物不有,人之脏腑、皮毛、肌肉、筋膜、骨髓、爪牙,至于世之万物,尽皆有之,乃气出入升降之道路门户也。"从皮肤之汗孔到"无物不有"的"玄微府",刘完素完成了对人体结构认识的一大飞跃。

刘完素根据《黄帝内经》"升降出入,无器不有"的论断,在中医经典著作有关玄府、腠理等论述的基础上,以"玄府"的名义,构建了一个遍布人体上下内外、无所不在的升降出入通路。"玄府",是集合着"汗孔""鬼门""气门""腠理"等结构和功能,并从中衍生出的一个新概念。刘氏一方面从体表汗孔的"孔""门"样结构中,推测全身各处均存有类似的"孔""门"结构,是流通气液的玄微之门;另一方面依据腠理所具有的"腔隙"结构特点,认为玄府尚具有结构的腔隙性、通道性,为"气液出行之腠道纹理"。因此,刘完素所言的玄府内涵十分深邃,不仅整合了汗孔、气门、腠理等相关的结构与功能,而且在此基础上有重大的突破与升华。不可胜数的细微玄府密布人体,网络全身,构成气血津液精神升降出入的微观通道,完善并深化了中医学对人体生命现象与生理活动的认识。

综上所述,"玄府"是由金代医学大师刘完素首创、后世学者逐步充实完善的一个藏象学与经络学名称,可定义为一种遍布人体、网络全身、沟通内外的孔道状微观结构。其分布至广,形态至微,数量至多,功能至全,以通为用,构成人体气血津液精神升降出入、流行运转的微观结构基础。玄府理论的创立,标志着中医学的触角开始向微观层次深入,意义甚为深远。

二、玄府的特性

玄府作为中医学中一个全新的微观结构概念,在性状与功能上均有着鲜明的特色,可归纳为以下五点。

(一)分布至广,无物不有

《素问·六微旨大论》指出:"升降出入,无器不有。"就整个机体而言,《黄帝内经》提出有十二经脉、奇经八脉、十二经别、十五别络以及无数浮络、孙络等所组成的经络系统以及三焦等,作为气机升降出入的通路,至于各个脏腑、器官、组织等局部之"器"(包括经脉、络脉本身),气机如何在其中实现升降出入,《黄帝内经》中缺乏进一步论述。张仲景《金匮要略·脏腑经络先后病脉证》提出:"腠者,是三焦通会元真之处,为血气所注;理者,是皮肤脏腑之文理也。"认为"腠理"这种纹理状的细微结构系通会五脏元真之气的道路,主要分布在皮肤、肌肉、脏腑等处。

与中医经典的论述有别,刘完素提出的玄府则是广泛存在于天地万物之中,"无物不有"。就人体而言,"人之脏腑、皮毛、肌肉、筋膜、骨髓、爪牙,至于世之万物,尽皆有之"。其分布范围遍布脏腑经络,四肢百骸、五官九窍等,如五脏有心玄府、肺玄府、肝玄府、肾玄府等,六腑有胆玄府、胃玄府、肠玄府等,奇恒之腑有脑玄府、骨玄府、脉玄府等,五官有目玄府、耳玄府、鼻玄府等,可谓无器不具、无物不有。通过玄府这一遍布全身的微细结构,使机体脏腑组织、形体官窍之间相互贯通,形成了一个网络人体内外上下的微观通道。以无物不有的"玄府"作为无处不到的气机升降出入活动的结构基础,这是刘氏充分运用辨证思维的认识成果,较好地填补了中医学理论中的空白,深化了对人体层次结构的认识。

(二)形态至微,肉眼难觅

唐代刘禹锡《天论》云:"以目而视,得形之粗者也;以智而视,得形之微者也。"刘完素在800多年前的古代历史条件下,通过天才的理性思维,推测到人体存在着数量至多、形态至微、肉眼难觅的微观结构——"玄微府"。这是一个超越前人认识的全新概念。

在中医学对人体的认识中,形态细小的结构除了腠理、汗孔外,还有孙络。《灵枢·脉度》云:"经脉为里,支而横者为络,络之别者为孙。"指出络脉从经脉分支而出,又逐级分为系络、缠络、孙络等不同层次,其中孙络最为细小。张景岳《类经》言:"络之别者为孙,孙者言其小也。凡人体细脉,皆肌腠之孙络也。"清末周学海谓:"细络即玄府也"(《形色外诊简摩·色诊舌色应病类》),认为玄府是人体最为细小的络脉。王明杰根据玄府肉眼难觅的属性,在周氏细络说基础上提出,玄府应属于经络系统中最细小的孙络的进一步分化[泸州医学院学报,1984,(3):1]。从现代解剖学的角度来看,孙络大约相当于毛细血管;而玄府则可看作是毛细血管管壁上的内皮细胞以及众多贯穿细胞的孔隙。这是几百年后显微镜下才能观察到的,刘完素却是通过理性思维推测到了类似微观结构的存在。

可以认为,刘氏玄府是汗孔、腠理、孙络等人体细小结构的进一步分化与集合,堪称迄今为止中医学有关人体结构层次认识上最为微细的单位。

(三)数量至多,不可胜计

基于分布之广、形态之微,玄府数量之众超越了人体其他所有组织结构。既然气无处不到,其通道也必然无处不有。因此,可以推测玄府是以密集排列的方式,纵横交错存在于人体各个组织中。古人认为人体有三万四千孙络、八万四千毛孔,无非形容数量之多。相比之下,玄府数量应当是其几何级数了。由于各个组织器官功能特性的区分,不同部位玄府的性能也应有所差异,例如目玄府与鼻玄府、骨玄府与脉玄府,显然还各有其特点,临床应用时需要进一步辨析。

(四)功能至全,六位一体

玄府不仅是气机运动和气化活动的基本场所,而且是精血津液与神机运行通达的共同结构基础。刘完素根据《黄帝内经》"人有精气津液血脉,余意以为一气耳"以及"血气者,人之神"等论述,将玄府称为"精神荣卫、血气津液,出入流行之纹理",将气血津液精神视为一体,认为六者殊途同归,最终均须通过"玄府"这个至微至小的终端,借助于这一通道,气血津液精神方能深入全身各处,充分发挥营养滋润、温煦推动、信息传导等作用。一旦玄府闭密,则可导致"气液血脉、荣卫精神不能升降出入"而造成种种病变。故玄府关系着人体生命活动所有基本物质的顺利运行以及生命活动的正常进行,作用至关重要。

(五)窍道合一,以通为用

玄府的结构尚具有窍道相兼的特性。玄府既具有体表汗孔的孔窍性,又具有腠理的腔隙性,不仅泛指普遍存在于机体中的无数微细孔窍,而且还包括各个孔窍之间纵横交错的微细腔道,共同组成气血津液精神升降出入的道路门户。

玄府窍道合一的结构特点,使之兼有门户的开阖属性与道路的通塞属性。但基于它所担负的"气液血脉营卫精神"的升降出入、运转流通重任,决定了它以开为顺、以通为用的生理特性。玄府门户开通,道路畅达,则气机出入,津液流布,精血濡养,神机通达,而能保证机体正常的生理活动,并抗御外邪,诸病不生,这便是仲景"若五脏元真通畅,人即安和"之意。反之,一旦门户闭密,道路阻塞,则可导致"气液血脉营卫精神不能升降出入"而引起种种病变。综观刘完素对玄府的相关论述,无不体现"开为顺,闭为逆,塞则病,通则安"的鲜明特色。如谓:"人之眼耳鼻舌身意,神识能为用者,皆由升降出入之通利也;有所闭塞者,不能为用也""故诸所运用,时习之则气血通利,而能为用;闭壅之则气血行微,而其道不得通利,故劣弱也。"可见,玄府贵在开张通畅,最忌郁结闭塞。这是玄府十分重要的一个生理特性。

三、玄府与汗孔、腠理的异同

刘氏玄府是在汗孔、腠理基础上衍生出来的一个新概念,它与汗孔、腠理有着十分密切的关系,同时又具有诸多不同于汗孔、腠理的特点,需要作一番仔细的比较。

(一)玄府与汗孔

二者在名称概念上时有交叉,最容易产生混淆。《素问玄机原病式·六气为病》指出:"皮肤之汗孔者……一名玄府"。说明刘完素既承认汗孔称玄府(狭义),又认为玄府(广义)包括汗孔。就皮肤玄府而言,可以指汗孔,却又不限于汗孔,还可以泛指皮肤上的其他一些微观结构,如毛囊、毛球、毛乳头等。

作为一个新概念,广义玄府与汗孔相比,至少有以下几点不同。首先是分布更广。从皮毛扩大到脏腑、肌肉、筋膜、骨髓、爪牙,至于世之万物,范围极度扩大。二是形态更小。所谓"玄微府",明确昭示了玄府的微观性,不似汗孔之肉眼可见,表明二者并非一个层次。三是数量更多。古人说"周身八万四千毛孔",言其数量众多,超过了"三万四千孙络"之数。而形态更小、分布更广的玄府,其数量当不可胜计。四是结构更繁。玄府在简单的孔门样结构之上融汇了腠理的腔隙状属性,从而窍道兼备,不仅是门户,而且是道路,能开能阖,有通有塞。五是功能更全。玄府从狭义之汗孔到玄微之府,其生理功能已发生重大变化。汗孔仅是"泄气液之孔窍",玄府则是"气液、血脉、营卫、精神"

升降出入的道路门户,功用更为全面。

除此之外,玄府与汗孔在性能上还有一个十分明显的区别。汗孔这一皮肤孔窍,有开有阖,开张则出汗散热,闭阖则无汗保温,通过其开阖协调,调和营卫之气的流通,调节人体的津液代谢和体温的高低。故汗孔开阖有度,则为正常。玄府虽与汗孔一样具有开阖的性能,但基于它所担负着人体内"气液、血脉、营卫、精神"通路的重要任务,决定了它是以开通为顺,闭塞为逆。玄府开通畅达,则气血宣行,津液流布,神机通达,诸病不生。反之,玄府一旦闭密,则可导致"气液血脉营卫精神不能升降出入"而引起种种病变。综观刘完素的相关论述,皆强调其以开为顺、以通为用的属性。这是玄府的一个重要特点,也是与汗孔的一大不同,读者应当注意区分。

(二)玄府与腠理

刘氏玄府与腠理(尤其是《金匮要略》腠理)的关系更为密切,在功能上有许多共同点,但其结构层次仍有差异。腠理作为腔隙,属于相对宏观层次,其皮肤纹理肉眼尚可见,而玄府乃至微至小的微观层次范畴,可以是腔隙上存在的更微细孔道。在分布上,腠理除皮肤肌肉外,还涉及脏腑以及骨骼等,但比玄府之"无物不有"仍相去甚远。在流通气液的功能上,二者如出一辙,所以刘完素书中往往将腠理作为玄府(广义)的同义词使用。然而渗灌精血、运转神机等功用却是腠理所未具备的,故玄府的重要性当更胜一筹。

体表的腠理与汗孔相连,同样具有开阖调节汗出与体温的作用,此与刘氏玄府之贵开忌阖也是有别的。另外,从《黄帝内经》到张仲景都十分重视腠理作为外邪通道在发病学上的意义。如《灵枢·百病始生》云:"是故虚邪之中人也,始于皮肤,皮肤缓则腠理开,开则邪从毛发入。"《伤寒论》亦谓:"血弱气尽,腠理开,邪气因入。"均认为腠理开之不当是致病原因。而刘完素却是强调玄府闭塞为病。二者似明显对立,究其原因,《黄帝内经》《伤寒论》侧重的是邪气入侵带来的伤害,刘氏则是注重升降出入障碍造成的危害。着眼点不同,故认识有别。

第二节　玄府的生理

玄府作为体内数量最多的微观结构单位与功能单位,从各个方面细化、完善了中医学对人体生理活动及生命现象的认识。其主要作用可归纳为以下五个方面。

一、畅达气机

在中医理论中,气是构成人体和维持人体生命活动的活力很强、运动不息的精微物质,它无处不至,无处不有。其赖以升降出入、运转流行的最基本的结构基础和道路,大而言之,有十二经脉、奇经八脉、十二经别、十五别络等所组成的经络系统,还有三焦与腠理组成的通会五脏元真之气的道路;小而言之,则是遍布全身的玄微之道——玄府。它们共同构成了内外贯通的气机运行之道。其中,经络、三焦、腠理可谓气机升降出入运行的主干及其分支;玄府则是深入各脏腑组织内部的微观通道。气之运行从宏观道路上说,是沿经络、三焦、腠理等出入升降;从微观结构上说,则是经玄府而运行流转。可以认为,玄府是人体气运通道的终端。如元气发于肾间(命门),通过三焦,沿经络系统和腠理间隙循行全身,内而五脏六腑,直接深入于相应脏腑的玄府而作用于具体靶标,推动、激发、维系各自的功能;外而肌肤肢体,通过相应玄府,发挥温煦、充养、固摄等作用。

同时,玄府为气门之名,彰显玄府为人体气机内外出入的门户。《素问·生气通天论》云:"阳气者,一日而主外,平旦人气生,日中而阳气隆,日西而阳气已虚,气门乃闭。"可见气门是人体之气与天地之气交互沟通的门户。《素问玄机原病式》引元阳子解《清静经》曰:"气化则物生,气变则物易,气甚则物壮,气弱则物衰,气正则物和,气乱则物危,气绝则物死。"认为人体生命变化与自然变化息息相关,都依赖于气化和谐有序、气机升降出入协调平衡。并指出"一身之气,皆随四时五运六气兴衰,而无相反矣"(《素问玄机原病式·六气为病》)。自然界五运六气的运动变化,是推动人体气化的动因;而人体之气与天地之气交互的窗口,即是玄府。正如后世《读医随笔·升降出入论》所说:"人身肌肉筋骨,各有横直腠理,为气所出入升降之道。升降者,里气与里气相回旋之道也;出入者,里气与外气相交接之道也。里气者,身气也;外气者,空气也。"由此,玄府成为人体生化之宇同自然界交流的全部界面。大化流行,气机转换,往来出入,升降浮沉,天人和谐,是生命机能的完整体现。玄府中气的出入升降、内外交通、周流不息的内在机制是生命健康的根本保证。

总之,玄府这一至微至小的孔隙结构,网络全身,使人体脏腑组织、形体官窍之间相互贯通,为气的运动提供了一个最基本的平台与微观通道。气散布全身,运行于各脏腑、经络、组织器官玄府之中,凭藉玄府的开阖,升降出入,形成了生生不息的气机流,时刻推动和激发着人体的各种生理活动,并实现人体之气与天地之气的相互通应,天人合一。同时,借助于这一通道,气机升降出入和谐畅达,血、津液、精、神方能深入全身各处,环流输布,运转往复,充分发挥其营养滋润、温煦推动、信息传导等作用,显示出人体生命的勃勃生机。

二、输布津液

津液是体内一切正常水液的总称,也是构成人体和维持人体生命活动的基本物质。水液的运行输布,是在脾胃、肺、肾、三焦、膀胱、腠理、玄府等众多脏腑组织的共同参与、密切配合下完成的。其中三焦亦被称为水道,是人体水液运行的主要通道。三焦的水液要运送到全身离不开腠理。腠理是广泛存在于躯体组织之间与内脏组织之间的间隙,外布皮肤,里入脏腑,是三焦外通躯体,内通脏腑的通道。玄府更是遍布于全身,深入于脏腑经络组织、五官九窍、四肢百骸的细小门户和通道,为津液代谢提供微观结构基础。

具体而言,人体津液的整个代谢,是以肾的气化作用为总动力,生成于脾胃。通过脾玄府的开阖输布,一方面将津液通过玄府之小腔隙向上输送入三焦与肺。另一方面,通过脾主四肢肌肉的作用,将津液沿玄府之道直接输送于肌肉腠理,又通过腠理腔隙而"灌溉四旁"。肺主行水,肺中玄府既行呼吸吐故纳新之用,亦主布津通调水道之职。肺气宣发,一方面将津液输布到皮毛中的玄府,经阳气的蒸腾作用而形成汗液,由皮表玄府的开阖作用而排出体外。另一方面不断地将津液输布到自身肺脏的内部及其气道表面的玄府内,因而肺在呼气过程中,带走部分津液水分。肺气肃降,使上源高处之水经玄府–腠理–三焦通道,输布于全身脏腑,并下达于肾。通过肾玄府的开阖通利作用主导并调节水液代谢。即由肺下输至肾的津液,通过肾之玄府内的阳气,对津液进行气化蒸腾,分清泌浊,清者被重吸收并由玄府渗灌入血脉;浊者通过肾与膀胱玄府汇聚于膀胱,在膀胱玄府的气化作用下变为尿液,排出体外。此外,在肝玄府作用下,不断疏泄气机于全身,调节全身的气机,使气机条畅,气行津畅,促进和维持津液的输布流畅。所以,五脏通过其内玄府的气行津运,升降布散,调节津液的吸收、输布和排泄,发挥津液对全身脏腑器官的滋润濡养作用和渗灌血脉作用,从而维持体内水液代谢的动态平衡。玄府作为水液代谢中的微观通道,涉及津液代谢中的每一个作用环节,因而玄府既是津液的生成之所,也是津液的运行、排泄之所。

由此,三焦–腠理–玄府相互贯通,将全身内外上下联系为一个整体。在津液具体输布过程中,三焦犹如江河,起着主干作用;腠理犹如溪流,起着支流作用；玄府犹如遍布各处的沟渠，起着渗灌作用。三者逐级分化，构成了人体水液运行的通道系统。其中玄府是最基本的结构，其所具备的至微至小的孔隙结构，彼此相接，自成系统，气液流行其中，形成一个相对连贯的水液微循环系统。

三、渗灌精血

血循行于脉络内，也是构成人体和维持人体生命活动的基本物质之一。《素问玄机原病式·六气为病》提出玄府为"精神荣卫，血气津液出入流行之纹理"，首次将玄府与血液明确联系起来。《灵枢·脉度》云："经脉为里，支而横者为络，络之别者为孙。"脉络之络作为"血脉"之分支，形成了从经脉支横别出、逐层细分、遍布全身的网络系统。现代学者认为，玄府属于经络系统中最细小的孙络的进一步分化。从玄府学说认识，脉络终端应是微观细小的玄府；同时玄府也密布于整个经脉管道之上，由此形成了"心（肺）- 血 - 脉 - 络 - 玄府"的血液循环通道系统，逐级分化，逐层深入。可以认为，玄府是血液深入脏腑组织、五官九窍、四肢百骸、经络脉络的终结部分，在血液、营卫的升降出入中，起到渗灌气血、贯通营卫、互化津血的作用。

同时，人体之精也依赖于玄府之道渗灌。精是构成人体和维持人体生命活动的最基本物质，禀受于父母的生命物质与后天水谷之精微相融合而形成。人体之精通过玄府生于脏腑、藏于脏腑，也通过密布于脏腑之中的玄府而流动于脏腑之间。随着玄府气机的升降出入，后天水谷之精生成于脾胃，经脾玄府转输至全身各脏腑藏之；生殖之精施泄于肾玄府，相互结合构成人体，并气化转为子代的先天生殖之精，经玄府归藏于肾中。藏于各脏腑之精在人体需要之时，借助玄府这一微观门户和通道流通出入，施泄于脏腑组织器官，发挥精的濡养、化气、化血、化神以及繁衍生命的作用。

四、运转神机

神的含义有广狭之分。广义的神既泛指自然界的普遍规律，又是人体生命活动的总称；狭义的神指人的精神、意识、思维、情志、感觉、动作等生理活动，为人类生命活动的最高级形式。神之动谓之"机"。在人体，无论是气息出入，还是精血升降，以及体内的生生化化作用，乃是生命存在的必要条件，而调节、控制这一生化动静的机枢，则谓之神机。中医学认为，精气血津液是神产生和神机运转的物质基础，神在人体内的生成、运转及至发挥功用，均离不开精气血津液等精微物质的滋润濡养和流行输布。正如《素问玄机原病式·六气为病》所说:"夫血随气运,气血宣行,则其中神自清利,而应机能为用矣。"

神机的运行及其通道,中医学历来缺乏明确论述。刘完素通过玄府理论作了富有创意的重要发挥。《黄帝内经》说:"血气者,人之神。"又说:"津液相成,神乃自生产。"玄府作为精气血津液化生和输布运行的结构基础,必然也是神产生和神机运转出入之处;同时,玄府内气液流通和精血渗灌也就成为神机运转的表现形式。玄府开阖通利正常,升降出入畅达,伴随着气机的运动、津液的流通、精血的渗灌,生命的神机也经玄府息息运转,维持、协调和控制着机体的生命活动。人体就表现出丰富多彩的生命活动,或为五官九窍之视听嗅味,或为人体动作如举手投足,或为精神情感如七情六欲。因此,玄府为神机运转之道路门户。玄府开阖有序,升降出入通畅,是神机运转赖以实现的基本保证。

五、调节阴阳

在上述四个方面作用基础上,玄府尚具有调理人体阴阳,使之维持协调平衡的作用。阴阳可以概括人体内物质和功能、气与津血、清阳与浊阴等诸多关系。阴阳双方协调平衡,则人体生命活动正常,正所谓"阴平阳秘,精神乃治;阴阳离决,精气乃绝"(《素问·生气通天论》)。玄府因其具有孔门似的结构,能根据天时、环境及人体的具体情况,启闭开阖,使气津和匀,津血互渗、精神和谐,体用如一,维持机体的阴阳和平,实现调节阴阳的作用。

如体表之"玄府",能调节卫气的出入,发挥防御功能;调节汗液的排泄,维持津液的平衡及正常的体温;与外界相通,吸取自然之清气,以实现天人相应,维持人与自然之统一。脉络之"玄府",能调节津血的渗灌,使之流通互化,协调平衡。五脏六腑、五官九窍之"玄府",则调节着气血津液的流行灌注及神机的运转,以保证各自的营养供给,并协调着相应的生理功能,维持机体内部的和谐统一。

综上所述,玄府作为气血津液精神六位一体、殊途同归的至微至小的门户和通道,因其自身的微观性与广布性,成为经络、脉络、三焦、腠理等各个气血津液通道的联络点与终末端。由于精、气、血、津液之间相互依存为用、相互消长转化,所以经络、脉络、三焦、腠理等气道、水道、血道不仅逐级分化、序贯相连,同时各自的运行之道也彼此连贯相通,形成了机体内纵横交错、遍布全身上下内外的通道系统,以实现气机的运行、血脉的流通、津液的输布、气血精津液的相互渗灌以及伴随的神机运转。因此,玄府集约着上述各种"道"的种种功能于一体,帮助机体实现了对各类物质由线状传输向面状弥散、直至立体网络状渗灌的可能,从而保证各项功能得以迅捷准确的完成及持续稳定的发挥。玄府的基本功用正体现于此。

第三节 玄府的病变

玄府之性,开为顺,闭为逆;塞则病,通则安。各种致病因素作用于玄府,损伤其正常开阖功能,导致玄府郁滞、闭塞,必然影响到气血津液精神的流通、运转、渗灌,也必然导致相应脏腑经络组织器官功能活动失调,而发生种种病变。因此,玄府病变(简称玄病)即是以玄府郁滞、闭塞为特征的一大类病症,涵盖临床各科众多杂病及外感热病。掌握玄病的病因病机和病理特点,有助于对各科疾病的深入认识。

一、玄病的常见病因

玄病的产生,可因六淫外感、七情失调、饮食劳倦所伤、痰饮瘀血阻滞、气血津液失养等多种因素引起。但归纳起来不外虚实两途,实则由外邪侵袭、气机怫郁及痰瘀阻滞使玄府郁闭不通;虚则因气血津精亏损,以致玄府失养,衰竭萎闭。二者又常互为因果,或相兼为患。

(一)邪客玄府

邪客玄府,主要指外感六淫及疫疠之气侵袭人体,留滞郁结,损伤玄府,影响其正常的开阖通利而为病。刘完素在《河间六书》中详细论述了外邪郁闭玄府的病机。六淫邪气中,刘氏认为风、寒、湿、燥及火热之气均可造成玄府闭塞。寒为阴邪,其性凝滞,主闭藏;湿为阴邪,其性重浊,黏腻难解,皆易郁闭玄府。风性开泄,虽然使人毛孔腠理疏泄开张,但侵入体内,也会阻滞玄府通道。如谓:"风气俱入,行于诸脉分肉之间,与卫气相干,其道不利……卫气行处,风与卫气相抟,俱行肉分,故气道涩而不利"(《宣明论方·风门》)。至于燥邪,《素问玄机原病式》中创立"诸涩枯涸,干劲皴揭,皆属于燥"的新说,并阐述云:"干则紧敛燥涩""水液衰少而燥涩,气行壅滞,而不得滑泽通利。"说明燥涩亦能郁闭玄府通道。

基于"火热论"的学术思想,刘氏特别强调火热为病,认为火热邪气致病的要害便是造成玄府闭塞而致气机怫郁。刘氏认为六气之中,火热之气与风、湿、燥、寒关系密切,往往相兼为病,强调风、湿、燥、寒诸气在病理过程中皆能化生火热,后人称为"六气皆从火化",其中机理也在于玄府闭塞。在疾病过程中,火热又常常成为风、湿、燥、寒的致病因素。如谓:"湿病本不自生,因于火热怫郁,水液不能宣通,即停滞而生水湿也。"(《宣明论方·伤寒门》)"瘫痪中风,皆因火热耗损血液,玄府闭塞,不能浸润,金受火郁,不能发声"(《宣明论方·燥门》),这样,火热病机成为六气病机的中心,而玄府闭塞、气机怫郁是其关键所在。

受刘完素玄府学说影响,后世不少温病学家认为温热病邪以及温疫之气的要害亦在于阳热怫郁。如杨栗山《伤寒温疫条辨·发表为第一关节辨》指出:"温病得于天地之杂气,怫热在里",并认为温疫是"杂气由口鼻入三焦,怫郁内炽"所致,其实质即是毒损玄府,阳热郁结,因此治疗上十分重视开发郁结。

(二)气郁玄府

七情内伤致病,《素问·举痛论》指出:"怒则气上,喜则气缓,悲则气消,恐则气下……惊则气乱……思则气结。"刘完素发挥说:"五脏之志者,怒、喜、悲、思、恐也……若五志过度则劳,劳则伤本脏,凡五志所伤皆热也"(《素问玄机原病式·六气为病》),这就是著名的五志化火说。五志何以化生火热,机理即在于气郁玄府。七情过激,怒伤肝、喜伤心、思伤脾、忧悲伤肺、恐伤肾,皆会直接引起相应内脏的气机紊乱,导致玄府郁闭,壅塞不通,阳气郁遏而化热,从而激起五脏之火。刘氏论中风云:"所以中风瘫痪者,非谓肝木之风实甚,而卒中之也。亦非外中于风尔,由于将息失宜而心火暴甚,肾水虚衰不能制之,则阴虚阳实,而热气怫郁,心神昏冒,筋骨不用,而卒倒无所知也。多因喜、怒、思、悲、恐之五志,有所过极,而卒中者,由五志过极,皆为热甚故也"(《素问玄机原病式·六气为病》)。由此可见,五志化火的关键亦不外玄府受病,气机怫郁,进一步发展可导致升降出入障碍而造成严重后果。

(三)痰瘀阻滞

痰饮和瘀血是人体受某种致病因素作用后所形成的病理产物。这些病理产物形成之后又会成为致病因子,直接影响到玄府的通畅。玄府作为气血津液运行的通道,各种原因造成的津液运行不畅或血流缓慢,均易形成瘀滞,津凝为痰,血滞为瘀,妨碍玄府畅通,加重玄府的闭塞。

痰饮是人体水液代谢障碍停聚而成的病理产物,包括有形之痰与无形之痰。无形之痰无形质可见,可随气流窜全身,无处不至。正如《杂病源流犀烛·痰饮源流》所说:"其为物则流动不测,故其为害,上至巅顶,下至涌泉,随气升降,周身内外皆到,五脏六腑俱有。"故全身各处的玄府,均可受其闭阻,且其性胶着凝固,不易消除。

瘀血是体内血液停滞,不能正常循行,既指积于体内的离经之血,又包括阻于脉络及脏腑内运行不畅之血。瘀血一旦形成,亦可妨碍玄府通道的畅达而引起诸多病变。中医学还有"痰瘀同病"之说,痰饮和瘀血关系密切,往往互为因果、互生互化。现代研究也表明痰饮、瘀血有着一定的共同微观基础。从玄府理论分析,津液与血液在玄府这个微观层次可谓殊途同归,这正是"痰瘀同病"的结构基础。

(四)玄府失养

玄府自身的开阖自如,有赖于气的推动激发,津液精血的滋润濡养,才能维持其功能发挥。若因禀赋不足、后天失养、劳倦内伤、久病消耗、或失血脱液等原因,以至精气血津液亏损,使玄府失养失润,玄微结构受伤,易造成玄府因虚而滞,甚至衰竭萎闭。如《目经大成·妄见六》:"云雾移睛者,是乃酒色财气男儿,其亡血过多、悲泣思忿之妇女……真阴元阳堕败殆尽,致脏腑空虚……胆肾受伤而津液愈竭,万不能升运精华以滋化源,则精明之窠元府不用。"当代著名中医眼科专家陈达夫更明确指出,肝肾阴精亏损、阴液不足,使玄府失养,是目病的常见原因。如青盲"皆属神败精亏,真元不足,无以上供目用,并致目中玄府衰竭自闭,郁遏光明。"(《中医眼科六经法要·少阳目病举要篇》)

二、玄病的基本病机

玄府以通为用的特性是玄府发挥作用的基础。玄府一旦发生病变,自身开阖通利功能障碍而郁滞、闭塞,必然造成气血津液精神等流通、运转、渗灌的失常而发生种种病症,统称为玄府郁闭。基于玄府分布的广泛性,玄府郁闭可以发生于机体脏腑经络、五官九窍、四肢百骸的不同部位及不同层次结构,是一个具有普遍意义的基本病机概念,可称为百病之根。

刘完素在《素问玄机原病式·六气为病》中还指出,玄府郁闭有"微甚"之别,所谓"气血不能宣通,神无所用,而不遂其机,随其郁结之微甚,有不用之大小焉。"由于窍道阻滞程度的不同,病变轻重有别,"玄府郁闭"之病机,可分为"玄府郁滞"与"玄府闭塞"两种类型。其中阻滞程度尚轻,气液流行不畅、神机运转迟缓者为玄府郁滞;阻滞程度较重、气液完全不通、神机运行不遂者为玄府闭塞。

刘氏云:"各随郁结微甚,而察病之轻重也。"临证辨明玄府郁闭的程度,有助于判断病情的轻重,选择相应的治法。如目昧不明,书中指出:"目微昏者,至近则转难辨物。由目之玄府闭小也,隔缣视物之象也。或视如蝇翼者,玄府有所闭合者也。"这是根据视力损坏的情况,辨析目中玄府郁闭的程度。对于中风,书中指出:"若微则但僵仆,气血流通,筋脉不挛,缓者发过如故。或热气太盛郁结壅滞,气血不能宣通,阴气暴绝,则阳气后竭而死,俗谓中不过尔。"则是从僵仆昏厥的情况,判断全身玄府郁闭的轻重以判断预后。刘完素认为,临证时辨明玄府郁闭的微甚对于指导治疗用药是十分重要的。如谓:"盖辛热之药能开发肠胃郁结,使气液宣通,流湿润燥,气和而已。然病微者可愈,甚者郁结不开,其病转加而死矣""俗医治白带下者,但依近世方论,而用辛热之药,病之微者虽或误中,能令郁结开通,气液宣行,流湿润燥,热散气和而愈;其或势甚而郁结不能开通者,旧病转加,热证新起;以至于死,终无所悟。"

三、玄病的五大特点

基于玄府在生理结构及功用等方面的特殊属性,其病变有着自身的若干特点,兹归纳为以下五点。

(一)易郁易闭

玄府作为升降出入道路门户的功能结构定位,决定了它是以开通为顺,闭塞为逆。正常情况下,玄府应当清虚空灵,开阖自如,气血津液精神在其中出入流行,畅通无阻。但玄府这种至微至小的清虚结构,容易受到内外各种因素的干扰和损伤。诸如:邪气入侵形成的外来阻滞,七情内伤导致的气机逆乱,以及气血津液亏虚而失其滋润营养等,皆易影响其清虚状态,造成玄府开阖不利,甚而闭塞不通;而一旦玄府郁闭,气血津液精神运行必然受阻,形成气滞、血瘀、水停、痰结等种种病变。概言之,郁、滞、闭、结、不畅、不通,是玄府病变的最基本特点。

(二)易热易燥

玄府病变导致的气血津液精神郁滞中,往往以气机不畅为先导。"气本属阳,反胜则为火"(《金匮钩玄·气属阳动作火论》),气机一旦失去正常的宣畅通行,郁遏壅滞,易于化热、化火、化燥。刘完素认为火热病病变过程中,都存在着一个"郁"的过程。所谓"郁,怫郁也,结滞壅塞而气不通畅也",正是指玄府郁闭。刘氏在分析玄府病变时,不仅提出火热亢盛可引起玄府闭密而致郁结的火热致病观点,而且重视玄府闭密导致气机郁结而生火热的病机演变。既可因热致郁,又可因郁致热,热与郁互为因果,愈演愈烈。玄府郁闭易于化热的病机特点,是刘氏论病力主火热的重要依据之一。

玄府郁闭,一方面气失宣通,气机郁遏化热化火,若火热不解,则易于消灼津液,导致津伤化燥,使机体失润失养,产生燥证。另一方面玄府郁闭,津液不布,郁闭隔绝之处因津液缺乏,也易于失润生燥,引起毛发干枯、皮肤皲裂、口舌干燥、肢体麻木等一派燥象。刘完素论消渴小便多云:"三焦肠胃之腠理怫郁结滞,致密壅塞,而水液不能渗泄浸润于外,营养百骸,故肠胃之外燥热太甚,虽复多饮于中,终不能浸润于外,故渴不止。小便多出者,如其多饮,不能渗泄于肠胃之外,故数溲也"(《三消论》),生动地论述了玄府郁闭而化热化燥的病理变化,认识别具一格,对后世论治消渴及其他燥证颇多启迪。

需要注意的是,玄府郁闭既能生燥,也能生湿。津液隔绝之处生燥的同时,津液停聚之处则可能形成水湿痰饮,临床可出现燥湿并存的复杂证情。

(三)易虚易萎

玄府病变不仅容易造成上述种种实证,亦能导致诸多虚证。精气血津液是构成人体和维持人体生命活动的物质基础,脏腑经络、五官九窍均依赖其滋养,才能发挥其正常的功能。在整个人体生命过程中,精气血津液等物质不断地被消耗,又不断地得到化生和补充,其间的流行、分布,乃至深入各脏腑、组织、器官内部,都必须借助玄府的通道来实现。一旦玄府郁闭,必然阻隔精气血津液的渗灌,形成气血亏虚、津液不足、精少神衰等病理状态,产生种种虚弱证候。另一方面,久病体虚,气血不足或耗损太过,亦可使玄府失其所养,衰萎而自闭。正如《医学纲目》所论:"盖目主气血,盛则玄府得利,出入升降而明,虚则玄府无以出入升降而昏,此则必用参芪、四物等剂助气血运行而明也。"因此,玄府郁闭,既易于成实,又易于致虚,临床上常表现为虚实相兼,甚至形成愈虚愈郁、愈郁愈虚的恶性循环。

(四)易呆易钝

玄府作为神机出入游行的门户通道,一旦受病郁闭,必然妨碍神机运转而引起种种神志病变。刘完素在《素问玄机原病式》中列举了目不能视、耳不能听、鼻不能闻、舌不知味等神无所用而不遂其机之症,认为均属玄府闭密所致。现代临床扩大运用于健忘、痴呆、癫狂、抑郁症、重症肌无力等多种神经、精神疾病的辨治。除狂病外,临床多见神情抑郁、思维障碍、反应迟钝、感觉减弱甚至丧失、功能低下、动作不能等呆滞迟钝之象,其病变特点可用"呆""钝"予以概括。至于狂病的病机,也不外玄府闭塞,气滞血瘀,痰火上扰,神明失主。其狂躁不安之亢奋状态,应是郁极乃发所致,故表现异常。

（五）郁久生毒

玄府郁闭形成的气滞、痰凝、血瘀、湿阻、水停等病理产物蕴结于体内，日久不解，交互为害，进而可酿生邪毒。《金匮要略心典·百合狐惑阴阳毒病脉证治》云："毒者，邪气蕴蓄不解之谓。"可见毒是各种邪气侵袭人体后不能及时解散而产生的毒物。毒有内外之别，此为"内生毒邪"范畴。然外感疫毒侵袭，亦能闭塞玄府而为病。故内毒外毒，皆与玄府病变密切相关。毒邪致病具有凶(致病暴戾，病势急剧)、顽(病情顽固，易于反复)、难(常规辨治，难以奏效)、痼(病期冗长，病位深痼)、杂(见症多端，病情复杂)等证候特点，可以看作是玄府病变的极端表现。

四、玄病的六大类型

无论玄府郁滞或玄府闭塞，皆是玄府开阖通利失常，通道作用不能维持，使精气血津液神的流通和运转失常，而致气病、血病、水病、精病、神志病等，演化出种种不同的病机变化。兹归纳为气失宣通、津液不布、血行瘀滞、精失渗灌、神无所用及酿生内毒等六类。

（一）气失宣通

气失宣通是玄府郁闭的最基本病机，也是最先出现的病理改变。玄府一旦失去正常的宣畅通行，首先影响到的就是气。气机调畅，人即安和；一有怫郁，则百病丛生，所谓"百病生于气也"(《素问·举痛论》)。《景岳全书·杂证谟》指出："盖气有不调之处，即病本所在之处也。"如肺玄府郁闭，肺气宣降不利，可出现咳嗽、喘气、胸闷、呼吸不畅等症；肝玄府郁闭，肝气失于疏泄，可出现胁痛、胸闷、脘胀、嗳气等症。

玄府郁闭如未能及时疏通，则郁滞由轻转重，玄府受阻的程度增加，还能进一步造成热灼玄府、水淫玄府、血瘀玄府及毒滞玄府等一系列病理变化。其中，气机郁遏而生怫热，是刘氏论述最多的玄府病变。如论吐酸："阳气壅塞，郁结不通畅也，如饮食在器，复盖热而自酸也。"论转筋："外冒于寒，而腠理闭密，阳气郁结，怫热内作，热燥于筋，则转筋也。"刘完素也提到玄府闭密、气失宣通而表现"寒"的情况，但这种"寒，乃是假象，其本质仍为热，如论阳厥："阳气极甚而阴气极衰，则阳气怫郁，阴阳偏倾而不能宣行，则阳气畜聚于内，而不能营运于四支，则手足厥冷。"(《素问玄机原病式·六气为病》)

（二）津液不布

玄府作为津液运行的通路，贯穿了水液代谢的全过程。从津液的生成、输布到津液的排泄,玄府都发挥着重要的作用。各种原因引起玄府郁闭,均可能在出现气机郁滞的基础上发生津液瘀滞。玄府郁闭而津液运行受阻,可出现两种相反的病理改变:一方面津液不行,停滞之处因津液过剩而为水、为湿、生痰、成饮,产生水肿、湿浊、痰饮等种种水湿痰饮之病。如痰饮壅塞肺玄府之咳喘、吐痰;饮停胃肠玄府之脘腹满痛、肠鸣辘辘;痰饮阻于脑玄府之头痛、眩晕、癫狂、痴呆;以及水溢皮肤玄府之水肿,湿流下焦玄府之带下等,随贻害部位各异而有不同的临床表现。另一方面津液不布,阻隔之处因津液缺乏而生燥,引起皮肤皲裂、肢体麻木等一派燥象。其表现虽然燥湿迥异,实质却均为玄府郁闭,津液不布。

(三)血行瘀滞

血液通过玄府渗灌而发挥作用,若因种种原因影响了玄府的开阖通利,造成渗灌失常,必然引起血行迟缓不畅甚至瘀阻,形成血液瘀滞之证。如肝玄府郁闭,肝血瘀阻,则见胁痛、右胁下癥积;心玄府郁闭,心血瘀阻,则见胸闷痹痛等。由于气行则血行,气滞则血瘀,临床上血行瘀阻多与气机郁滞共同为患。如刘完素论中风偏枯:"由经络左右双行,而热甚郁结,气血不得宣通,郁及乃发,若一侧得通,则痞者痹而瘫痪也。"论及破伤中风、风痫、惊风等病时也指出:"凡此诸证,皆由热甚而生风燥……夫燥之为病,血液衰少也,而又气血不能通畅,故病然也"(《素问玄机原病式·六气为病》),这里虽提到了血虚与气血瘀阻两个方面的因素,但从刘完素的整个论述来看,玄府气血瘀阻占有更为重要的地位。同时,玄府郁闭,血行瘀滞,失于渗灌,其滋润濡养功能不能正常发挥,尚可出现面色、唇色、爪甲淡白,视物昏花,心悸失眠等诸多血虚之证。因此,血瘀与血虚两种不同的病变,均与玄府郁闭相关。

(四)精失渗灌

精是构成人体和维持生命活动的基本物质,人体之精也依赖于玄府之道渗灌。精通过密布于脏腑经络组织、五官九窍之中的玄府而流动、渗灌其间,发挥精的化生气血、濡养化神和繁衍生命的作用。一旦各种邪气侵犯玄府,使玄府郁闭,必然导致精气渗灌失常,难以为用。玄府郁闭而精失渗灌,也可出现两种病理改变:其一,隔绝之处精失所养,影响化生气血、濡养机体等功用。如五脏六腑之精气皆上注于目而为精明之用,若目中玄府郁闭,脏腑精气不能上营,可致青盲目黯等眼疾。其二,停滞之处精气瘀结,日久可成败精浊邪,导致肿块疼痛、男子尿浊、不育及女子不孕、月经失调等症。

（五）神无所用

玄府为神机运转之道路门户，其开阖有序，出入畅通，是保证神机正常运转的重要条件。刘完素依据《黄帝内经》"出入废则神机化灭"之说，提出："人之眼、耳、鼻、舌、身、意、神识能为用者，皆由升降出入之通利也。有所闭塞者，不能为用也。"并将种种神无所用的病变，均归咎于玄府郁闭所致。如论耳聋："聋者，由水衰火实，热郁于上，而使听户玄府壅塞，神气不得通泄也。"论遗尿："热甚客于肾部，干于足厥阴之经，廷孔郁结极甚，而气血不能宣通，则痿痹，神无所用。故液渗入膀胱而旋溺遗失，不能收禁也"（《素问玄机原病式·六气为病》）。其他如目无所见、鼻不闻嗅、舌不知味、齿腐、发落、筋痿、骨痹、皮肤不仁及中风暴死等种种局部性或整体性的神机病变，刘氏皆归咎于玄府郁闭、神无所用，这是玄府理论阐发病机最有创意的内容之一。

（六）酿生内毒

玄府郁闭失于开通，湿热痰瘀胶结不解，进一步还会酿生内毒，甚至精困闭阻也能成毒。如清代徐延祚提出："精郁则为毒"（《医医琐言》）。内毒是脏腑功能失调及气血运行紊乱而导致机体代谢产物不能及时排出，蕴积于体内而变生的一种极端病理状态。它既是一种新生的病理产物，又是新的致病因素；既能加重原有病情，又能产生诸多新的病症，甚至导致组织器官变性、坏死。有学者认为，毒存体内的过程都是在"管道不通"或"管道欠通"的状态下实现的［中医杂志，2006，47（3）：169］。可见玄府郁闭与毒邪内生关系密切。

毒邪发病急骤、来势凶猛、传变迅速、为害深重的致病特点，决定了玄府病变的严重性、复杂性与顽固性。玄府郁闭作为毒邪内生的关键一环，对于解散毒邪来说，开通玄府成为不可或缺的治疗手段。

综上所述，玄府病变的早期阶段多为玄府郁滞，气血津液精神运行失畅，临床症状尚轻；若未能及时开通，病情发展，则可造成玄府闭塞，气机不通，津血瘀阻，痰瘀停聚，神机失用，出现一系列严重的病变。气滞、血瘀、水停、精困、神阻五者为病，既各有侧重，又密切相关。因为气、血、津液、精、神在人体的运行虽然各有其道，但在玄府这个最小层次却是殊途同归，并行不悖，通则俱通，闭则俱闭，因而往往相因为病。若上述病变日久不愈，病邪深入，气血耗损，致玄府失养，衰竭萎闭，同时水湿痰瘀蕴积成毒，败坏形体，损伤玄府，从而形成各种虚实错杂、阴阳乖戾的沉疴痼疾。因此，临床上不论是寻常病变，还是疑难重症，从玄府论治均具有十分重要的意义。

第四节　玄病的治法

由于玄府的基本病变是窍道的郁滞、闭塞，因而治疗的主要目标和基本原则便是解除引起玄府郁闭的病因，消除玄府郁闭的病理产物，恢复玄府的开放流通功能，畅达气血津液精神的升降出入。这种针对玄府郁闭病变的治疗措施谓之开通玄府（简称开玄）。从目前该词语的应用情况来看，开通玄府既可指治疗玄病的基本原则（治则），又可指治疗玄病的具体方法（治法）。

一、基本治则

开通玄府首先是一种治疗理念与原则，可称为治病之纲领。开通郁闭的治疗思想，中医经典著作中曾有过不少论述。如《素问·至真要大论》提出"疏其血气，令其调达，而致和平"的治疗总则，《金匮要略》中亦强调"导引、吐纳、针灸、膏摩，勿令九窍闭塞"的方法在治疗上的重要性，以期最后达到"五脏元真通畅，人即安和"的目的。刘完素继承并发挥上述经典论述精神，在玄府理论基础上创造性地提出了开通玄府的治疗法则，丰富发展了中医治疗学的内容。

开通玄府又是一种具有很大包容性的治疗大法，可以概括传统的多种治法。它既高出于八法之上，又蕴含于八法之中。正如清代高士宗所说："通之之法，各有不同。调气以和血，调血以和气，通也；上逆者使之下行，中结者使之旁达，亦通也；虚者助之使通，寒者温之使通，无非通之之法也"（《医学真传·心腹痛》）。从玄府学说的角度来看，中医的各种治疗方法，尽管有内外之分，针药之别，手段不同，然而最终目标都可看作开通玄府郁闭，畅达气血津液运行。

正是由于开通方法多种多样，临床运用时需要针对玄府郁闭的不同情况，选用不同的开通手段或药物，从而衍生出发散开玄、通下开玄、针刺开玄、艾灸开玄等种种具体治法。《河间六书》中记载了辛热发散、芳香开窍、辛苦寒药攻下及辛苦寒药微加辛热宣通等开玄方法，列举了附子、全蝎、硫黄、醇酒等开玄药物，并创制了以防风通圣散为代表的一系列开玄方剂。后世医家在此基础上不断探索创新，形成了丰富多彩的开玄治法。

二、常用治法

临床上用于开通玄府的方法甚多，下面分为内治法、外治法两大类介绍常用的一些治法。

(一)内治法

通过药物内服开通玄府是临床最常用的方法。归纳起来,可以分为直接开通与间接开通两大类。前者指运用发散、搜剔、香窜、温通、通下、涌吐等方法,直接开启玄府的郁闭,原则上可用于各种原因引起的玄府郁闭,临证时可视郁闭的范围、部位及程度等灵活选择;后者指通过解除引起玄府郁闭的病因或消除玄府郁闭形成的病理产物达到开通目的,包括清泄、理气、活血、渗利、涤痰及补虚等方法,分别适用于热郁、气滞、血瘀、水停、痰阻、正虚等导致的玄府郁闭。

1. 发散开玄法 发散开玄法是运用辛散之品,利用其发散宣透之力开通玄府郁闭的一种治法。本法因其善开皮肤之玄府可致汗出,可归于八法中汗法一类。汗法有广义、狭义之分,狭义限于发汗解表,广义则不以汗出为目的,是通过发散以开腠理,通表里,使气血流畅,营卫调和,而达到恢复人体正常生理功能的目的。发散开玄法属于广义汗法,不仅可以开皮肤之玄府,亦可以开五脏六腑之玄府,透达表里,疏通内外,使全身气液流通。张子和称"汗之令其疏散也""使一毛一窍,无不启发"(《儒门事亲·凡在表者皆可汗式十五》),戴天章亦谓:"汗法不专在乎升表,而在乎通其郁闭,和其阴阳"(《广瘟疫论·卷四·汗法》)。可见汗法之目的非为出汗,而是通过发散使窍道开启,畅达气机出入如常,汗出是体内病邪外达、郁闭开通、气血调和的一种表现。

发散开玄法在临床上常选用麻黄、羌活、细辛等辛散之风药,尤其是辛温之品。取其辛散开发之力,透达表里之邪气,开通玄府之郁闭。刘完素认为"辛甘热药皆能发散者,以力强开冲也"(《素问玄机原病式·六气为病》),因其强力发散宣通作用,是开通玄府郁结的最常用之品。不仅外邪侵袭初期,肌表玄府闭塞,可通过汗出而解,即使内伤杂病日久不解,沉寒痼冷闭郁于里、气血津液凝滞者,亦可运用风药透泄,使之汗出(或无明显汗出)而解。此时汗出是体内病邪外达、气血调和的一种表现。如小青龙汤之治疗寒饮、荆防败毒散之治疗下利、麻黄附子细辛汤之治疗癃闭等,不论有无表证,通过发散透达均可收到良好效果。所谓"腠理一开,寒凝一解,气血乃行,毒亦随之消矣"(《外科证治全生集·阴症门》)。

2. 搜剔开玄法 搜剔开玄法是运用长于走窜的虫类药,利用其钻透搜剔之力开通玄府郁闭的一种治法。刘完素在论耳聋时曾提出"干蝎……开发玄府,而令耳中郁滞通泄"。后世叶天士在络病用药中,十分重视虫类药物的通络作用，认为"虫蚁迅速飞走诸灵，俾飞者升，走者降，血无凝著，气可宣通"。近现代不少名家均十分重视虫类药的开通作用。如张锡纯论蜈蚣："走窜之力最速，内而脏腑，外而经络，凡气血凝聚之处皆能开之"（《医学衷中参西录·药物》）。眼科名家陈达夫临床治疗视神经萎缩常用僵蚕、全蝎、蜈蚣等虫类药开通玄府窍道以发越精气，畅达神光，收效甚捷[中医杂志，1989，(2):6]，证明此类药物既长于通络，也善于开通玄府。如与风药同用，开玄之力更强。

虫类药因其走窜通达、破血行气、化痰散结、疏逐搜剔之特性，深受广大医者的重视，已成为临床各类疾患，特别是各种顽症痼疾的常用药，往往有出人意料之效。然而，对虫类药作用原理的认识，一般多视为"以毒攻毒"，这是较为肤浅的。事实上，这类药物在虫体干燥或炮制过程中，其所含毒性蛋白多已分解变性，发挥治疗作用的主要不是毒性，而是开通郁闭的性能。如前所述，邪毒的产生，多根于玄府的郁闭。欲解邪毒，须开玄府。虫类药治疗各种疑难杂症的机理，主要还是在于"通行十二经络、藏府、膜原、溪谷、关节诸处""化解一切瘀郁壅滞诸疾"，故"有攻毒拔毒之功"（《本草汇言·蟾酥》）。从玄府学说的角度认识虫药，其适用范围尚可大为拓展。

3. 香窜开玄法　香窜开玄法是运用芳香开窍之品，利用其香窜透达之力开通玄府郁闭的一种治法。刘完素十分推崇芳香走窜之品，用作开通玄府之要药，尝赞曰："诸方之中，至宝、灵宝丹最为妙药。"二方中芳香开窍之品均占有相当比重。又如治热入血室、发狂不识人之牛黄膏（《素问病机气宜保命集·卷中》牛黄、朱砂、郁金、冰片、丹皮、甘草），即以芳香开窍与寒凉清热配伍，开通心经"玄府"之热闭，开窍醒神。治肝胆火热之当归龙荟丸（当归、龙胆草、栀子、黄连、黄柏、黄芩、大黄、芦荟、青黛、木香、麝香）（《宣明论方·热门》），于大队清热泻火药中佐以走窜开通之麝香，变寒凉凝滞为醒豁灵透，在清热剂中亦别具一格。清汪昂分析此方，指出苦寒泻火药中"少加木香、麝香者，取其行气通窍也"（《医方集解·泻火之剂第十四》）。

香窜开玄法常用麝香、石菖蒲、苏合香、冰片等香药，牛黄、蟾酥等动物药，以及细辛、白芷等风药。如眼科常用于开通目中玄府以畅达神光，增视明目；温病三宝（安宫牛黄丸、至宝丹、紫雪丹）用于开通脑玄府以运转神机，醒脑回苏；现代速效救心丸、麝香保心丸等用于开通心玄府以防治心绞痛等。

4. 温通开玄法　温通开玄法是运用温热药物，特别是大辛大热药物，利用其振奋阳气之力开通玄府郁闭的一种治法。常用药物有附子、肉桂、硫黄等，多用于脾胃虚寒、肾阳衰微、寒凝经脉等所致玄府郁闭之证，经适当配伍亦可用于其他原因所致玄府郁闭,包括火热郁闭。上述温热药物不仅长于温补,而且善于温通。如《本草征要·通治部分》引虞抟称附子"禀雄壮之质,有斩关夺将之气,能引补气药行十二经,以追复散失之元阳;引补血药入血分,以滋养不足之真阴;引发散药开腠理,以祛除在表之风寒;引温里药达下焦,以除在里之冷湿"《本草备要·草部》,总结为"其用走而不守,通行十二经,无所不至。"

刘完素虽以"寒凉派"著称,却对温热药物情有独钟,多次指出:"辛甘热药,皆能发散者,以力强开冲也",认为"温药也能开发,阳气宣通而愈,别无加害"(《宣明论方·补养门》),借用其鼓舞阳气的强力开冲作用以开通玄府郁闭,不仅用于寒证,而且用于热证。如刘氏论治中风云:"或云:中风既为热甚,治法或用乌附之类热药何也? 答曰:欲令药气开通经络,使气血宣行而无壅滞也"。刘氏认为"辛热之药……能令郁结开通,气液宣行,流湿润燥,热散气和而愈"(《素问玄机原病式·六气为病》)。正是因为着眼于温通开玄,故刘氏治火热病并不专主寒凉,而颇为赏识温热之品,成为刘氏处方用药的一大特色。不过,刘氏在肯定热药开通作用的同时,又一再强调其燥烈伤阴之弊。因此,对于热气怫郁而玄府闭密者,刘氏运用时至为谨慎,"凡治风热结滞,宜戒热药过甚"。为了防止热药的弊端,还提出"凡用辛热开冲风热结滞,或以寒药佐之犹良"。以寒药与之相伍,不仅可制其药之热,而且可使结散而无复郁之弊。对于火热炽盛者,则主张于寒凉清泄之中,略加辛热开通为佐,如治三焦热壅之妙功藏用丸(大黄半两,黄芩半两,黄连半两,黑牵牛1两,滑石2分,荆芥穗2两,防风1分,川芎1两,木香2分,官桂3分),即是以少量官桂与大量寒凉清泄药物相伍,利用其开通之力,而防止温燥之弊。

5. 通下开玄法 通下开玄法是运用泻下之品,利用其泻下通腑之力开通玄府郁闭的一种治法。《素问玄机原病式·六气为病》云:"或势甚郁结不能开通者,法当辛苦寒药下之,热退结散而无郁结也。"认为通腑泻下,可使热退结散,郁结的玄府得以开通,且较他法之开通力量为强。书中还特别指出:"所谓结者,怫郁而气液不能宣通也,非谓大便之结硬耳。"明确提示通下的目的不在于泻下燥屎,而在于开通郁结。《伤寒直格·伤寒总评》云:"若论善开郁结,怫热峻疾得利,而效至大……大承气也。"刘氏尤其推崇三一承气汤(大黄、芒硝、厚朴、枳实、甘草、生姜),认为本方善能开发峻效,广泛用于伤寒、杂病、内外一切所伤的治疗。正是着眼于开通玄府,使下法的运用范围得以明显扩大,发展了《伤寒论》下法的运用。张子和深得刘完素下法之精髓,临证擅用下法,指出"下者是推陈致新也""凡麻痹郁滞,经隧不流",皆可用通利之法,使"上下无碍,气血宣通"(《儒门事亲·凡在下者皆可下式十六》)。

通下开玄法常用药物有大黄、芒硝、番泻叶、巴豆等,此类药物能通过泻下祛除胃肠郁热、积滞、燥屎及有害物质如毒、虫等邪气,不仅能使肠胃之玄府开通,气机和调,气液渗灌自如,而且有助于身体其他部位的玄府随之开通。

6. 涌吐开玄法 涌吐开玄法是运用涌吐之品,利用其催吐通关之力开通玄府郁闭的一种治法。刘完素在《伤寒直格·诸证药石分剂》中论述栀子豉汤云:"凡诸栀子汤,皆非吐人之药,以其燥热郁结之甚,而药顿攻之不能开通,则郁发而吐。因其呕吐,发开郁结,则气通,津液宽行而已",认为涌吐能开发郁结,畅行气机,流通津液,有开通玄府之功。张子和进一步拓展了吐法的作用,指出:"吐之令其条达也",可"因其一涌,腠理开发,汗出周身"(《儒门事亲·凡在上者皆可吐式十四》),认为一吐之后,可使气机宣畅,腠理开发,达到与汗法同样的通畅表里气机的作用。并扩大其运用,将引涎、漉涎、嚏气、追泪等法均归入吐法范畴。《儒门事亲》所载 139 个医案中,单用吐法者占 30%,吐下并用占 40%,其中多数疾病并无上焦可吐之实证,但"投以涌剂,少少用之,颇获证验。"其中机理不外是因吐能调畅气机,开发腠理,开通玄府郁结。故曰:"一吐之中,变态无穷"。

涌吐开玄法在临床上常选用瓜蒂、皂荚、藜芦、常山、胆矾等涌吐药,以涌吐痰涎,开胸散结,取其吐令条达,畅行气津作用。如风痰郁火壅塞咽喉,胀闭难忍,当吐而勿缓。然而吐法不仅可治病邪在上焦胸膈之间,或咽喉之处,或痰、食、痈脓,对闭郁于里之停痰蓄饮,阻塞清道,转输失灵之中风不语,手足麻痹,变症莫测者,亦可用涌吐药,使气津凝滞得散,玄府得通,气津调和。

7. 理气开玄法 理气开玄法是针对气郁玄府,运用辛香理气之品行气解郁以开通玄府郁闭的一种治法。玄府是气机运行的通路,若邪气侵入玄府,首先会导致玄府气机郁滞,引起疾病的发生。正如《丹溪心法·六郁》所说:"一有怫郁,诸病生焉,故人身诸病,多生于郁。"气机郁滞一旦出现,若不能及时治疗,则郁滞由轻转重,引起郁久蕴热、化火、酿毒等,而出现热郁玄府、火灼玄府及毒滞玄府等一系列变化,导致多种病证。故治疗首当理气开郁。

理气开玄法常用药如香附、佛手、柴胡、陈皮、木香等。从中医学病机演变的角度来讲,百病生于气,先有气郁,进一步发展可造成火热、瘀血、痰湿等其他诸郁。但总以气郁为主,在治疗时,以理气开玄为基础,并适当照顾兼夹病机配伍相应的药物,如朱丹溪所创越鞠丸治疗六郁,以香附为君,理气郁为先,配伍川芎、栀子、苍术、神曲以治血、热、湿、食诸郁,为后世医家树立了典范。

8. 利水开玄法 利水开玄法是针对水淫玄府,运用利水渗湿药物渗利水湿以开通玄府郁闭的治法。玄府作为津液流行的通路,一旦某种原因造成津液运行障碍,津停为水,必然影响玄府畅通,而形成水淫玄府,随贻害部位不同而产生种种病变。为此,在治疗时,应从速利水泄浊,恢复玄府开通。

本法常用利水渗湿药,如茯苓、猪苓、薏苡仁、通草、滑石等,多性平味淡,能使停聚的水湿从小便排出,以解除玄府的郁闭。刘氏认为"五味之本,淡也。以配胃土,淡能渗泄利窍。夫燥能急结,而淡能缓之,淡为刚土,极能润燥,缓其急结,令气通行,而致津液渗泄也。"(《三消论》)淡渗利湿药中,刘氏尤为赏识滑石,代表方为益元散(滑石、甘草),不仅用于呕吐、泄泻、肠澼、淋闭、腹胀痛闷等水湿不化病症,还广泛用于阴痿、惊悸、健忘、短气、五劳七伤、一切虚损及妇人下乳、催生等,取其淡渗滑利,以"通九窍六腑,生津液,去留结,消蓄水"、令"遍身结滞宣通"(伤寒直格·伤寒总评》),可见其还有直接开玄之功。后世叶天士提出"通阳不在温,而在利小便"之说,通过淡渗利水使机体阳气通达,亦是渗利开玄治法的体现。

9. 豁痰开玄法 豁痰开玄法是针对痰滞玄府,运用祛痰之品荡涤痰浊以开通玄府郁闭的一种治法。玄府是津液运行的通路,若津液不布形成痰饮,必然导致玄府闭塞,治当豁痰化饮以重建玄府流通气液之功。中医历来有豁痰开窍之法,指通过祛痰来开窍醒神,治疗痰迷心窍之证。此处心窍,实即心之玄府。但豁痰开玄法所开玄府,不限于心或脑。中医认为,痰浊一旦产生,会随气周流,走窜全身,引起不同部位的玄府郁闭而出现各种不同的症状,均可用豁痰开玄之法。

豁痰开玄法具体运用时,应依据痰浊属性的不同,选用不同的祛痰药物。如寒痰用半夏、天南星、白芥子等,热痰用浙贝母、海浮石、鲜竹沥等,而石菖蒲、远志等兼有通窍作用的祛痰药尤为常用,同时适当配伍理气、温通或清泄之品。如刘完素以桂苓白术丸(楝桂、干姜、茯苓、半夏、白术、红皮、泽泻)"消痰逆,止咳嗽,散痞满壅塞,开坚结痛闷,推进饮食,调和脏腑,无问寒湿、湿热,呕吐泄痢",认为"皆能开发,以令遍身流湿润燥,气液宣平而愈"(《宣明论方·痰饮门》)。《眼科集成》治痰涎所致内障不明的加味二陈四物汤(生地、当归、白芍、川芎、前胡、陈皮、半夏、茯苓、甘草、浙贝、白豆蔻、菊花)亦属此类。

10. 活血开玄法 活血开玄法是针对血瘀玄府,运用活血化瘀方法消除瘀血以开通玄府郁闭的一种治法。流通渗灌血气是玄府的重要功能,若因种种原因引起血行瘀阻,势必影响玄府的开阖通利;而一旦玄府郁闭,又必然造成血流不畅而加重瘀阻。故针对病因病机,消除血瘀状态,对恢复玄府通利功能具有重要意义。后世王清任认为气血为人体生命的源泉,提出"治病之要诀,在明白气血,无论外感内伤……所伤者无非气血"(《医林改错·气血合脉说》),并指出了导致瘀血的病因,如血寒瘀血、血热瘀血、气虚瘀血、瘟毒瘀血等,总结出了五十余种瘀血之证,创立了通窍活血、补气活血、祛风逐瘀、化痰逐瘀等多种治法及其代表方剂,为开通玄府提供了极为有用的借鉴。

血瘀证由于病因多样,病机复杂,常寒热虚实相兼,痰浊瘀血并见,单用活血药作用有限,故活血开玄法用药,除川芎、当归、红花、赤芍等常规活血药外,理气、补气、温阳、祛风之品也常常在所必须,尤其是风药,如白芷、桂枝、细辛、羌活、葛根等,其所具有的升、散、行、窜、动等多种特性,不仅善于宣畅气机,活跃血行,并且善于疏通血络,消除瘀滞,发挥活血化瘀作用,故有"治血先治风,风去血自通"之说。

11. 泄热开玄法　泄热开玄法是针对热郁玄府,通过寒凉与辛散配合清泄郁热以开通玄府郁闭的一种治法。本法既注重清泄热邪,也重视开通郁闭,二者结合,方能收到较好的疗效。邪热入里的病机特点,一是热盛伤津耗血,二是热壅郁滞气机,治疗除清热泻火、保津养阴外,开通郁滞亦不容忽视,即《黄帝内经》"火郁发之"的治疗思想。刘完素在《素问玄机原病式》中多次指出:"阳热发则郁""阳热易为郁结",认为治疗"一切怫热郁结者,不必止以辛甘热药能开发也。如石膏、滑石、甘草、葱、豉之类寒药,皆能开发郁结。"在论治诸痢时谓:"莫若以辛苦寒药治之,或微加辛热佐之则可。盖辛热能发散开通郁结,苦能燥湿,寒能胜热,使气宣平而已"(《素问玄机原病式·六气为病》),明确提出辛苦寒药微加辛热的泄热开玄之法。《宣明论方·热门》中"治一切热证,常服保养。除痰饮,消酒食,清头目,利咽膈,能令遍身结滞宣通,气利而愈。神强体健,耐伤省病。并妇人经病,及产后血滞,腰脚重痛,小儿积热,惊风潮搐"等病症之神芎丸(大黄、黄芩、牵牛、滑石、黄连、薄荷、川芎),正是体现了这一治法。刘氏称其"能令遍身结滞宣通""推陈致新",不仅"治一切热证",且有"神强体健"之效。由于本方重点实在于开通玄府,故适用范围颇广,虽以寒凉清泄为主,却有"常服保养"之功。

泄热开玄法是刘完素治疗火热病证的精髓所在,但这种治法其实古已有之。经方如张仲景麻杏石甘汤,以麻黄助石膏清泄肺热;时方如宋代钱乙泻青丸以羌活、防风、川芎等助龙胆草、栀子、大黄清泄肝火,泻黄散以防风、藿香助石膏、山栀仁清泄脾胃伏热等(《小儿药证直诀·卷下》),均属此类。不过此种组方格局有时不易被人理解。如近代张山雷评泻青丸云:"芎归羌防,温升太过,宁非煽其焰而助其威?"评泻黄散云:"防风实不可解……须知病是火热,安有升散以煽其焰之理?"(《小儿药证直诀笺正·诸方》),此说仅看到辛温升散之弊,而忽略其开通疏泄之功,未免千虑一失。而从泄热开玄角度分析,则是顺理成章之事。

12. 补虚开玄法 补虚开玄法是针对玄府衰竭自闭,通过补益与开通配合扶助正气以恢复玄府畅通的一种治法。如前所述,任何原因引起的气液不足、精亏血少,都可致玄府失养,因虚而闭,因闭而滞,进而导致气血津液留滞而成实,形成虚实相兼的玄府病变。此时,当酌情施补,体现以补为通之法。但若单纯投以补益,往往玄府难开,尤其是滋腻之品还可能加重郁闭,形成虚不受补的状况。因此"补必兼通",在补益药中适当配伍开通之品,动静结合,打通道路,引领补益之品运行布散,才能充分发挥其充养营卫气血之功,并能起到明显的增效作用。

刘完素深谙此道,善于将补益药适当配伍开通玄府之品,通补并用,增强疗效。如《宣明论方·补养门》"补精气,填骨髓,壮筋骨,助五脏,调六腑,久服驻颜不老"之双芝丸(熟干地黄、石斛、五味子、黄芪、肉苁蓉、牛膝、杜仲、菟丝子、鹿角霜、沉香、麝香、人参、白茯苓、覆盆子、山药、木瓜、天麻、秦艽、薏苡仁),在大队补益精气药物中,配伍少许沉香、麝香。此种通补兼施之法,历代名家都十分重视。正如周学海所指出:"东垣谓参、术补脾,非以防风、白芷行之,则补药之力不能到。慎斋谓调理脾胃,须加羌活,以散肝结。此皆发表散气之品也,是能运补药之力于周身,又能开通三焦与经络之滞气也"(《读医随笔·证治类》)。从玄府理论分析,均属于补益为主,开通为辅的补虚开玄之法。陈达夫治疗精亏神败、目中玄府衰竭自闭之青盲眼病,以驻景丸加减方(楮实子、菟丝子、茺蔚子、木瓜、枸杞、车前子、五味子、紫河车、寒水石、生三七)加细辛、猪脊髓方(《中医眼科六经法要》),正是继承了刘完素这一治疗思想。

以上就开通玄府常用的内治法分作了简述,仅是一种相对的划分,实际上各种开玄之法相辅相成,常常数法配合运用。

(二)外治法

外治是中医临床独具特色的常用方法。外治开玄法通过皮肤、孔窍、腧穴及病变局部等部位,将相应的治疗刺激由外向内转导,直接开通玄府郁闭,恢复精气血津液的流通和神机运转,达治疗疾病目的,临床上可广泛用于内、外、妇、儿、骨伤、皮肤、五官、肛肠等科疾病。与内治法相比,具有殊途同归,异曲同工之妙。正如唐笠山所言："周身气血,无不贯通。故古人用针通其外,由外及内,以和气血;用药通其里,由内及外,以和气血。其理一而已矣"(《吴医汇讲·摄生杂话》)。对不肯服药之人,不能服药之症,外治更能显示出其治疗优势。清代外治法专家吴师机《理瀹骈文·略言》中明确提出:"人病不外气滞血凝,及阴有寒湿,阳有燥热而已,须知外治者,气血流通即是补,不药补亦可",故毕生致力于膏药等外治法统治人体内外诸疾,创立"内病外治"的三焦疗法,"假猛药、生药、香药率领群药开结行滞,直达其所,俾令攻决滋助,无不如志,一归气血流通,而病自已。"

外治法包括针灸、按摩、熏洗、拔罐、放血、针刀、敷贴、膏药、搐鼻、脐疗、足疗、耳穴疗法、物理疗法等多种方法。其作用原理有多种解释,从玄府学说的角度分析,尽管作用方式、部位、原材料等各别,最终通过开通玄府郁闭发挥治疗作用则一。本节简要介绍针刺开玄法、刺血开玄法、拔罐开玄法、艾灸开玄法、熏洗开玄法等五种治法,以窥其貌。

1. 针刺开玄法　针刺开玄法是以毫针针刺,利用其通调之功开通玄府郁闭的一种治法。"通"即疏通经络、玄府之道,"调"即调和气血、调和阴阳,恢复气血津液在经络、玄府中的正常流通。针刺的通调作用,早在《灵枢·九针十二原》中就指出:"余欲勿使被毒药,无用砭石,欲以微针通其经脉,调其血气,营其逆顺出入之会。"表明针刺比砭石和药物在疏通经络、调和气血方面具有的优势性。

针刺开玄法在临床上一般运用毫针、梅花针等,根据辨证要求,刺入相关穴位、经络皮部、病变部位皮肤,以达到开泄腠理,畅通玄府之目的。针刺开通玄府不但开通病变部位局部皮毛、肌肉、筋骨、骨髓、爪牙、器官的玄府,还可以通过皮部 – 细络 – 经络 – 脏腑玄府及穴位 – 经络 – 脏腑玄府系统,开通脏腑玄府,治疗全身疾病及保健。

2. 刺血开玄法　刺血开玄法是运用特定的针具或刀具放血以开通玄府郁闭的一种治法。刺血开玄法也可称为刺络开玄法、放血开玄法。刺血开玄法一方面通过出血、放血可宣散邪气、宣畅气机、宣通脏腑腠理诸窍道,收祛邪达表之效。张从正《儒门事亲·目疾头风出血最急说》认为:"出血之与发汗,名虽异而实同",《太平圣惠方·具列一十二人形共计二百九十六穴》也认为针刺出血的主要作用是体现在"宣通"上,能"令宣通热气""令气宣通""宣诸藏腠"。另一方面,通过出血、放血可泄热开窍,祛瘀通络,达开窍通络之功。《灵枢·九针十二原》云:"凡用针者,虚则实之,满则泄之,宛陈则除之。"《灵枢·小针解》

释为:"宛陈则除之者,去血脉也。"祛除脉中的恶血、郁血以及各种阻滞经络的物质,达到祛除瘀滞、疏通经络、开通玄府的作用。举凡发热、腰痛、头痛、音哑、癃闭、痰厥、痹证、疮痈等病证皆可运用放血疗法。《灵枢·热病》还有用"取之脉"放血泄热治热病惊狂瘛的记载,说明刺血法在危重急症抢救中有开通玄府、恢复神机运转的重要作用。

3. 拔罐开玄法 拔罐开玄法是以火罐为工具,利用其温热压力开通玄府郁闭的一种治法。拔罐时,罐内产生的热气流经吸开的玄府进入体内,能温经散寒,化湿通络,能促进血液循环,起到热敷的作用;另一方面罐内的负压形成的吸力可将寒气、湿邪等体内的病理产物从皮肤玄府中排出体外,其刺激还可经穴位、玄府透达筋骨,进入脏腑,调节脏气功能,达到逐寒祛湿、疏通经络、行气活血等作用,使经络、玄府气血得以疏通,从而调整人体的阴阳平衡,达到防治疾病的目的。可广泛用于各科疾病,尤其是寒证、痛证;还可治疗虚、火、风、痰、气、血等因素所致之疑难杂病,以及保健防病。

有研究显示采用开玄充络罐针结合法治疗腰椎间盘突出症疗效确切。认为拔罐能调节玄府开阖,祛除阻塞玄府的瘀血,而玄府开通可以改善病理状态的气血循行,再以针刺调节络脉功能,使经络气血调通,不仅解除了瘀滞之气血,还能调节因瘀滞而导致的络虚不荣病变。[针灸临床杂志,2016,32(10):5-8]

4. 艾灸开玄法 艾灸开玄法是指利用艾灸的温散、温通之力开通玄府郁闭的一种治法。本法不仅对于寒证、虚证病变具有良好效果,亦可用于多种热证、实证病变。如外科疮疡初起,速灸之,可使痈毒消散。因热证之病机不离阳气郁遏,玄府闭塞,灸法以其温热之性,作用于体表经穴,温通宣散,通透诸经,开通闭塞之玄府,泄热外出,则气机得以调畅而内热自消。不论外感温热之邪怫郁肌表的表热证,还是外热传里不得宣泄、壅遏体内的里热证,以及各种内伤热证,艾灸均能通过开发玄府、疏通阳气,而使阳热解散。

5. 熏洗开玄法 熏洗开玄法是运用药物熏蒸、淋洗,利用其温开、渗透之力开通玄府郁闭的一种治法。熏洗时药气或浴液对体表、腧穴、孔窍所施加的温热刺激可加速气血运行,使经脉畅行、玄府开通;同时在热力作用下,还能促进药物的渗透、吸收和传播,使药物从腠理毛窍透入,并可通过经脉、血络、玄府深入人体脏腑及全身,以发挥治疗作用。本法临床上广泛用于内外妇儿各科疾病,尤其是皮肤病。具体运用时应根据辨证论治,选方用药。

以上总结的各种开通玄府方法,或直接开通闭塞的玄府,或解除导致玄府闭塞的病因,或消除玄府闭塞形成的病理产物,对恢复玄府的畅通都有一定的作用。上述治法,既各具特点,又互相联系,且常数法综合运用,以协同增效,全方位调节。

第五节　玄府学说的学术价值

玄府学说是中医学术理论体系中的一朵奇葩。在漫长的历史发展过程中,中医学理论框架一直以宏观的思维模式为最高理念。《易经》云:"形而上谓之道,形而下谓之器。"中医学的思维模式主要是形而上的,注重于对人体整体状态的宏观把握,而对微观层次的认识缺如。作为一个例外,经历了八百多年时间逐步充实完善的玄府学说,以其向微观深入的独特视角,不论是在认识人体生理活动,解释病理变化,还是在指导预防治疗、拓展方药应用方面,均显示出不同凡响的价值,应当认真总结,深入研究。今从以下五个方面作一简述。

一、完善中医学对人体结构的认识

玄府作为迄今为止中医学有关人体结构最为深入的一个层次,它的创立与发展在完善中医学对人体的认识上有着多方面的意义。

长期以来,中医学对人体形质之象的观察多停留在肉眼可及的范围。玄府是刘完素通过理性思维构建的人体最微细的结构功能单位,具有突出的超前性。这一理论突破了传统认识的局限,将视野扩大到肉眼不可见的领域。刘完素提出的"玄微府",通过一个"微"字,让古老的中医学触摸到了近现代微观世界的轮廓,意义十分深远。当时难以为人理解,今日却很容易被接受。玄府的包容性很强,不论是细胞间隙,还是离子通道,或者别的什么微观结构,都可兼容其中;而继目玄府之后,近年来陆续提出的脑玄府、肝玄府、骨玄府等种种二级玄府名称,更是为中医学认识各个器官组织微观结构架起了一座座桥梁。

在中医学理论中,气血津液是人体生命活动的物质基础,具有十分重要的作用,然而关于气血津液运行通道的论述却语焉不详。作为生命活动统帅的神,如何运转发挥作用更未言及。经历了八百多年时间逐步充实完善起来的玄府学说,在玄府结构基础上,构建起气血津液与神机运行的微观通道,填补了中医学对人体生理活动及生命现象认识上存在的某些空白。无所不在的玄府为无所不至的气机提供了来往道路,也为无影无踪的神机建立了出入门径,通过玄府形成的津液微循环系统与血液微循环系统的交集,使津血相互渗灌的理论更加健全。玄府作为脏腑与经络所共有的基本微观结构,还为进一步探索脏腑经络之间的关系提供了新的基础。随着玄府学说的不断发展,它在完善中医学对人体结构认识上的重要意义正日益显现。

二、深化中医学病机理论

玄府郁闭作为一个具有普遍意义的基本病机概念,任何层次结构发生的病变,都可以表达为玄府病变,因而具有良好的普适性。玄病可出现于临床各科的多种病症中,通过分析玄府病机,有助于加深对诸多病症病变机制的认识。

中医学对于神机病变的认识一直较为粗略。刘完素创造性地将目无所见、耳无所闻、鼻不闻嗅、舌不知味、齿腐、发落、筋痿、骨痹、皮肤不仁及中风暴死等多种神机失用的病症归咎于玄府郁闭,为后世从玄府论治此类疾患指明了方向。近年来各地医者以这一理论分析血管性痴呆、重症肌无力、抑郁、阳痿、小儿遗尿等多种疑难病症,指导立法处方用药,取得显著成效,彰显出独有的临床价值。

玄府概念的建立,对于气血津液病机认识的深化亦有着重要的作用。如火热证候的病机,从玄府理论认识,不仅在于阳气之壅盛,而且关系到玄府郁闭,阳气阻遏,存在火愈炽则郁愈甚、郁愈甚则火愈炽的因果循环。提示开郁通阳在火热病证治疗中的重要性。又如燥证的形成机理,从玄府理论分析,并非皆是津液之不足,更可能是玄府郁闭而津液不布。以此指导消渴病、干眼症等的治疗收到良好效果。

近年来,随着脑玄府、心玄府、肝玄府、肾玄府、鼻玄府、耳玄府、骨玄府等各种器官组织玄府概念的建立,中医学对于相关病变病机的认识正逐步深入发展,彰显出玄府学说在临床各科的指导作用。

三、丰富发展中医学防治法则

开通玄府法是刘完素在火热病证治疗中的创举,后世眼科引入并加以发挥应用,在多种难治性眼病的治疗上取得突破性的进展,显示出极高的临床应用价值。近四十年来,开通玄府治法逐步由眼科走向临床各科,开玄明目衍化出开玄达神、开玄聪耳、开玄醒脑、开玄益智、开玄起痿以及开玄防病、开玄润燥、开玄补虚等多姿多彩的治法,极大地丰富了中医治疗学的内容。

特别值得指出的是,开通玄府治法在某些方面突破了辨证论治的传统框架,显示出独辟蹊径、别具一格的治疗新思路。辨证论治是中医认识疾病和治疗疾病的基本原则,其重要性与优越性已有公认,但是毋庸讳言,在临床上也存在一些不足,需要我们中医工作者不断地加以完善与发展。别开生面的开通玄府治法(尤其是直接开玄之法),不拘于证候的寒热虚实属性,径从玄府郁闭病根着手的施治范式,正好可以弥补辨证论治的某些不足。

例如:无证可辨、施治无从下手时,可从玄府论治;证情过于复杂,用药掣肘,寒热虚实难以兼顾时,可从玄府论治;辨证无误,却施治乏效时,改从玄府论治,或可收意外之效;某些危急重症,常法缓不济急,投以直接开玄之法,或可转危为安。从刘完素、张子和到后世不少医家在这方面都做过若干大胆、有益的探索,取得了很大成功,为我们留下了不少精彩的案例,发人深省,引人深思。更有大量的临床实践表明,在辨证论治基础上适当配合开通玄府之法,有助于增强疗效,缩短病程。玄府理论的包容性使开通玄府可以囊括医门八法及其以外的多种多样治法,并有着很好的解释功能。临床上有时遇到一些疗效确凿却难以从常规理论认识的案例,从开通玄府进行分析,往往能作出合理的解释。玄府治则在临床上的这些独特价值,值得我们下功夫深入发掘。

四、拓展中药、方剂应用范围

应用玄府理论重新审视各种相关的药物与方剂,有助于深化对其性能功用的认识,充分拓展临床应用范围。刘完素将防风通圣散作为"有病无病"的预防用药,将益元散、双解散作为"平人常服之仙药"等极富创意的大胆用法,为我们树立了通过开通玄府畅达气血津液运行防治百病的成功范例。

从开通玄府的独特视角出发,可以突破不少传统认识的局限,为诸多药物方剂的扩大运用提供新的理论支撑。如解表药,目前普遍认定此类药物最基本的功效为解表,最基本的主治为表证。而玄府学说则认为,解表药乃是活力很强的一类直接开玄药物,其辛散、开发、升浮、走窜、宣通之性,对振奋机体气化功能具有十分重要的意义。由于内伤杂病的基本病机是脏腑功能紊乱、气血津液失调,解表药通过开通玄府、调节机体气液血脉营卫精神的升降出入,在内伤杂病的治疗中有着广阔的运用空间。又如近年来在冠心病防治中声名鹊起的麝香保心丸,从传统中医理论分析,无非以芳香温通见长,适用于气滞血瘀型胸痹,缓解胸闷胸痛治标之品,其中麝香、苏合香等香窜之品,有耗伤元气之虞,长期服用未必适宜。而从玄府学说认识,该方是一个全方位开通玄府的理想药方,通过芳香温通解除痰浊瘀滞等病理产物的郁闭,畅达气液血脉精神的运行,可用于玄府郁闭引起的多种病症,不仅有治病之功,而且有防病之能。这正好契合麝香保心丸从冠心病急救药到二级预防用药的拓展应用实际,为其保护血管与心肌的功用给出了合理的中医理论解释,并为其在更广阔领域的扩大运用指出了方向。

五、开辟疑难病症辨治的新思路

玄府学说是与临床密切相关的应用理论。玄府郁闭作为广泛存在于各种病症中的一种基本病理状态,开通玄府作为一种创新型治疗法则,为诸多难治性疾病的中医辨治拓宽了思路,提供了新的切入点,使临床治疗取得不少突破。远如明清时期眼科医家从目中玄府郁闭辨治青盲(视神经萎缩),近如21世纪初从肺玄府郁闭辨治 SARS(非典)。SARS 是 2003 年春季在广东、华北流行的一种新型呼吸道传染病,以发热、干咳、胸闷为主要症状,严重者出现呼吸系统衰竭,呼吸困难、气促胸闷、喘憋发绀,传染性极强、病情进展快速,极似中医的温疫。现代医学病理观察见肺泡形成透明膜,胸腔积有血水。王永炎院士认为,病因为疫毒之邪上受犯肺,肺之玄府郁闭在整个 SARS 病理过程中起着关键作用。开通肺之玄府郁闭,畅达气血津液运行至关重要。据此在辨证论治基础上加用大黄、硫黄、雄黄等开通玄府、解毒化痰,明显提高了疗效。

近十余年来玄府理论指导诸多难治性疾病治疗的成功实践,充分显示了玄府学说的重要临床价值。可以认为,从玄府入手探讨各种难治性疾病的治疗开辟了一个全新的学术研究领域。相信随着玄府学说研究的深入及在临床各科的广泛运用,将对提高多种难治性疾病的临床疗效起到巨大推动作用。

第三章

开通玄府常用药物

开通玄府的药物历来缺乏系统整理。刘完素提出开通玄府治法后，对开玄药物仅有过一些零星的论述或运用，并未予以明确归纳。后世医家的相关论述更如凤毛麟角，历代本草亦无此方面的明文记载，因而给学习、研究与应用玄府学说带来极大不便。为了构建完整的玄府论治理法方药体系，本章试对开通玄府药物作一初步的搜集、归纳与整理。整理依据包括：刘完素的相关论述与应用记载；后世医家、尤其是眼科医家的相关论述与应用记载；历代医籍（主要是本草与方书）中虽未明言，含意却与开通玄府甚是契合的相关记载。

根据编者多年来的研究，开通玄府药物按其作用方式的不同可分为直接开玄药和间接开玄药两大类。直接开玄药主要是一些活性强的风药（含解表药及部分祛风湿药）、虫类药、开窍药、温阳药、泻下药、涌吐药等，具有发散、搜剔、香窜、温通、攻逐、宣泄等特性，能直接开启郁闭的玄府，畅达气血津液的运行。间接开玄药范围甚广，可分两类：一类是解除引起玄府郁闭的病因而起到开通玄府作用，包括多种祛邪、扶正药物；另一类是消除玄府郁闭形成的病理产物以恢复窍道畅通，包括理气、活血、利水、化痰等药物。本章介绍常用的10类开玄药物计24味，列举古今有实践事实的记载，从玄府理论的新视角进行分析、发挥，着力发掘药物的新功用，以期拓展更大的应用空间。

第一节 发散开玄药

发散开玄药,指长于发散的辛味解表药及部分祛风湿药,古称"风药"。常用药有麻黄、桂枝、紫苏、生姜、荆芥、防风、羌活、细辛、白芷、薄荷、牛蒡子、蝉蜕、桑叶、菊花、葛根、柴胡、苍耳子、辛夷、威灵仙等。

风药是临床最常用、也最便捷的一类开通玄府药物。此类药物不仅能开发肤表的汗孔,对于全身上下内外之玄府亦有良好的开通作用。如《本经疏证》中论麻黄:"彻上彻下,彻内彻外,故在里则使精血津液流通,在表则使骨节肌肉毛窍不闭",可以看作是对麻黄开玄功能的形象描述。风药具有风的轻扬开泄、发散透达、灵动善行、无所不至等特性,善于激发脏腑活力,振奋人体气化,开启玄府郁闭,鼓舞气血流通,促进气液畅行、神机运转,治疗各种气液血脉精神郁滞之病。

发散开玄药品种甚多,性能有别,其开通玄府的力量亦各有不同。一般来说,辛温之品力量较强,辛凉之品力量较弱,各药作用部位亦有所不同(如柴胡、细辛长于通目玄府,辛夷、苍耳子长于通鼻玄府等),临证运用宜灵活选用。编者经验,此类药物作为开通玄府药使用时,着力点不在于皮肤汗孔,并非通过发汗而起作用。只要合理配伍,患者服用后一般不会出现伤津耗气之弊,故用之甚为安全。

麻 黄

本品为麻黄科植物草麻黄、木贼麻黄或中麻黄的草质茎。辛、微苦,温。归肺、膀胱经。具有发汗散寒,宣肺平喘,利水消肿的功效。常用于风寒表证,咳喘诸证,风水浮肿等病证的治疗。此外,还可用于阴疽、痰瘀结节、风寒湿痹等证。用量2~9g。发汗解表宜生用,止咳平喘多炙用,捣绒缓和发汗。表虚自汗、阴虚盗汗及肺肾虚喘者当慎用。

【药论钩玄】

《日华子本草》:"通九窍,调血脉,御山岚瘴气。"

《本经疏证》:"气味轻清,能彻上彻下,彻内彻外,故在里则使精血津液流通,在表则使骨节肌肉毛窍不闭,在上则咳逆头痛皆除,在下则癥坚积聚悉破也。"

《神农本草经百种录》:"麻黄,轻扬上达,无气无味,乃气味中之最轻者,故能透出皮肤毛孔之外,又能深入积痰凝血之中。凡药力所不能到之处,此能无微不至,较之气雄力厚者,其力更大。"

【现代研究】

本品主含麻黄碱、伪麻黄碱、去甲基麻黄碱、去甲基伪麻黄碱,另外,还含有一定量的挥发油类、黄酮类、多糖类、鞣质及有机酸类等成分。有发汗、解热、镇痛、抗病原微生物、抗病毒、抗炎、抗过敏、镇咳、平喘、利尿、兴奋中枢神经、收缩动脉升压、加快心率、抗疲劳等作用。此外,还具有提高纤溶功能、抗凝血、抗氧化等作用。

【开玄特点】

麻黄,轻扬上达,辛散温通,前人称为"发表第一药""治感第一要药",其辛温透发之力鲜有出其右者。麻黄开发玄府之功,为人所共知。但玄府不仅指皮肤之毛孔,还包括遍布人体各处的微细窍道。麻黄开玄之功亦非止于皮肤玄府。《日华子本草》称麻黄"通九窍,调血脉"。通九窍者,言其轻清能走头面,直达清窍,宣九窍玄府之闭;调血脉者,因其能入细络,开启闭阻,促其渗灌。故麻黄不仅走表,而且走里,所谓"彻上彻下""彻内彻外""无微不至"。可用于头面五官、前后二阴、五脏六腑、四肢百骸之窍道闭塞,疏通气血津液精神之郁滞,治疗诸多内伤杂病。其开窍启闭、走窜透达之功甚伟,堪称发散开玄之首席代表。

临床有报道麻黄类方剂治疗抑郁、帕金森病、中风、病态窦房结综合征、阴疽等诸多疾病均有效验。可知麻黄非独有发汗解表、宣肺、利水消肿等传统功用,而可开通脑、心、血脉之玄府。

现代药理研究亦证明,麻黄中所含麻黄碱具有扩张冠脉、脑、肌肉血管的作用,麻黄碱溶液用于黏膜,能满意地消除血管充血,且不伴有后扩张。麻黄碱能够兴奋大脑深皮层和皮下中枢,对呼吸中枢和血管运动中枢也有兴奋作用。此均为麻黄开通玄府,促进津血灌渗,运转神机之佐证。

【开玄举隅】

1. 治气绝　救卒死、客忤死,还魂汤主之方。麻黄(三两,去节)　杏仁(去皮尖,七十个)　甘草(一两,炙)。以水八升,煮取三升,去滓。分令咽之,通治诸感忤。[《金匮要略·杂疗方第二十三》]

按:《千金方》云:卒感忤、鬼击、飞尸,诸奄忽气绝,无复觉,或已死咬口,口噤不开。当用此方,更加桂心二两。此病因受风寒雾露之邪,致声门、声带、悬雍垂突发水肿,喉头痰壅,如水鸡声,呼吸困难呈窒息状痉厥。还魂汤中麻黄善开九窍,通血脉,用之可消除咽喉之痹阻,开通心肺玄府之气闭,而气厥可返。

2. 治阴疽　治鹤膝风,贴骨疽,及一切阴疽。熟地(一两)　肉桂(一钱,去皮,研粉)　麻黄(五分)　鹿角胶(三钱)　白芥子(二钱)　姜炭(五分)　生甘草(一钱)。[《外科证治全生集·煎剂类》]

按:阴疽之证多由素体阳虚,营血不足,寒凝痰滞,痹阻于肌肉、筋骨、血脉而成。麻黄辛热走散,开通玄府,与肉桂、白芥子等合用能使血气宣通,寒凝、痰滞、血瘀依次而解,并使鹿角胶、熟地黄滋腻之品补而不滞。前人谓"麻黄得熟地黄则通络而不发表,熟地黄得麻黄则补血而不腻膈",实为开玄与补虚并用,阴疽之毒可消。

3. 乳汁不行　治妇人乳汁不行,用麻黄(蜜水炒)1 两,天花粉、当归身各 5 钱,水煎服。[《本草汇言·卷之三草部》]

按:《三因极一病证方论》云:"产妇有二种乳汁不行:有气血盛而壅闭不行者,有血少气弱涩而不行者。虚当补之,盛当疏之。"此证应属后者,除了常用的通乳药天花粉、当归外,主药麻黄引人注目,正是体现了开窍启闭、走窜透达之功。

4. 治内外障眼　嗜药麻黄散,治内外障眼,麻黄(一两),当归身(一钱),同为粗末,炒黑色,入麝香、乳香少许,共为细末,含水,鼻内嗜之。[《兰室秘藏·眼耳鼻门》]

按:病邪阻滞胞睑、白睛、黑睛、大小眦各部位玄府,阻碍气液运行,则发为外障眼病;阻滞睛内神膏、视衣等部位玄府,障碍神光发越,则发为内障眼病。方中重用麻黄至一两,宣透玄府,辛温通窍,通过嗜鼻之法,引发喷嚏,发散病邪郁阻,此为麻黄开玄府又一妙用。

5. 治遗尿　单味生麻黄水煎 1 次,去上沫,睡前顿服。5~7 岁每次 3g,8~15 岁每次 5g,15 岁以上每次 10g,连服 1 月。治疗结果:停药观察 3 月,无反复者为痊愈。30 例全部痊愈,有效率 100%,一般服药 1~3 次见效。[陕西中医,1993,14(2):79]

按:遗尿历来多从肾虚论治。今用具有利尿作用的麻黄治疗取得明显效果,令人费解。其实刘完素早已指出:"廷孔郁结极甚,而气血不能宣通,则痿痹而神无所用。故液渗入膀胱而旋溺遗失,不能收禁也。"(《素问玄机原病式·六气为病》)廷孔即膀胱玄府,郁闭而神无所用,则小便自遗。麻黄归膀胱经,开通玄府则神机得用,故遗尿自愈。

细　辛

本品为马兜铃科植物北细辛、汉城细辛或华细辛的根和根茎。辛,温。归心、肺、肾经。功效解表散寒,祛风止痛,通窍,温肺化饮。用于风寒表证,头痛,牙痛,鼻塞流涕,鼻渊鼻衄,风湿痹痛,痰饮喘咳。用量 3~6g,水煎服。散剂每次服 0.5~1g。外用适量。阴虚阳亢头痛,肺燥伤阴干咳者忌用。不宜与藜芦同用。

【药论钩玄】

《本草汇言》:"细辛散风寒开关窍之药也……又佐姜、桂,能驱脏腑之寒;佐附子,能散诸疾之冷;佐独活,能除少阴头痛;佐荆、防,能散诸经之风;佐芩、连、菊、薄;又能治风火齿痛,而散解诸郁热最验也。"

《本草正义》:"细辛,味辛气温,禀阳升之性,辟除风寒湿邪,而芳香最烈,其气直升,故善开结气,宣泄郁滞,而能上达巅顶,通利耳目。旁达百骸,无微不至,内之宣络脉而疏通百节,外之行孔窍而直透肌肤。"

【现代研究】

本品主含挥发油,油中的主要成分是为甲基丁香油酚、细辛醚、黄樟醚等。另含细辛脂素、消旋去甲乌药碱、谷固醇、豆固醇,及马兜铃酸Ⅰ等成分。本品有解热、抗炎、镇静、镇痛、镇咳、平喘、祛痰、强心、抗心肌缺血、降血脂、扩张血管等作用。同时还具有抗氧化、抗衰老、抗病毒、升高血糖、抗惊厥及局麻等作用。

【开玄特点】

细辛芳香辛烈,以气为治,兼具发散开玄、香窜开玄之功,能上疏头目,下通肾气,上下内外,走窜周身。《本草经百种录》称其"能无微不入,无处不到",诸寒凝、气滞、水湿、瘀血而致玄府闭郁,均可宣畅开通。配桂枝、麻黄能走表通阳,温经散寒开毛窍;配干姜、五味子能走里温化,平喘止咳宣肺窍;配桂枝、干姜、人参、附子能振奋心阳,升压复脉开心窍;配白芷、苍耳子、辛夷能散寒化饮开鼻窍;配石菖蒲、胆南星、当归、赤芍等宣通气血,醒脑开郁通脑窍;配麻黄、附子、黄芪、防己、白术等益气行水通下窍。凡五官九窍、脏腑经脉不通不畅,细辛均可与他药配伍开而通之、散而行之,愈疾甚速。

细辛功效卓著,虽有"细辛不过钱"之说,实指研末散剂而言,若水煎服用,则不必拘于此。现代药理实验证明细辛麻痹神经的主要成分为细辛挥发油,在煎剂中其含量较少,合理配伍亦能减少其毒性。

【开玄举隅】

1.治闭证　突然昏厥,人事不省,牙关紧闭,面色苍白,痰涎壅塞。皂角、细辛各一钱。为细末取少许吹鼻取嚏。[《丹溪心法附余·卷一》]

按:闭证是中风中脏腑之一证,可分为痰热腑实、痰火瘀闭、痰浊瘀闭等多种证型。此例闭证,当属痰浊瘀闭证,痰浊随风而上阻清窍,经隧不通,内蒙心神,神机闭塞,起病危急,治宜从速,非通窍开玄之药不可开其闭。方中皂角豁痰开窍,细辛香窜直通脑络闭郁之玄府,流转气机。二药细末吹鼻取嚏,属于涌吐开玄之法。《成方便读》言:"取嚏一法,先开其关,使肺气一通,则诸脏之气皆通,然后方可用药施治。"

2.治漏证　治妇人血漏,点滴不断。地黄饮方:生地黄(五两)　细辛(去苗叶二两)。上二味,锉如麻豆大,每服三钱匕,水一盏,煎至七分,去滓温服,日三,食前。[《圣济总录·妇人血气门》]

按:妇人经血非时而下,淋漓不断是为漏证。究其病机,是由肾虚、气虚、血热、血瘀、湿热内蕴等,劳气伤血,冲任二脉虚损不能制其经血而成。此方所治,当属阴血亏虚,兼有瘀血之证。血虚失养则冲任玄府萎闭,胞宫经络之血不行而成血瘀。治当养阴清热,开玄祛瘀。方中生地黄清热凉血,养阴生津,更倚细辛开玄府,通血闭,祛瘀生新。冲任胞宫得以充养,则瘀消漏止。

3.治鼻塞息肉　治鼻塞息肉不通,以细辛末少许,吹入鼻中自通。[《圣济总录·鼻门》]

按:中医认为鼻息肉多属风、寒、湿、热犯于鼻窍,津液、气血搏结壅塞,日久而成息肉。其核心病机是因鼻黏膜等鼻中玄府功能失调,伏邪不散,渐积鼻窍成有形之邪,为邪气郁积之甚者。故在治法上当开壅散结,利窍通玄。细辛性温而味辛,善走肺经,上通鼻窍,历代皆以细辛为通鼻窍之要药。以细辛一味从鼻吹入,直达鼻窍玄府,药简力宏,玄府开通,闭郁之邪毒得以宣散,则鼻窍畅达。

羌　　活

本品为伞形科植物羌活或宽叶羌活的根茎及根。辛、苦,温。归膀胱、肾经。功效解表散寒,祛风除湿,止痛。用于风寒感冒,头痛项强,风湿痹痛,肩背酸痛等证。用量3~10g,水煎服。

【药论钩玄】

《本草汇言》:"羌活功能条达肢体,通畅血脉,攻彻邪气,发散风寒风湿。故疡证以之能排脓托毒,发溃生肌;目证以之治羞明隐涩,肿痛难开;风证以之治痿、痉、癫痫,麻痹厥逆。盖其体轻而不重,气清而不浊,味辛而能散,性行而不止,故上行于头,下行于足,遍达肢体,以清气分之邪之神药也。"

《本草蒙筌》:"羌活本手足太阴表里引经之药,而又入足少阴厥阴二经。名列君部之中,非比柔懦之主。此诚拨乱反正,大有作为者也。故小无不入,大无不通。能散肌表八风之邪,善利周身百节之痛。排巨阳肉腐之疽,除新旧风湿之证。"

【现代研究】

本品主含 α－蒎烯、α－侧柏烯、β－蒎烯、柠檬烯、萜品烯醇－4 和乙酸龙脑酯等挥发油,还含有异前胡素、羌活酚、羌活醇、环氧脱水羌活酚、紫花前胡苷,及糖类、脂肪酸、氨基酸等成分。本品有解热、镇痛、镇静、抗心律失常、抗心肌缺血、抗凝血、抗血栓形成、抗菌、抗病毒、抗炎等作用。

【开玄特点】

羌活辛温,其气雄峻,古人称其"名列君部之中,非比柔懦之主"。其辛散通达之力,可遍达肢体,祛风胜湿,发越阳气,畅通气血,行滞达郁,开玄府窍道,用于全身上下内外多种玄府郁闭之证。其上行之力尤胜,直上顶巅,透颅络脑,横行支臂,是治疗头项、五官、脊背及上肢病症之要药,常用于中风、偏瘫、癫狂及胸痹心痛等病症。其轻清芳香之性,又可条达肝气,升举脾胃清阳之气,治疗肝郁脾虚,以及泄泻、带下、脱肛等清阳下陷之病。此外,羌活辛温雄烈之气,还能鼓舞肾阳,宣提督脉阳气,兴阳道,利精关;疏子宫之痹阻瘀滞,理带脉之湿伤虚损,暖子脏,安胎孕。临床可用于阳痿、早泄、癥瘕、女子不孕、性欲低下等,少量配伍本品,阳郁者能通,阳陷者能升,不孕者助孕,已孕者则保其长,效验殊多,皆不离开通玄府之功。

【开玄举隅】

1. 治小儿便血　因痔疮而出血不止者,鸡冠花(焙令香)一两,棕榈(烧灰)二两,羌活一两。为末,每服以粥调下半钱,日三四服。量儿大小,加减服之。[《太平圣惠方·卷九十二方》]

按:西医认为痔疮是直肠下段或肛管部位静脉曲张所致。因此治疗痔疮出血,血郁不畅因素常不可忽视。元代名医朱震亨治疗下血,有热者用四物汤加山栀、升麻、秦艽、阿胶珠,时间久者用四物汤加炮姜、升麻,正是看到血郁因素,但四物汤中用川芎、当归,难免有加重出血之疑虑。玄府者,气血开合之窍道。玄府郁闭,血行不畅,一旦出血,难归故道。此方以鸡冠花、棕榈炭凉血止血,用羌活开玄府,打开血液回流的通道,而羌活又无加重出血之虞,源流并治,标本兼顾,实为痔血论治开一妙境。

2. 治狂证 风热实邪相合发狂,脉弦紧而洪。羌活、川芎、大黄各一两,甘草半两。为末,每服半两,水煎温服。[《医学发明·卷九方》]

按:患者初虽感风热,及至发狂,乃热入于心肝、阳明,与血搏结,瘀热闭阻玄府。心藏神,肝藏魂,神魂不宁,遂致躁乱。此方以羌活、川芎开玄府,通瘀血;大黄通阳明,降火热。药虽少,法皆备。

3. 治伏梁 伏梁,脉大而散,时有一结。伏梁丸:青皮三十个(巴豆同炒,去巴豆不用,十五个),羌活半两。为末,白面糊为丸如绿豆大。每服五丸,未知渐加至十丸。[《全生指迷方·卷三方》]

按:《难经》说:"心之积名曰伏梁,起脐上,大如臂,上至心下。"伏梁是古病名,主要是指心下至脐部周围有包块(或气块)形成的病证,大多由于气血结滞所致。其中青皮,用巴豆炒后,借其彪悍之性,以行肠道之气;用羌活开腹中玄府之闭,正是《神农本草经》言其治"癥"的具体应用。

4. 治胸痹心痛 羌活、当归、葛根等为基础药,随证选方加减。寒凝血脉者,以羌活为主药;气滞血瘀、痰阻、阳气虚、阴血亏虚者,羌活为辅佐。羌活用量,无明显热象者15~30g,寒甚者30g以上。加用羌活,疗效明显增加。[中医杂志,1999,40(10):581-582]

按:作者通过临床实践发现,治疗胸痹心痛,在活血药的基础上,加入羌活可增强疗效。这正是借助了羌活开玄府的功能。活血则血行不滞,开玄则孔道不闭,双管齐下,则胸痹通,气血活,心痛自消。

5. 治中风偏瘫 羌活18g,瓜蒌仁30g,枳实、厚朴、大黄各10g为基础方,随症加减。治疗中脏腑后出现言语不利,左半身瘫痪患者,4剂后,上肢能轻微活动。继服6剂后,左上肢能抬举,下肢和语言功能均有改善。早用羌活对中风偏瘫上肢功能障碍者,效佳。[四川中医,2001,(7):23]

按:此为刘完素三化汤的现代应用。上则宣通脑之玄府,下能开通肠胃玄府,使一身上下表里之玄府开通。本文作者对羌活运用的心得,值得重视。

白　芷

本品为伞形科植物白芷或杭白芷的根。辛,温。归胃、大肠、肺经。功能解表散寒,祛风止痛,宣通鼻窍,燥湿止带,消肿排脓。常用于风寒表证、头痛、牙龈肿痛、鼻渊、疮痈肿毒以及妇女带下等证。用量:3~10g,水煎服,外用适量。

【药论钩玄】

《本草汇言》:"白芷,上行头目,下抵肠胃,中达肢体,遍通肌肤以至毛窍,而利泄邪气。如头风头痛,目眩目昏;如四肢麻痛,脚弱痿痹;如疮溃糜烂,排脓长肉;如两目作障,痛痒赤涩;如女人血闭,阴肿漏带;如小儿痘疮,行浆作痒,白芷皆能治之。"

《本草求真》:"白芷,气温力厚,通窍行表,为足阳明经祛风散湿主药。故能治阳明一切头面诸疾,如头目昏痛,眉棱骨痛,暨牙龈骨痛,面黑瘢疵者是也。"

【现代研究】

本品主要含挥发油,并含欧前胡素、异欧前胡素、别异欧前胡素、别欧前胡素、氧化前胡素、异氧化前胡素、水合氧化前胡素、白当归素、白当归脑、新白当归脑、珊瑚菜素、花椒毒酚、香柑内酯、5-甲氧基-8-羟基补骨脂素、8-甲氧基-4-氧-(3-甲基-2-丁烯基)补骨脂素等。具有兴奋中枢神经、升高血压作用,尚有解热、抗炎、镇痛、解痉、抗肿瘤作用,有降血糖、降血脂作用。小量白芷毒素并能引起吐涎呕吐;大量能引起强直性痉挛,继以全身麻痹。

【开玄特点】

白芷辛香行窜,善走头面肌表,具有良好的发散开玄与芳香开玄作用。金代名医李杲谓白芷"疗风通用,其气芳香,能通九窍",提出白芷有通利九窍作用。白芷又善开脑窍玄府,运转神机,有开窍醒神的作用,如《太平惠民和剂局方》檀香汤(白芷、川芎、桔梗、檀香、甘草),还能通鼻玄府,如苍耳子散。

白芷辛散,能和利血脉,善通脉络之玄府。早在《神农本草经》中已有白芷主"血闭"之明确记载;《药性论》言其主"心腹血刺痛";《日华子本草》称其"破宿血";《神农本草经百种录》直称其"和利血脉"。这些均是白芷能开通玄府,渗灌气血的记载。

白芷尚可配合补虚药开玄补虚。因诸气血不足之痿证、脱发、头痛等证,均非独虚无实,纯补则非其治也,必于补药中加开玄之药,标本同治,有利于缩短疗程。《神农本草经百种录》言"白芷极香,能驱风燥湿,其质又极滑润,能和利血脉,而不枯耗。"故用白芷开玄,无伤津耗液之虞。

【开玄举隅】

1.治高热谵妄证　水道散:治时气病,烦热如火,狂言妄语欲走者。甘遂

半两,白芷一两。为末,水服方寸匕,须臾饮冷水,腹满则吐之,小便当赤。[《备急千金要方·卷九·伤寒方上》]

按:此证当属外感时气之病,如伤寒等病,寒邪闭郁,日久化热,影响膀胱开合,导致腹满、小便赤涩不通,进而出现狂言妄语欲走之高热谵妄,类似狂证的表现,其实质是太阳蓄水证。因寒邪闭郁于外,火气怫郁于内,水饮蓄积于膀胱,玄府不得司开泄之职,影响气血宣通,导致心之神机不遂,故病狂言妄语欲走。正如刘完素云:"若病热极甚则郁结,而气血不能宣通,神无所用,而不遂其机。"在治疗上,伤寒太阳蓄水证用五苓散,以桂枝辛通上开表郁,四苓汤健脾淡渗下疏蓄水。而《备急千金要方》水道散,可谓异曲同工。方中用白芷一两,发散于上,使火热之邪从内透外;甘遂半两,下通蓄水,一散一通,病邪有路可出,则郁闭可解,玄府乃通,气血流畅,神机得用。

2. 治鼻渊 治鼻流浊涕不止,名曰鼻渊。辛夷仁半两,苍耳子二钱半,香白芷一两,薄荷叶半钱。上并晒干,为细末,每服二钱,用葱茶清,食后调服。[《严氏济生方·鼻门》]

按:鼻渊常为外感或内生热邪侵袭,热毒灼伤窦内肌膜,腐败化为脓液,形成脓涕浊液,蓄留于鼻窦内,导致鼻中玄府闭塞,气机升降出入失调,津液流通之道阻滞。故在治疗鼻渊时每用通窍开玄法,一方面通窍有利于脓涕浊液的排出,另一方面通达玄府,有助于气液的流通,从而促进鼻渊的恢复。方中皆辛味开玄之品,其中白芷具有祛风止痛,宣通鼻窍,芳香燥湿,消肿排脓等作用,为治鼻渊实证之要药,在此方中重用至一两,体现了其开玄通窍的重要地位。

3. 治痈已溃 黄连一两,黄柏一两,地榆一两,白芷一两。为末,以鸡子白调,涂细布贴之。[《太平圣惠方·卷六十一》]

按:气血尚充,正气不虚,则痈溃而不陷。此时正是开门驱贼,一举歼敌,导邪外出之良机,最需开门之法。方中白芷外敷,以其辛温之性,开肌表患处之玄府,有助于脓液的排出。黄连、黄柏、地榆,清热燥湿解毒,以靖其邪气。标本同治,痈可速愈。

4. 治头痛 何某,男,50岁。患头痛日久,屡治不愈,脉沉弱无力,尺部更甚,目眶青晦,舌质淡嫩,苔薄白,此亦属肾精亏虚,髓海不足之疾。令其每日服用牛脑2市两,炖吴白芷末2钱,服经半月,头痛果愈。[李继昌.李继昌医案[M].昆明:云南人民出版社,1978:56]

按:世人皆知白芷可治头痛,然其多用于外感头痛。此案明言患者脉沉弱无力,且久痛,未见恶寒发热,受风受凉,辨证亦属肾精亏虚,髓海不足之证,何以仍用风药? 若不知玄府之用,必难知晓内中道理,因为玄府的微细结构,有赖于气血津精的营养,才能保持畅通,一旦失养,往往衰竭自闭,进而导致气血津液留滞成实。此时当酌情施补,但若单纯投以补益药并非万全,尤其是滋腻之品难以奏效,而在大队补益药中配伍少量辛散之药,开通道路,引领补益之品运行布散,往往能更好地发挥其补药充养之功。白芷味辛,善循经上走脑窍,走窜脑中细络玄府,开通道路,引领补益之牛脑上达病所而奏其功。

葛 根

本品为豆科植物野葛的根。甘、辛,凉。归肺、脾、胃经。功效解肌退热,生津止渴,升阳止泻,透疹,通经活络,解酒。用于外感发热,项背强痛,热病口渴,消渴证,麻疹不透,脾虚泄泻,中风偏瘫,胸痹心痛等病证。以及饮酒过度中酒毒。用量 10~15g,水煎服。

【药论钩玄】

《名医别录》:"主治伤寒中风头痛,解肌发表出汗,开腠理,疗金疮,止痛,胁风痛。生根汁,大寒,治消渴,伤寒壮热。"

《本草纲目》:"本草十剂云:轻可去实,麻黄、葛根之属。盖麻黄乃太阳经药,兼入肺经,肺主皮毛;葛根乃阳明经药,兼入脾经,脾主肌肉。所以二味药皆轻扬发散,而所入迥然不同也。"

【现代研究】

本品主含葛根素、大豆苷,大豆苷元、大豆素 -4,7- 二葡萄糖苷、葛根素 -7- 木糖苷、葛根醇、葛根藤素及三萜皂苷、异黄酮苷和淀粉等物质。本品有解热、抗心律失常、扩张冠状动脉、抗心肌缺血、改善脑循环、改善微循环阻碍、降血糖、降血压、降血脂、抗肿瘤、抗氧化、抗缺氧、解毒、抑制酶活性、保肝、抗流感病毒感染等作用。

【开玄特点】

葛根辛甘性凉,开玄泄热功效卓著。邪热炽盛,病机特点有二,一是热盛伤津耗血,二是热盛郁滞气机。不仅气郁可以生火,火热也可致郁。于葛根而言,其辛甘而凉,正合病机,升散火郁,开通玄府,甘凉生津,兼有开宣而回津之功,故于火盛玄府郁闭者,尤宜选用。

与其他风药的辛散温燥不同,葛根独具甘凉辛润之力,《神农本草经》称"起阴气"。本品既能甘润生津,也能升发清阳,使阳升阴起;还能辛散开通玄府,使水道畅通。如此津随气注,液随气行,津润液活,达生津转液润血之妙。此为开玄润燥。故消渴病证无论虚实、津伤津闭,皆可随证加减用之。

近年来,葛根活血开玄作用在临床应用甚广。该药在外能舒筋活络,在内能通行血气,尤长于清轻上行,上达胸中头面,常用于项背强痛、冠心病、心绞痛、高血压、脑血栓、偏头痛、突发性耳聋、眼底病以及跌打损伤等病症。特别是葛根提取物在治疗心脑血管疾病中的广泛运用,表明葛根具有广阔的运用前景。

【开玄举隅】

1. 治时毒头面肿赤　葛根、牛蒡子、管仲、甘草、豆豉各 5 钱。上药共为细末,每服 3 钱,水调服。[《外科精义·葛根牛蒡子汤》]

按:时毒为四时邪毒之气感之于人,多发于鼻、面、耳、项、咽喉等处。方中以管仲(贯众)、牛蒡子、甘草清热解毒,更用葛根配合豆豉、牛蒡子发散开玄,使郁结头面之邪毒透发于外,对于本病治疗至关重要。

2. 治中风　中风因饮酒过度,不能言语,手足不遂,精神恍惚,得病一二日服。生葛根一尺二寸,生姜汁一合,竹沥二升。生葛取汁,三汁合匀,煎三五沸,食前温服,不拘时。[《圣济总录·卷第五诸风门》]

按:朱丹溪认为中风多主血虚有痰,或主虚,夹痰火。酒味辛而气悍,又为熟谷所生,故酒客纵饮无度,则生痰生火。痰阻火郁,头及半身之玄府内闭,气不得周流而有以上诸症。方中生葛根取汁,一解酒毒;二取其轻清辛散之功,轻可去实,能开玄府;三则取其甘凉之味,升津液而清火热,与竹沥、生姜汁合用共清痰热。中药药理研究证实:葛根含葛根素,具有活血化瘀、改善微循环、扩张冠状动脉和脑血管、降低心肌耗氧量等作用,其制剂葛根素注射剂临床用于治疗心脑血管疾病及视网膜血管病、眼底病及突发性耳聋等。这些作用可以帮助我们理解其开通玄府的功能。

3. 治小儿惊热,化痰利膈　大黄(煨)、干葛根、炙甘草、芒硝各等分。为末。每服半钱,水煎,食后温服。[《博济方·惊痫》]

按:宋代名医钱乙认为"心主惊",心热则易惊。若病人感受时邪,邪气入里化热,热邪怫郁,必致玄府不通,上不能出汗以透邪,下不能流通津液以润肠,故必有大便不通,汗不能出之症。热盛气壅,内扰心神,每致惊厥。此例以调胃承气汤(大黄、芒硝、甘草)通肠腑以泻热,而用葛根以开玄散火,药少而专,升降并用,通上下玄府之闭,而使气机如常,风火自散,惊厥自解。

4. 治消渴　治肾消消中,饮水无度,小便频数。葛根,天花粉,人参,鸡内

金(净洗焙干)各等分。为末,每服二大钱,用多年古瓦碓碎煎汤调下,不拘时候服。[《三因极一病证方论·三消治法》]

按:《素问·藏气法时论》曰:"肾苦燥,急食辛以润之,开腠理,致津液,通气也。"刘完素提出消渴玄府闭郁,气液不布的病机,指出开通玄府的重要性。此方以葛根之辛凉开玄,畅达气机;再以人参、天花粉益气清热生津;鸡内金甘平性涩,一般用于消食积,此处是取其缩泉止遗,能治小便频数的功能。其方上中下并治,标本同调,气液恢复其正常运行,消渴自止。

生　姜

本品为姜科植物姜的新鲜根茎。辛,微温。归肺、脾、胃经。功效发散风寒,温中止呕,温肺止咳,解鱼蟹毒。用于风寒表证,脾胃寒证,呕吐,食物、药物及鱼蟹中毒等证。用量3~10g,水煎服,或捣汁服。

【药论钩玄】

《神农本草经》:"去臭气,通神明。"

《药品化义》:"生姜辛窜,药用善豁痰利窍,止寒呕,去秽气,通神明。助葱白头大散表邪,一切风寒湿热之症。"

《本草求真》:"生姜,气味辛窜,走而不守。据书开载主治甚多,然总发表除寒,开郁散气,辟恶除邪,数端而已。其曰伤寒头痛,伤风鼻塞可用者,以其主有宣散通肺之力也。咳逆口哕而必用者,以其具有开提散郁之义也。"

【现代研究】

本品主含挥发油,如 α-姜烯、姜醇、β-水芹烯、柠檬醛、芳香醇、甲基庚烯酮、壬醛、α-龙脑等,尚含辣味成分姜辣素等。本品有促进消化液分泌、保护胃黏膜、抗溃疡、保肝、利胆、抗炎、解热、镇痛、抗菌、镇吐等作用。并能兴奋血管运动中枢、呼吸中枢和心脏,有祛痰、止咳作用。

【开玄特点】

生姜辛窜,能发散风寒。若人感受风寒邪气,以致表气闭郁,汗孔开阖失利,恶寒发热之轻证,单用生姜一味且能转安。其辛散之性不独散风邪,治表证,也正合玄府宜通宜开之性。

生姜有温化痰饮之功,《本草经读》言:"以辛能利肺气,气行则水利汗止,肺为水之上源也。"玄府是气液运行的微小通道,其汇聚之后成为三焦水道。玄府闭塞,水道不通,气液运行不利,聚集成痰。生姜走脾肺,与三焦水道玄府亲和,其开玄府以疏水道当是治水饮的机制所在。

《神农本草经》称生姜"通神明",其辛窜化浊,尤善于开玄达神是其特点。古人常常以之与菖蒲、丹砂等合用以启闭开窍,通达神明。生姜取汁开玄府之力更强,能直达心脑玄府,治疗卒中神昏闭证。中药药理研究表明生姜对循环及呼吸系统有兴奋作用,或可视为其开玄达神的现代解释。

【开玄举隅】

1. 治消渴 一人病渴,刘完素教以生姜自然汁一盒置于室内,具勺于旁。然后将病人锁于室中。病人渴甚,不得已而饮姜汁。饮之将尽,其渴反减。[《古今医案按·消渴》]

按:消渴之治,多以滋阴润燥立法。河间曾谓"补肾水阴寒之虚,泻心火阳热之实"。然此案反以辛温之姜汁取效。《素问·藏气法时论》曰:"肾苦燥,急食辛以润之。开腠理,致津液,通气也。"辛何以能润? 以其能开腠理、致津液而使气液宣通也。此案正以姜汁之辛开流通玄府气液进而达到止渴的效果,也从一个侧面反映了刘氏玄府学说的临床意义。

2. 治痰饮呕吐,心下痞,膈间有水,眩晕者 半夏一升,生姜半斤,茯苓三两。水煎,分温再服。[《金匮要略·痰饮咳嗽病脉证并治》]

按:痰饮因脾失健运,三焦水道失布,水湿停聚而生。津液布散有赖于肺脾肾三脏的功能正常以及三焦水道的通畅。"三焦者,腠理毫毛其应",气液在周身运行,经水道布散,腠理流通,玄府开阖,从而布散全身。传统认为生姜、半夏治疗痰饮是温化的作用,而生姜发散,开玄府以畅水道,使痰饮能归三焦水道正常流通,以此可加深理解其温化痰饮的功效。

3. 治肝肾虚,腰重痛,并治风湿脚气 杜仲(炒)一斤,生姜(炒)十两,补骨脂(炒)一斤。为末,胡桃肉一百二十个汤浸去皮,研成膏,蜜丸如梧子大。每服五十丸,食前盐酒、盐汤任下。[《三因极一病证方论·腰痛治法》]

按:《杂病源流犀烛·腰脐病源流》指出:"腰痛,精气虚而邪客病也。"肝肾不足是其本,风寒湿邪是其标。生姜本为发散风寒、温胃止呕之品,此例用生姜,当是取生姜之发散,通腰脐之玄府,以复气血正常运行。且肾虚腰痛若纯用补益,不免有壅滞之弊,生姜同时有以通助补之功。

4. 治中气昏厥,亦有痰闭者 生姜五钱,半夏、陈皮、木香各一钱五分,甘草八分。水煎,临服时加童便一盏。[《本草汇言·菜部荤菜类》]

按:《方氏脉症正宗》认为:"气中者,其人本气分不舒,或因七情之有干,或因一时之暂恼,则阻滞流行之气,不能畅快合度于脏腑三焦之分,致肝性抑郁而难泄,心神昏闭而不伸。"故中气昏厥,痰气互结,内闭心脑之玄府,神机内闭。生姜辛散,善开痰启闭,此例重用生姜正是用其开玄府而"能通神明"的作用。本例中再以半夏、陈皮理气化痰,木香下气,共助生姜开玄达神。

5. 治呃逆　冯某,男,57岁。有心脏病史。因心功能不全并尿毒症,呃逆不止住院治疗。住院后呃逆以西药对症治疗无效,邀中医诊治。取生姜(选用新鲜多汁之品)1块,洗净后切薄片,用1片放入口中咀嚼,边嚼边咽姜汁,嚼3片后呃止。[新中医,1985,(2):6]

按: 慢性肾病尿毒症期,呃逆与小便不通并见,称为关格。其病机是脾肾虚衰,气化不利,浊邪壅遏三焦所致。本例患者呃逆是因为浊邪壅滞,内闭玄府,阻滞三焦所致,故用生姜开玄府而辟秽浊,咀嚼取汁,药力更专,气机得以升降如常,故能止呃逆。

葱　白

本品为百合科植物葱近根部的鳞茎。辛,温。归肺、胃经。功效发汗解表,散寒通阳。主治风寒感冒,阴盛格阳,寒凝腹痛,二便不通等症。此外,葱白外敷有散结通络下乳之功,可治乳汁郁滞不下,乳房胀痛;治疮痈肿毒,兼有解毒散结之功。用量3~10g,或取2~5寸,水煎服。外用适量。

【药论钩玄】

《本草乘雅半偈》:"白根层理,绿茎空中,上达根遍,阳气前通之象也。方之奇方、急方,剂之宣剂、通剂也。故主阳气闭塞,致寒风外侮,作汤荡涤之,前通阳气,扬液为汗也……又云:卒中闷绝,多属阳气闭塞,葱力内开骨节,外达毫窍,下及趺踵,上彻巅顶,可使生阳遍周四大,若出入之神机废弛,无能为矣。"

《本草经疏》:"葱禀天之阳气,得地之金味,中空象肺,其味辛平,平即凉也,而性无毒。气厚味薄,升也,阳也。入手太阴,足厥阴,足阳明经。辛能发散,能解肌,能通上下阳气,故外来怫郁诸证,悉皆主之。"

【现代研究】

本品主含挥发油,油中主要成分为大蒜辣素、二烯丙基硫醚,另有苹果酸、维生素类物质、烟酸、黏液质、草酸钙、铁盐等成分。对白喉杆菌、结核杆菌、痢疾杆菌、链球菌有抑菌作用。有抗真菌、抗滴虫以及降血脂、抗血小板活化、抗血小板聚集、降低凝血酶的活性、促进血液循环、保护血管内皮、改善心肌缺血、抗氧化等作用,此外还有发汗解热、利尿、健胃、祛痰作用。

【开玄特点】

葱白辛散宣通,与玄府作为气液升降出入门户,宜开宜通的特点相符。古人称其"内开骨节,外达毫窍,下及跌踵,上彻巅顶,可使生阳遍周四大"(《本草乘雅半偈·葱茎白》),说明葱白发挥功效的范围涉及上下内外之玄府。

葱白在开通玄府的作用中,最重要的特点便是通利孔窍。如感冒头痛是毛窍不开,以之开玄,发汗则愈;二便不通,是二阴之窍闭,以其开玄,气津各循其道,自能通利。又如《杨氏家藏方》中以其治中风后遗症,言其可使风退,不成废人,这正是葱白辛开心脑玄府的体现。近年来,针对葱白的药理研究发现葱白具有降血脂、抗血小板聚集、抗血栓形成、改善心肌缺血、改善血液流变学等作用,这些药理研究发现可能是葱白开心脑玄府,调整气血运行的现代机制。

【开玄举隅】

1.治小便不通　小腹胀满,不急治,即杀人,急用连根葱白一斤,捣烂炒热,以帛裹,分作两处,更替熨脐下,即通,加些麝香在内。[《寿世保元·单品杂治》]

按:此例为尿潴留,属中医"癃闭"范畴。癃闭有虚实之分,实证多因湿热、气结、瘀血阻碍膀胱气化运行;虚证多因中气不足,肾阳亏虚而膀胱气化不行。葱白专主发散开玄,温通阳气,贯通内外,故以葱白外敷熨脐,由外透内,开膀胱玄府郁闭,使膀胱气化运行复归正常,津液下而小便通。正如近代名医张锡纯所言:"借其(葱白)温通之性,自脐透达,转入膀胱,以启小便之路。"[《医学衷中参西录·医方》]

2.治大便不通　一童子,年十五六。因薄受外感,腹中胀满,大便数日不通,然非阳明之实热燥结也。医者投以承气汤,大便仍不通,而腹转增胀。自觉为腹胀所迫,几不能息,且时觉心中怔忡。诊其脉,甚微细,按之即无。脉虚证实,几为束手。亦用葱白熨法,腹胀顿减。又熨三点钟,觉结开,行至下焦。继用猪胆汁导法,大便得通而愈。[《医学衷中参西录·医方》]

按:此例用葱白熨腹以通大便,与上则通小便之理相同。脉虚证实,是玄府郁闭,气机阻滞,腑气失降所致。

3.治肝着　其人常欲蹈其胸上,先未苦时,但欲饮热,旋覆花汤主之。旋覆花三两、葱十四茎、新绛少许。[《金匮要略·五脏风寒积聚病脉证并治》]

按:尤在泾曰:"肝气血郁滞,着而不行,故名肝着。"先未苦时,但欲饮热,因得热则行故也,也反映了郁滞的病机。肝玄府的正常开阖是肝主疏泄、主藏血等生理功能的结构基础。肝着一病,是肝玄府开阖失常,导致气血郁滞不通,着而不行,进而影响胸中之气。因此仲景以旋覆花降肝气、散结,新绛少许和血,而妙在以葱白一味辛开肝肺玄府郁闭,理气通阳,使气机疏畅,津血恢复调和的正常运行状态,达到治疗肝着的目的。

4. 治肾病综合征 王剑将90例原发性肾病综合征证属阳虚水泛者随机分为3组,每组30例。各组均予以规范激素及基础西药(螺内酯、氢氯噻嗪、贝那普利、双嘧达莫、阿司匹林等)对症治疗。在基础治疗之上,每组予口服中药治疗。温阳利水组选方真武汤(茯苓9g、芍药9g、白术6g、生姜9g、制附子9g)温阳利水。通阳利水组予自拟中药方(葱白10g、桂枝10g、白术10g、茯苓10g、泽兰叶10g)通阳利水。渗湿利水组予五苓散(猪苓12g、泽泻20g、白术12g、茯苓12g、桂枝8g)渗湿利水。发现通阳利水组有效率明显高于其他两组,差异具有统计学意义,并且在控制复发率及改善激素副作用方面具有明显优势。[王剑.通阳利水法治疗原发性肾病综合征阳虚水泛证的临床观察[D].武汉:湖北中医药大学,2013:1-29]

按:三焦是水液运行的通道,玄府是三焦水道的门户,玄府开阖通利,则津液在三焦正常运行布散。肾为水之下源,肾中玄府开阖影响水液出入的平衡。上述观察中,研究者在通阳利水组中,于常用利水药基础上加用开玄通窍的葱白开肾玄府,调节水液输布,无利水之能而建利水之功。

第二节 搜剔开玄药

搜剔开玄药,主要指长于走窜的虫类药及其他一些动物药、植物药。常用药有全蝎、蜈蚣、地龙、白僵蚕、水蛭、白花蛇、穿山甲、马钱子等。

本类药物多具蠕动之性,灵动活泼,攻窜善走,能搜剔脉络玄府内有形无形之邪。张仲景最早将虫类药用于攻逐瘀血,化癥散结。刘完素明确指出干蝎有开发玄府、通泄郁滞之功。此后叶天士对虫类药的搜剔作用作了精辟发挥与应用,"每取虫蚁迅速飞走诸灵,俾飞者升,走者降,血无凝着,气可宣通"(《临证指南医案》)。从此虫类药被视为临床重要的通络药。当代眼科医家应用虫类药开通玄府治疗疑难眼病取得优良效果。目前虫类药已成为风药之外最为常用的一类开玄药,其开通力量有过之而无不及。此外,马钱子一味,虽然不是虫类,却有着与之相类似的迅速走窜钻透之力,且常与虫类药配合应用,故亦列为搜剔开玄之药。

全 蝎

本品为钳蝎科动物东亚钳蝎的全体。辛,平。有毒。归肝经。功效息风止痉,攻毒散结,通络止痛。主治肝风内动,痉挛抽搐,小儿惊风,中风口㖞,半身不遂,破伤风,风湿顽痹,偏正头痛,疮疡肿毒,瘰疬痰核。用量3~6g,水煎服。研末吞服,每次0.6~1g。孕妇慎用。

【药论钩玄】

《本草便读》:"入肝搜风,走脏腑,行经络。治大人中风,小儿惊痫,属实邪者皆可用之。"

《得配本草》:"辛,热。有毒。入足厥阴经。一切风木致病,耳聋掉眩,痰疟惊痫,无乎不疗。且引风药达病所,以扫其根,入降药暖肾气,以止其痛。"

《玉楸药解》:"穿筋透节,逐湿除风。"

【现代研究】

本品主含马氏钳蝎神经毒素Ⅰ、Ⅱ等具有药理活性的肽类及蛋白质,甜菜碱、牛磺酸、卵磷脂等。也含有多种氨基酸、脂肪酸以及无机元素。本品有抗惊厥、抗癫痫、镇痛、抗血栓形成、降血压、抑菌、抗肿瘤等作用。

【开玄特点】

全蝎性善攻逐走窜,通经达络,搜剔疏利,可直接开玄府之闭促使其通利。其祛风逐痰之效雄峻,内外之风痰皆可用之,正如黄宫绣在《本草求真》中所言:"外风内客,无不用之"。

全蝎能入细络搜剔,以开极细微之玄府,临床应用范围较广,玄府郁闭无论新久都可辨证选用。新者如口眼㖞斜、小儿急惊等,久病者如痹证、中风日久者,均以其走窜通利经络玄府,复气血运行。全蝎开玄府的作用也常常用于五官疾病、皮肤疾病、消渴、冠心病等多种疾病。如刘完素以其治耳聋,是因耳聋多为"听户玄府闭绝",故"开发玄府,而令耳中郁滞通泄"则愈。陈达夫先生也认为"神败精亏,真元不足,无以上供目用,以致目中玄府衰竭自闭,郁遏光明"而致目视不明,故以其开眼玄府而治之。编者在治疗心系疾病缠绵难愈、反复发作者,亦喜用全蝎等虫类药,因此病沉疴,非虫药攻冲走窜而难以迅速开通心之玄府。本品药性平和,较之蜈蚣应用机会更多。

【开玄举隅】

1.治白虎历节,诸风疼痛,游走无定,状如虫咬,昼静夜剧,及一切手足不测疼痛 川乌(大八角者,生)三个,全蝎(生)二十一个,黑豆(生)二十一粒,地龙(生)半两。为末,加麝香半字,研匀,糯米和丸如绿豆大。每服七至十丸,温酒送下,夜卧令膈空服。微出一身冷汗便瘥。[《普济本事方·风寒湿痹白虎历节走注诸病》]

按: 白虎历节一病,多属于行痹、痛痹一类,表现如《肘后备急方》言:"风寒湿邪侵袭关节,痛甚有如虎啮"。病因多为"体虚之人,将理失宜,受风寒湿毒之气,使筋脉凝滞,血气不流,蕴于骨节之间,或在四肢,肉色不变。"(《重订严氏济生方·诸风门》)。玄府为气血津液流通渗灌的细微门户,玄府闭塞,气血阻滞不通则痛。风淫于内,玄府通道被据;寒淫于内,收引凝滞,玄府门户闭阖;湿淫于内,玄府黏着而不开。此方以全蝎、地龙搜剔开玄,配合川乌温通开玄,麝香香窜开玄,使风寒湿毒之气解散,气血归于正常流通,通则不痛。服药后冷汗出即是玄府通畅,邪气外散,津液循于常道的表现。

2. 治口眼㖞斜　白附子、白僵蚕、全蝎(去毒)各等分。为细末,生用。每服一钱,热酒调服。[《杨氏家藏方·诸风上》]

按: 口㖞多是营卫不和,络脉空虚,风寒之邪乘虚而入,随虚处停留,闭塞经络玄府,一侧面部无气血津液濡养,筋肉纵缓不收,因此口眼歪向另一侧。全蝎能入玄府细络搜风,有如牵正之效,实则开玄通络之功。

3. 治耳鸣耳聋　干全蝎四十九个,生姜(切如蝎大)四十九片。上药于银器内同炒干,为细末,用酒调作一服。于傍晚始勿食,至二时缓缓饮药酒。以耳中闻声为效。[《三因极一病证方论·耳病证治》]

按: 刘完素对耳鸣耳聋认识深入,指出:"听户玄府闭绝,而耳聋无所闻也。"在治疗上,提倡"凡治聋者,适其所宜,若热证已退,而聋不已者,当以辛热发之。"常以全蝎、生姜、附子等辛散之药以开耳窍玄府之壅闭,则耳窍通而耳鸣耳聋即愈,所谓"开发玄府,而令耳中郁滞通泄也。"此方正是体现这一治疗思想。

4. 治青盲目病　刘某,女,双眼视力下降一年,西医诊断为视神经萎缩,中医辨证属气血亏虚,清阳不升,目中玄府萎闭。治以补中益气汤为主补气养血升阳,加全蝎3克(研末吞服)通窍明目,服药十余剂后视力开始上升,全身状况亦有所改善。后因条件所限,遂单用全蝎研末吞服。数月后视力已由最初0.08提高至0.8。[中医杂志,1991,(9):57]

按: 全蝎明目,为诸家本草所未载。据编者临床观察,将全蝎加入补益剂中,能增强补益药的明目作用,有时单用全蝎一味,亦有恢复视力之功。此中机理,不外开通目中玄府闭塞,则五脏六腑精气源源不断上注于目,神光得以发越,而精明可用。

5.治蛇头疔,红肿发热疼痛 蜈蚣一条,全蝎七个,雄黄三钱。为细末,以鸡子清调敷患处,外以猪胆皮套之。[《疡医大全·腋臂指掌部》]

按:蛇头疔发在手指,其位在末,内服药难以直达病所。疔疮局部火毒壅聚,病位较浅,较适合外治开玄,使火热毒邪随玄府开放而散。故此例全蝎、蜈蚣研末外用,直接开通玄府,以透邪火壅聚,以收开玄泻火、消痈散结之效。

蜈 蚣

本品为蜈蚣科动物少棘巨蜈蚣的全体。辛,温。有毒。归肝经。属息风药,功效息风止痉,攻毒散结,通络止痛。主治肝风内动,风中经络,疮痈肿毒,瘰疬痰核,风湿顽痹,偏正头痛。用量3~5g,水煎服。研末吞服,不去头足,每次0.6~1g。外用适量。孕妇忌用。

【药论钩玄】

《本草便读》:"蜈蚣辛温有毒,其性善走善窜,能制蛇,故入肝经,截风定搐,与夫蛇蛊蛇伤等证,皆可炙研服之。至于行瘀血,散肿毒,敷治一切外证,皆取其以毒攻毒搜风杀虫之功而已。"

《医学衷中参西录》:"蜈蚣,走窜主力最速,内而脏腑,外而经络,凡气血凝聚之处皆能开之。性有微毒,而转善解毒,凡一切疮疡诸毒皆能消之。其性尤善搜风,内治肝风萌动,癫痫眩晕,抽掣瘛疭,小儿脐风;外治经络中风,口眼歪斜,手足麻木。"

【现代研究】

本品主含蜈蚣毒液,其成分为蛋白质、酶、氨基酸,还含有糖类、脂肪酸以及铁、锌、锰、钙、镁等多种微量元素。本品对中枢神经有抑制作用,能抗惊厥和镇痛。并有降血压、增强心肌收缩力、改善微循环、抗凝血、抗血栓形成、抗炎、抗菌、抗癌、抑制怀孕子宫异常收缩的作用。另有溶血和组织胺样的作用。

【开玄特点】

蜈蚣所至,或表或里,或气或血,于常见虫类药物中,最为迅猛。其开通之力甚强,尤以开玄解毒著称,通常谓之以毒攻毒。现代研究认为,药材蜈蚣经过开水烫和干燥加工,鲜体中所含的毒蛋白酶已经部分或全部失活。毒理试验通过对蜈蚣所含毒性成分的研究,表明长期以来认为蜈蚣有毒性而用药量极低存在误解。也就是说,蜈蚣发挥治疗作用的成分,并不是其毒性。《金匮要略心典》云:"毒者,邪气蕴结不解之谓",蜈蚣的攻毒散结功用,应是其"凡气血凝聚之处皆能开之"的搜剔之力。从玄府学说认识,即是开通玄府郁闭、畅达气血津液运行的排毒作用。

恽铁樵曾指出蜈蚣与全蝎之异同说:"此数种虫药之中,亦有等级,蜈蚣最猛,全蝎最平。有用金蝎、蝎尾不能制止之风,用蜈蚣则无有不制止者,然亦有宜有不宜。"认为全蝎以定惊止抽搐见长,蜈蚣则以解毒开郁为著。编者经验,二者同为搜剔开玄要药,且常相须为用,不过全蝎较为平和,蜈蚣较为峻猛,使用时需注意配伍及个别患者可能发生的过敏反应。

著名虫类药专家朱良春用蜈蚣粉内服治骨结核,两周后首先觉饮食增加,面色转红,其损坏组织部分新生肉芽增生,续服之,体重精神均增长,认为蜈蚣能促进人体的新陈代谢。此可能也是开玄解毒,畅通气血的作用。

【开玄举隅】

1.治臌胀,腹大如箕　用蜈蚣三、五条,酒炙研末。每服一钱,以鸡子二个,打开入末在内,搅匀纸糊,沸汤煮熟食之。日一服,连进三服,瘥。[《本草纲目·虫部》第42卷]

按:蜈蚣煮鸡蛋用治臌胀,传统多从活血散结解释。考臌胀之形成,初多为气滞,久则血瘀、水停,仅以活血散结解释,尚难令人信服。《医学衷中参西录》指出"(蜈蚣)凡气血凝聚之处皆能开之。"以此解释,更为贴切,臌胀因腹中玄府闭郁不开,进而气滞、水停、血瘀,蜈蚣擅开玄府,畅达气血津液的通道,故臌胀可减、可消。配以鸡蛋,养血滋阴,则奏扶正祛邪之功。

2.治间质性肺炎　间质性肺炎表现有咳嗽频作,连声作呛,痰少,色淡黄,质黏稠,舌红苔薄白,脉浮。蜈蚣3条,生石膏30g(先煎),炙麻黄8g,杏仁10g,炙甘草6g,水煎服,10剂而愈。[吉林中医药,2001,(1):58]

按:间质性肺炎基本病理改变是弥漫性肺实质改变、肺泡炎和间质纤维化,肺泡－毛细血管功能单位丧失。从玄府理论分析,存在肺玄府的闭塞。方中麻黄、杏仁宣降肺气,石膏清泻肺热,然邪气久羁肺络玄府,须赖蜈蚣搜剔,开启气道玄府,药切病机而奏效。对于久治不愈之咳喘,颇有借鉴意义。

3.治湿疹　蜈蚣湿疹汤:蜈蚣(去头足)1条,威灵仙10g,白鲜皮15g,地肤子10g,蒲公英20g,栀子5g,赤芍10g,生地15g,泽泻25g,白蒺藜10g,茯苓皮15g,甘草6g。[国际医药卫生导报,2012,(8):1066-1068]

按:《医宗金鉴·外科心法要诀》认为湿疹病机是"由湿热内搏,滞于肤腠,外为风乘,不得宣通",用玄府学说的观点来看,湿疹是由风湿热等邪气,搏结于肌肤,导致玄府闭塞,气血津液不畅,尤其是津液失于流通,故多见湿化倾向。此方中除了祛风通络、清热解毒、除湿止痒、凉血活血之品外,君以蜈蚣开通玄府,攻毒散结,流通气液,可起到湿消、疹退、痒止的效果。蜈蚣作为治疗湿疹的良药,越来越受到中医皮肤科医生的重视。

4. 治阳痿 蜈蚣 1 条,丝瓜子 30 个,甘草 15g。将蜈蚣晒干,丝瓜子炒香,合甘草共研为细末,淡盐水一次服下,每日 2 次,分早晚服,7 日为 1 疗程。[山西中医,1999,15(2):8]

按: 阳痿一证,临床上属实者不在少数。有因湿热下注,导致宗筋弛纵者;有因肝气不舒,导致短期阳事不举者。故一味壮阳并非万全之策。此方中丝瓜子味苦,性寒,能清热、利水、通便,有治湿热下注的作用,民间用之治疗睾丸炎,此处用治阳痿属湿热者,甚为合拍,正如《内经》所说"肾欲坚,急食苦以坚之"。而蜈蚣一味,此处也与前数例相似,当是开通前阴玄府,流畅气血,因前阴之勃起,正需要气血短时间内迅速聚集,则玄府之通畅甚为关键,稍有怫郁不通,则常常兴虽致而不举,或举而不坚。甘草为使药,调和之意。

地 龙

本品为钜蚓科动物参环毛蚓、通俗环毛蚓、威廉环毛蚓或栉盲环毛蚓的全体。咸,寒。归肝、脾、膀胱经。功效清热定惊,息风止痉,通络,平喘,利尿。主治高热惊狂,肝风内动证,中风偏瘫,痹证,肺热喘咳,水肿尿少。用量5~10g,水煎服。研末吞服,每次 1~2g。外用适量。

【药论钩玄】

《本草纲目》:"性寒故能解诸热疾,下行故能利小便,治足疾而通经络也。"

《本草便读》:"地龙,性下行。利水通经,皆取咸寒退火热。治囊肿,毒因火附,须求蚯蚓净泥砂。(地龙即蚯蚓,此物蛰于土,且所食者亦土,善窜穴下行,咸寒无毒,入脾胃二经。凡一切大热狂乱,大腹水肿,小便不通等证,皆可用此下导。又治湿热脚气上攻,内用外用各方,皆有神效)"

【现代研究】

本品含蚯蚓解热碱、蚯蚓素、蚯蚓毒素、黄嘌呤、腺嘌呤、鸟嘌呤、胆碱等。另含多种氨基酸、脂肪酸及磷脂、胆固醇、维生素、蛋白质、纤溶酶、链激酶、胶原酶等成分。本品有降血压、抗心律失常、抗血栓、抗凝血、解热、镇痛、抗炎、镇静、抗惊厥、抗肿瘤、抗菌、利尿、兴奋子宫及肠平滑肌的作用。

【开玄特点】

时人用地龙,多取其息风止痉,清热豁痰之功。温病邪热内盛,充斥三焦表里,每致孔窍郁闭,脏腑失调;肾风脚气,多有经络气血流注不畅。均可用地龙入络通经,开通玄府,调畅气血流行的路径,同时也可给邪气以出路。

地龙以其钻透之性,沉降入里,善开结构细微、深藏内闭之玄府,譬如用之于半身不遂,风中经络,气血瘀闭,水液不调等;其功不如羌活、麻黄之类峻烈迅疾,而是以其蠕动之性,于浑然之中细细得解。再者,因其咸寒,可开通热气怫郁之闭塞,故而较适用于阳证、里证、热证、虚实夹杂证。

【开玄举隅】

1.治水肿,小便绝少 地龙、猪苓(去皮)、针砂,以上各一两。上为细末,擂葱涎调成膏,敷脐中,约一寸高阔,绢帛束之,以小便多为度,日两易。[《严氏济生方·水肿门》]

按:本例因水湿内聚,三焦决渎失司,膀胱气化失常而小便短少;水湿下无出路,横溢肌肤,聚而成肿。地龙通络利尿,猪苓利水渗湿,针砂即制钢针时留下的金属细屑,味酸辛,性平,具有补血、除湿、利水的功效。虑其原为三焦水道玄府闭塞,气化不利,津液不行所致,更以葱涎调成膏敷脐,合力开通三焦水道之玄府。方中地龙偏寒,尤善通热气怫郁所致之玄府闭塞,故本方所治当以水湿内蕴,热结膀胱,热闭气化不利为宜。

2.治风头痛 地龙散方:地龙(去土炒)、半夏(生姜汁捣作饼,焙令干,再捣为末)、赤茯苓(去黑皮)各半两。上三味,捣罗为散。每服一字,至半钱匕。生姜荆芥汤调下。兼治产后头痛。[《圣济总录·风头痛》]

按:风头痛,又称"头风",指经久难愈之头痛。明代名医薛立斋云:"偏正头风,久而不愈,乃挟痰涎风火,郁遏经络,气血壅滞。"推而究之,概风火痰邪导致头脑玄府闭塞,气血津液流通受阻,壅滞不通,不通则痛。方以荆芥、生姜祛风,半夏、赤苓除痰,地龙既息内风,又利水除湿,且能通络。国医大师郭子光教授治疗顽固性头痛之通络方(全蝎、地龙、僵蚕)亦用地龙,取其通络之性。诸药合用,玄府开达,气血得流通,头痛乃治。

3.治半身不遂 补阳还五汤方:黄芪(生)四两,归尾二钱,赤芍一钱半,地龙(去土)一钱,川芎一钱,桃仁一钱,红花一钱。水煎服。[《医林改错·瘫痿论》]

按:王清任曰:"若元气一亏,经络自然空虚,有空虚之隙,难免其气向一边归并……名曰半身不遂。"意为半身不遂者,亏损元气,是其本源;再者元气亏则经络空虚,归并之气瘀滞其中,反致经络不畅,气血不得周流。而此时,相应部位的玄府也随之而闭结。故于大剂补气之中辅以养血活血,另加地龙,可以祛风通络,同时藉其穿透之性打开脉道玄府,调营和卫,气血周流而瘫痿可瘳,实乃补虚开玄之细作。

4. 治风秘　地龙丸方:地龙(去土)、牵牛子(半生半炒)、苦参各一两,乌头(生去皮尖)四两。上四味,捣罗为末,醋煮稀面糊,丸如梧桐子大,每服十五丸,至二十丸,空心夜卧,米饮下。[《圣济总录·大便秘涩》]

按:《证治要诀·大便秘》云:"风秘之病,由风搏肺脏,传于大肠,故传化难;或其人素有风病者,亦多有秘"。此为风气结于大肠,肠道玄府闭塞,大肠之气流行不畅,气行则水行,气滞则水滞,大肠气滞导致津液不布。因风邪羁留不去为主因,故治疗必兼祛风之药。《滇南本草》言苦参"消风,消肿毒,消痰毒",《神农本草经》载川乌"主中风恶风,洗洗汗出……破积聚寒热",二药于此乃为祛风而设;地龙、牵牛子均有通便之功,且能利水,为何选用兼有利水作用的通便药? 本例实因风邪导致大肠玄府津液不畅,用二药疏利肠道玄府,流畅津液,从而最大程度恢复大肠传导功能,远胜于单用泻下之药,实乃一石二鸟之法。考此方之证,除便秘外,尚应有苔厚腻、小便不通之症,作为辨识气液失于流通的要点。

僵　蚕

本品为蚕蛾科昆虫家蚕 4~5 龄的幼虫感染(或人工接种)白僵菌而致死的干燥体。咸、辛,平。归肺、肝经。功效息风止痉,祛风止痛,化痰散结。主治肝风内动证,风热头痛,目赤咽痛,风疹瘙痒,瘰疬痰核,疔肿疖腮。用量5~10g,水煎服。研末吞服,每次 1~1.5g。散风热宜生用,其他多制用。

【药论钩玄】

《本草备要》:"僵蚕,僵而不腐,得清化之气,故能治风化痰,散结行经。其气味俱薄,轻浮而升,入肺肝胃三经。治中风失音,头风齿痛,喉痹咽肿,丹毒瘙痒,瘰疬结核,痰疟血病,崩中带下,小儿惊疳,肤如鳞甲。"

《本草经疏》:"气味俱薄,浮而升,阳也。入足厥阴、手太阴、少阳经。厥阴为风木之位,主藏血,小儿惊痫夜啼,女子崩中赤白,风热乘肝脏也;产后余痛,风寒入血分也。辛能祛散风寒,温能通行血脉,故主如上诸证也。"

【现代研究】

本品主含蛋白质和脂肪,脂肪主要是棕榈酸、油酸、亚油酸、少量硬脂酸等。尚含多种氨基酸,如甘氨酸、丙氨酸、丝氨酸等,以及钙、磷、铁、锌等多种微量元素,体表的白粉中含草酸铵。本品有中枢抑制作用,能镇静、催眠、抗惊厥。另有抗凝血、抗菌、降血糖和抑制肿瘤等作用。

【开玄特点】

《本草汇言》云:"凡诸风、痰、气火、风毒、热毒、浊逆结滞不清之病,投之无有不应,盖假其风气相感而用之也。"由此可见,僵蚕开玄散结之力可达表里,效用极广。蚕之病风者,用以治风,取其同气相感,且有搜风剔络之效,既可开在表之玄府,以行其祛风之力,又可开在内之玄府,以疏通津液而治疗结痰。朱丹溪云:"治喉痹取其火中清化之气,以从治相火,散浊逆结滞之痰耳。"总之,僵蚕所治,往往伴有邪气所犯,或是惊吓生风,或是夹痰上扰,或是破伤风之邪毒,或是风热之邪上攻,均为邪气有所闭结胶着,导致玄府闭塞,经络不顺,神机不利,故其功在疏透,非专为表证而设。

【开玄举隅】

1. 治大头瘟毒 内府仙方:僵蚕二两,姜黄一钱半,蝉蜕二钱半,大黄四两,上共为细末,姜汁打糊为丸,重一钱一枚,大人服一丸,小儿半丸,蜜水调服,立愈。[《万病回春·瘟疫》]

按:大头瘟病,指以头面肿赤为主要特征的疫病,又称为虾蟆瘟。多由感受天行瘟疫之气,邪毒犯于高巅之上,导致局部玄府闭郁不开,气血壅滞而成。杨栗山于《伤寒温疫条辨》说:"是方不知始自何氏,《二分晰义》改分两变服法,名为赔赈散,用治温病,服者皆愈,以为当随赈济而赔之也。予更其名曰升降散。"方中蝉蜕、僵蚕皆能祛在上之风,大黄泻热而从下而出,姜黄横行而活血行气,以助消肿。凡祛风之药,皆能开通肌表之玄府,以助人体从表泄毒,故此方中蝉蜕、僵蚕亦能开玄府,由于僵蚕兼能祛痰,是开玄之力当更胜蝉蜕。

2. 治大便下血 乌梅丸:僵蚕(炒)一两,乌梅肉一两五钱,上为细末,醋糊为丸。醋汤下,三、五十丸,空心服。[《医学正传·血证》]

按:《医学正传·血证》曰:"便血,有风邪下陷者,盖风伤肝,肝生血故也,宜升提之,四物汤加防风、荆芥、升麻、柴胡、秦艽、槐花、条芩、地榆、枳壳,煎服。"因肝为风木之脏,主藏血,若患者感受内外之风,蕴蓄大肠,失于外疏,风动则内应于肝,肝动则血不得藏,而有肠风下血之证。本方中乌梅味酸、涩,性平,有敛肺涩肠,敛肝止血之功,《严氏济生方·血病门·便血评治》中治大便下血不止单用乌梅,可见其效验。考其原理,皆是取其收敛肝气,肝为藏血之脏,肝气不妄动,则肝血不妄行。僵蚕能开通玄府,祛逐外风,使蕴蓄大肠之风邪得以疏泄;同时又可平肝息内风,大肠风邪不羁留,则肝气不妄动,则出血自止,实为治本之药。

3. 治郁痰 白僵蚕、杏仁、瓜蒌仁、诃子、贝母、五倍子,上为末,糊丸梧子

大,每服五十丸,白汤下。[《丹溪心法·痰十三》]

按:《症因脉治·郁痰》曰:"郁痰即结顽痰。"并将其病因论述为:"七情所伤,易成郁结,肺气凝滞,脾元不运,思则气结,闷郁成痰。"证可见胸胁不舒,懊恢烦闷,或咽中如有结核,睡卧不宁,或喉中不爽,咳逆倚息。此方名治郁痰,而未专设解郁之药,此因顽痰已成,气道玄府郁结不开,故以祛痰为主。虽未加解郁之药,但只要开通玄府,气道玄府开则气行。诸药之中,五倍子、诃子乃收敛之药,可减少痰液的生成,杏仁降气,气降则痰消,瓜蒌仁、贝母能化痰,有利于黏附之顽痰排除。而僵蚕一味,能通络开玄府,发郁结,并宣导诸药,且僵蚕本有祛风痰之效,既治无形之痰,亦可消有形之痰。

4.治口疮 二物散方:白僵蚕、黄连(各等分),上二味为末,临卧糁口内。[《圣济总录·口齿门》]

按:口疮常因过食厚味或嗜饮醇酒,以致心脾积热,复感风火燥邪,热盛化火,循经上攻于口而发。治疗积热,不能简单地一清了事,因为积热蕴蓄难去,须打通出路。从机理上说,热积不去,必有不通,宏观者大便不畅,微观者玄府闭郁,用药必须兼顾。临床上凉膈散治疗此类疾病之所以效果良好,就是有薄荷以开玄府散热于上,大黄、芒硝通大便以泄热于下,而不是简单地用黄芩、山栀、连翘、竹叶清热解毒。此例亦同理,用黄连直清心脾之积热,用僵蚕以开玄府散热,药虽两味,已具备"实火泻之""火郁发之"之意。

马 钱 子

本品为马钱科植物马钱的成熟种子。苦,温。有大毒。归肝、脾经。功效通络止痛,散结消肿,活血。主治跌打损伤,骨折肿痛,风湿痹痛,麻木瘫痪,痈疽肿毒,咽喉肿痛。用量日服 0.3~0.6g,炮制后多入丸、散,久服易中毒。外用适量,研末调涂,也可以浸软后切片外贴,因有毒成分可经皮肤吸入,外用不宜大面积涂敷。孕妇禁用,体虚者慎用。

【药论钩玄】

《外科证治全生集》:"(马钱子)能搜筋骨入骱之风湿,祛皮里膜外凝结之痰毒。"

《串雅补》:"此药走而不守,有马前之名,能钻筋透骨,活络搜风,治风痹……遍身骨节疼痛,类风不仁等证。"

《医学衷中参西录》:"马钱子,即番木鳖,其毒甚烈,而其毛与皮尤毒。然制之有法,则有毒者可至无毒。而其开通经络,透达关节之力,实远胜于他药也……马钱子为健胃妙药。马钱子性虽有毒,若制至无毒,服之可使全身腘动,以治肢体麻痹(此奋兴神经之作用);若少少服之,但令胃腑腘动有力,则胃中之食必速消。"

【现代研究】

本品主含番木鳖碱(士的宁)、马钱子碱,并含有微量的番木鳖次碱、伪番木鳖碱、伪马钱子碱、奴伐新碱、α-及 β-可鲁勃林、土屈新碱以及脂肪油、蛋白质、绿原酸、没食子酸乙酯等。本品有抗炎、镇痛、抗血栓形成、抗心律失常、抗肿瘤、抗菌、镇咳、祛痰、调节免疫、中枢兴奋等作用。

【开玄特点】

本品性味,虽然《本草纲目》《临床中药学》等较多药物学著作记载其苦寒,但从其功效主治看,似当性温。其走窜开通之力,为植物药中最强之品,可与虫类药比肩,故列入搜剔开玄药中。由于其治疗剂量和中毒剂量很接近,使用时必须严格把握剂量,注意炮制,且多以散剂入药,效果方好。

马钱子药性,正如清代龙之章所说:"马前大毒甚可惊,得了制法有殊功……上至颠顶下涌泉,百骨百节皆流通。"(《蠢子医·马前子赞》)其开通之性,尤其适用于玄府闭郁之重者、久者,如用于痿证、视路损伤、再生障碍性贫血等难治病症。即使极小剂量,与他药配伍,亦有四两拨千斤之力。药理研究认为其激动大鼠的心肌细胞钙通道的单通道活动,降低胆碱酯酶的浓度,进而减少乙酰胆碱降解而起到改善胆碱能神经功能的作用等,或许是马钱子开通玄府的现代阐述。

【开玄举隅】

1. 治肢体痿废 张锡纯振颓丸:人参二两,白术(炒)二两,当归一两,马钱子(法制)一两,乳香一两,没药一两,全蜈蚣(不用炙)大者五条,穿山甲(蛤粉炒)一两。共轧细过罗,炼蜜为丸如桐子大。每服二钱,无灰温酒下,日再服。[《医学衷中参西录·医方》]

按:张锡纯认为痿证大旨三端:一是肌肉麻木不知疼痒;二是周身之筋拘挛不伸;三是骨软不能履地。其主因气血虚损,风寒侵袭,痰涎阻络。若从玄府学说来看,痿证乃是脑及筋脉、肌肉玄府因虚而闭,或因塞而闭,使精、气、血、津液的细微通道阻塞。故以人参、白术补气健脾;当归、乳香、没药活血化瘀。痿废日久,非推动力强大的药物不足以贯通气血,故以马钱子开通透达,同时配穿山甲、蜈蚣,搜剔入络,并力而开玄府,使细微通道流畅,气血灌注充分,筋骨肌肉有生机,痿废乃蠲。

2. 治阳痿 马钱五子丸,马钱子18g,麻黄32g,枸杞子、菟丝子、覆盆子、五味子、车前子各30g。上药共研细末,每日服2次,每次服10g。10天为一个疗程。若无效,停服10天后,可再服一个疗程。[上海中医药杂志,1990,10(10):27]

按:阳痿病因多端,此为肾气亏虚,肾精不足,筋无以作强,而宗筋弛纵。故方用五子衍宗丸益肾填精,补而不燥。痿者,不用也,无论虚实,多有所闭。玄府闭郁,精血不能灌注,神机不遂。马钱子搜剔开玄,配合麻黄发散开玄。肾精充足,玄府通畅,精气血通达宗筋,神机运转,阳痿可愈。北京中医药大学王琦教授治疗阳痿重体质,强调解郁,认为马钱子用于男科有较强的"壮阳通精窍"作用,亦即开通玄府之意。

3. 治急性脑梗死 潘洪等将60例急性脑梗死病人随机分为观察组、对照组,各30例。观察组采用基础治疗加马钱子制剂0.2g,每日3次;对照组采用基础治疗。疗程2周,观察对比临床症状血液流变学的变化。结果:观察组总有效率93.33%,对照组总有效率73.33%,有统计学意义($P<0.05$);观察组全血黏度(高切低切值)、红细胞聚集指数、血沉、血小板聚集率较治疗前有不同程度下降,且疗效优于对照组($P<0.05$或$P<0.01$)。结论:马钱子制剂治疗急性脑梗死疗效较为满意,能改善急性脑梗死患者血液流变学指标,使其临床症状改善。[吉林中医药,2011,31(6):531-533]

按:脑梗死是由于脑血液供应障碍引起缺血缺氧所致局限性脑组织坏死或软化。此病属于中医学"中风"范畴,基本病机是阴阳失调,气血戾乱,必然导致脑中玄府闭塞,直接造成或加重血脉不通,神无所用。马钱子本不治中风,但药力深厚,借以通脑络,开脑中玄府,有益于除积痰瘀血,畅气血之行,恢复脑髓神机运行,则诸证得以渐愈。中风名方华佗再造丸中之用马钱子,亦为此理。

4. 治视神经损伤 谢思健等将40例(40只眼)外伤性视神经损伤患者随机分为治疗组与对照组,各20例(20只眼)。对照组根据病情给予地塞米松神经营养剂、血管扩张剂治疗,治疗组加用马钱子胶囊(每粒含炙马钱子0.3g)。疗程1个月。结果:总有效率治疗组为95.0%,对照组为75.0%,差异有统计学意义($P<0.05$)。结论:马钱子胶囊治疗外伤性视神经损伤效果较好,能明显提高患者视力。[湖南中医药杂志,2013,29(6):53-54]

按:视神经是视觉信息传导的通络,损伤后会造成视觉障碍甚至失明,可伴有疼痛光反射异常等。此属中医眼科"目系疾病"范畴。外伤者,目睛受损,气血环流不畅,引起目系玄府闭塞而神光无以发越。马钱子有较强的搜剔开玄之功,可使玄府开启,气血畅达,有利于目系损伤修复;道路通畅,神光畅达,精明为用,则可望挽回视力。

5. 治再生障碍性贫血 王海霞等将 78 例非重型再生障碍性贫血患者随机分为治疗组(愈障汤 + 马钱子)和对照组(愈障汤 + 司坦唑醇),疗程 6 个月。结果:治疗组和对照组的总有效率分别为 87.18% 和 56.41%,经 Ridit 分析有统计学意义($P<0.05$)。结论:马钱子入伍补肾活血药中能显著提高非重型再生障碍性贫血的缓解率和治愈率。[山东中医药大学学报,2014,38(4):349-350]

按:再生障碍性贫血属中医学"血枯"范畴,病位深入骨髓,肾精亏虚,髓海枯竭与髓窍瘀滞是主要病机。同时骨髓活检也常提示微环境损伤,骨髓脂肪化,静脉窦壁水肿出血,毛细血管坏死,微观辨证符合"瘀滞"的表现。刘完素明言"人之脏腑、皮毛、肌肉、筋膜、骨髓"皆有玄府。一旦骨髓枯涸,必然导致髓窍玄府闭塞,从而加重血枯。《景岳全书·贯集》:"血有虚而滞者,宜补之活之。"马钱子搜剔透达之力极强,能深入骨髓开通玄府闭塞,使道路通畅,精微得以灌注髓海,化赤生血,故收效明显。

第三节 香窜开玄药

香窜开玄药,主要指芳香开窍药,亦包括其他一些具有浓郁香气的药物。常用药有麝香、冰片、苏合香、牛黄、蟾酥、肉桂、细辛、白芷等。

此类药物气香味辛,辛香走窜,无所不至,传统以开通心窍为主要功效,多用于治疗心窍闭塞之神昏,包括热陷心包、神昏谵语、惊风、癫痫、中风等。对开窍药的应用历来有不少限制,如:未至昏闭,不得早用开窍,以免引邪深入;芳香耗气,只能暂用,患者苏醒即当停药;脱证尤当禁用。实际上,以上限制现代临床应用及实验研究均已广为突破,但从中医理论尚难作出合理解释。

从玄府学说角度来看,古人所说心窍,即是心之玄府,为心神往来的通道。基于无所不至的性能,开窍药不仅开通心之玄府,对于其他脏腑经络、五官九窍,乃至全身皮毛筋骨、四肢百骸的玄府,亦皆无所不通;不仅能恢复心神的正常运行而使神昏得苏,而且能促进神机在五官九窍、四肢百骸的运转,畅达气血津液的升降出入而有助于邪气的消除与正气的恢复,是一类值得深入发掘、拓展应用的开通玄府药,其临床适用范围与功用均有必要重新评价。

此外,解表药中的细辛、白芷,温里药中的肉桂等,亦具香窜之力。如《本草正义》论细辛："芳香最烈,其气直升,故善开结气,宣泄郁滞,而能上达巅顶,通利耳目。旁达百骸,无微不至,内之宣络脉而疏通百节,外之行孔窍而直透肌肤。"《医学衷中参西录·药物》论肉桂："其香窜之气内而脏腑筋骨,外而经络腠理,倏忽之间莫不周遍,故诸药不能透达之处,有肉桂引之,则莫不透达也。"因此,可以归入此类中。

麝　香

本品为鹿科动物林麝、马麝或原麝成熟雄体香囊中的干燥分泌物。辛,温。归心、脾经。功效开窍醒神,活血通经,消肿止痛,催产。主治邪蒙心窍、神志昏迷,痈疽疮疡,咽喉肿痛,血瘀经闭,癥瘕,心腹暴痛,跌仆损伤,风寒湿痹,以及难产、死胎、胞衣不下等证。用量 0.03~0.1g,多入丸散用。外用适量。

【药论钩玄】

《本草纲目》:"通诸窍,开经络,透肌骨,解酒毒,消瓜果食积,治中风、中气、中恶、痰厥,积聚癥瘕""盖麝香走窜,能通诸窍之不利,开经络之壅遏。若诸风、诸气、诸血、诸痛、惊痫、癥瘕诸病,经络壅闭,孔窍不利者,安得不用为引导以开之、通之耶?"

《本草述》:"麝香之用,其要在能通诸窍一语。盖凡病于为壅、为结、为闭者,当责其本以疗之。然不开其壅、散其结、通其闭,则何处着手?即欲开壅散结通闭,不得其一窍而入之,别亦何处着手?如风中脏昏冒,投以至宝丹、活命金丹,其用之为使者,实用之为开关夺路,其功更在龙脑、牛黄之先也。即此推之,则知所谓治诸证,用之开经络、透肌骨者,俱当本诸此意……即虚而病于壅结闭者,亦必借之为先导,但贵中节而投,适可而止耳。"

【现代研究】

本品主含麝香酮、麝香醇、麝香吡啶、睾酮、雌二醇、胆固醇、胆固酮,多种氨基酸如天门冬氨酸、丝氨酸,以及无机盐和其他成分,如尿囊素、蛋白激酶激活剂等。本品对中枢神经系统小量兴奋、大量抑制,有双向调节作用;可增强中枢神经系统的耐缺氧能力、抗菌、抗炎、抗脑水肿、抗早孕、改善脑循环、兴奋呼吸、强心、调节血压等作用。

【开玄特点】

麝香为诸香之最,走窜之力最强,上达巅顶,下入血海,内透脏腑经脉,外通皮毛肌骨,《本草求真》谓其"无处不到",《雷公炮炙药性解》谓其"无所不入"。其开通玄府之力,非他药所能媲美。由于资源短缺,目前天然麝香已很罕见,临床使用的多为人工麝香,性能相似而功用已不可同日而语,但因价廉易得,仍然不失为一味开玄良药,值得重视。

本品历来认为是针对神志昏迷之闭证,中病即止,不可过用;未至神昏用之可"引邪深入,耗伤元气";脱证误用祸不旋踵。这样一来,其内服应用受到很大限制。其实麝香畅达神机之功,既不限于闭证,也远不止用于神昏,对于神无所用的目无所见,耳无所闻,鼻不闻臭,乃至筋痿骨痹、诸所出不能为用诸症,均大有用武之地。当代治疗心衰垂危急症名方破格救心汤中对麝香的使用,明显突破了脱证禁用的古训。随着近年来麝香保心丸在冠心病二级预防中的推广应用,长期服用麝香的安全性已得到充分的证明。由此可见,前人有关麝香的某些认识有待重新评价。

此外,麝香尚有活血开玄之功,善于活血通经,散结消癥,无论外伤跌仆所致的各种病证,还是体内气血痰瘀阻滞,但见玄府孔窍不通者,皆可酌情配伍用之,临床应用范围十分广泛。李时珍认为"诸风、诸气、诸血、诸痛、惊痫、癥瘕诸病",皆可"用为引导以开之、通之",诚为历练有得之言。

【开玄举隅】

1. 治肺经蕴热,致生喉瘤　生于喉旁,形如圆眼,血丝相裹。真麝香 2 钱,冰片 3 分,黄连 1 钱。[《医学心悟·麝香散》]

按:肺经蕴热而致喉瘤,血丝相裹,形如圆眼,故红肿热痛,热毒之势可见。冰片味辛、苦,微寒,归心、肝、肺经,《本草纲目》载其"疗喉痹"。黄连苦寒,可清热解毒。至于麝香在此即开通喉之玄府,使肺经所蕴之热,随郁结之解散而消除。

2. 治妊娠堕胎后恶血不出,四肢无力,体热心胸满闷等　墨(打折二寸,烧通赤,用醋一斤蘸,再烧赤放冷研末)二两,没药(研)、血竭各一分,麝香一钱。为细末,每服一钱匕,温酒调服。[《圣济总录·卷一百五十七方》]

按:妊娠堕胎多气血亏虚,故而四肢无力。恶露不行,瘀阻胞宫,郁而化热,故体热,影响气机,故心胸满闷。方中墨辛温,归心肝肾经,可止血,配合没药苦辛平,苦能泄热,辛能散瘀。血竭破积血,可止痛。三味配合,止血破积,针对恶露积滞不出。麝香辛窜,开通胞宫之玄府,使气血畅通,恶血得行,新血得生,则血瘀血虚之势可解。

3. 治疗视神经萎缩　翁娣萍等将 20 名视神经萎缩住院患者随机分为观察组 10 例,对照组 10 例,均采用中西医综合治疗(针刺、能量合剂、维生素、肌苷片,中药基本方:党参、黄芪、白术、云苓、当归、白芍、柴胡、丹参、郁金、枳壳),观察组加用天然麝香0.3g冲服,每日1次;对照组不加麝香。经1个疗程(15天)后,观察组视力提高、视野扩大均较对照组显著。观察组治疗前后分别测定视觉诱发电位(VEP),结果显示治疗后VEP潜时和波幅均提高,经比较,差异有显著性。分析认为可能因麝香加强了视觉中枢的兴奋性,视神经的传导功能能得到部分恢复或改善。[中国中医眼科杂志,1998,8(3):165-166]

按: 陈达夫在论述青盲时指出:"不论是伤心、伤肾、伤肝,皆属神败精亏,真元不足,无以上供目用,以致目中玄府,衰竭自闭,郁遏光明"(《中医眼科六经法要》),临证在使用驻景丸加减方治疗多种内障眼病时,常酌加麝香开通目之玄府以增强明目之效。翁娣萍等的临床观察进一步验证了麝香的这一功用。

4. 治疗急性缺血性中风　刘亚敏等将急性缺血性中风的患者随机分为2组,治疗组20例,对照组24例,两组均按中医辨证处方用药,每日1剂;治疗组在此基础上加服通窍胶囊(每粒胶囊含人工麝香0.04g,冰片0.1g),每次1粒,每日3次,对照组不用开窍药,疗程2周。结果:治疗组显效率为80.0%,对照组显效率为54.2%,两组显效率差异有显著意义($P<0.05$)。意识障碍的改善比较:治疗组的愈显率为80.0%,对照组为35.3%,差异有显著性($P<0.05$);治疗组的平均起效时间是(25.40 ± 23.10)小时,而对照组为(44.30 ± 25.30)小时,两组比较差异有显著性($P<0.05$)。结论:在辨证论治基础上早期配合芳香开窍法能明显提高急性缺血性中风的临床疗效,尤其在改善意识障碍、药物的起效时间上有积极的意义。[广州中医药大学学报,2002,19(3):165-168]

按: 通过44例缺血性中风患者的临床对照观察表明,早期使用芳香开窍法可改善患者意识障碍,缩短缺血性中风的疗程,为神经细胞的恢复以及进一步的脑保护治疗赢得了宝贵的时间,同时也减少了因意识障碍而导致的一系列的并发症。即使对无意识障碍的中经络患者也可明显提高临床疗效。开窍法的早期使用,并未发现有明显的副作用。中风之中经络和中脏腑,其病机均为脑玄府闭阻,且中经络可发展为中脏腑,及时地开通闭阻之玄府,可阻止疾病的进一步发展。故中风病不应以昏迷与否作为使用开窍法的标准。此外,现代医疗实践中,各种疗法的配合使用,大大减少了耗伤元气的可能性。因此可以认为,麝香等香窜开玄药的应用,宜早不宜迟。

又按: 《素问病机气宜保命集·中风论第十》云:"中风之人,不宜用龙、麝、犀、珠,譬之提铃巡于街,使盗者伏而不出,益使风邪入于骨髓,如油入面,莫能出也。"此说与开通玄府思想南辕北辙,亦与刘完素相关论述相悖。如《素问玄机原病式·六气为病》:"中风……诸方之中,至宝、灵宝丹最为妙药……皆能散风壅、开结滞,而使气血宣通,怫热除而愈矣。"至宝丹、灵宝丹中均有麝香等物。《宣明论方·风门》"治瘫痪中风"的换骨丹亦含有麝香。鉴于《素问病机气宜保命集》一书的作者归属历来存在异议,编者认为,书中"中风之人,不宜用龙、麝"一段文字或非刘氏之论,故录此存疑。

苏 合 香

本品为金缕梅科植物苏合香树的树干渗出的香树脂经加工精制而成。辛,温。归心、脾经。功效开窍醒神,辟秽,止痛。用于闭证神昏,胸痹心痛,胸腹冷痛,满闷等证,泡酒外涂尚可用治冻疮。用量0.3~1g,宜入丸剂和酒剂。外用适量。

【药论钩玄】

《得配本草》:"(苏合香)性暖气窜,通经达窍。和气血,通神明,辟邪恶,去三虫,禁梦魇,消蛊毒。"

《本经逢原》:"苏合香,聚诸香之气而成,能透诸窍脏,辟一切不正之气,凡痰积气厥,必先以此开导,治痰以理气为本也。凡山岚瘴湿之气,袭于经络,拘急弛缓不均者,非此不能除。"

【现代研究】

本品主含挥发油和萜类,包括肉桂酸、柠檬烯、月桂烯、樟烯、对聚伞花素、异松油烯、芳樟醇、桂皮醛、乙苯酚及单萜、倍半萜、三萜类化合物等。本品有催眠、抗惊厥、抗心肌缺血、抗血栓形成、抗血小板凝结、改善血液流变性、抗菌、抗炎、祛痰等作用。

【开玄特点】

苏合香为苏合香树分泌的树脂,气极辛香,芳香走窜之性甚烈,历代本草皆谓之"开窍",也就是醒神的功能。若深入探讨,其所开何窍?无非心之玄府。故苏合香擅开玄府,促进气血津液精神流通,是其主要特点。考苏合香所治之疾病,或神昏,或心痛,多为心之玄府郁闭,心神往来之道受阻,心不任物,而致昏仆;或心腹卒痛,多为寒湿之邪阻滞心腹玄府,导致气血流通不畅而引起。

苏合香开窍之力稍逊于麝香(指天然麝香,人工麝香未必),而有温通、辟秽之力,故常用于寒闭神昏、寒凝气滞、胸脘冷痛等症。古方如苏合香丸,今方如冠心苏合丸、麝香保心丸,本品均为方中要药。《本草从新》曾批评滥用苏合香丸说:"不知诸香走散真气……惟气体壮实者,庶可暂服一、二丸。"编者认为此说亦当活看,在一定条件下(如配伍合理,用量适宜),长期服用以开通玄府,畅达气血津液运行,可收到良好的防病治病效果而无耗气之弊(如麝香保心丸)。

【开玄举隅】

1. 气厥 母氏平时食素,气血羸弱。因先子捐馆忧恼,忽一日气厥,牙紧涎潮。有一里医便作中风,以大通圆三粒下之,大下数行,一夕而去。予常痛恨。每见此症,急化苏合香圆四五粒,灌之便醒。然后,随其虚实寒热而调治之,无不愈者。[《普济本事方·卷第一中风肝胆筋骨诸风》]

按:气厥多由七情气结,或怒动肝气,以致气机逆乱,上壅心胸,蒙蔽窍隧,而引起昏倒。急发昏倒之时,宜芳香开窍以醒神。宋代名医许叔微经验,气厥不可误作中风使用下法,须急用苏合香丸灌之便醒,后再随其虚实寒热而调治。

2. 治卒大腹水病 真苏合香、水银、白粉等分。蜜丸,服如大豆二丸,日三,当下水。节饮,好自养。[《补辑肘后方·治卒身面肿满、大腹水病方第二十二》]

按:卒大腹病,类似于现代医学的肝硬化腹水或恶性消化系统肿瘤并发腹水。其中水银现在已不用或罕用,主要有泻下、利尿的功能;白粉乃铅粉,主要成分为碱式碳酸铅,甘、辛、寒,有毒,此处用其败毒、消癥、祛瘀的作用,二药合用,主要能攻癥积,利腹水。而苏合香辛温开窍,此处主要作用在于开通腹腔玄府,流畅水液通路,有利于腹水排除。

3. 治心腹卒痛,吐利时气 苏合香五分,五灵脂二钱,藿香梗一钱,共研为末,每服五分,生姜泡汤调下。[《本草汇言·卷之八木部香木类》]

按:本例心腹卒痛而吐利,乃患者感受"时气"所致,此"时气"当为寒湿之邪,寒主收引,湿性重着黏滞,最易导致胃肠玄府闭郁,造成气血不通,心腹卒痛;脾胃升降失常,则为吐利。藿香、生姜散寒化湿以止吐泻,苏合香、五灵脂开通玄府,流通气血,痛因不通,通则痛止。

4. 治冻疮 苏合香溶解于酒精中涂敷之。[叶橘泉.现代实用中药[M].上海:上海卫生出版社,1956:511-512]

按:冻疮常见于冬季,因寒冷引起,皮肤局部小动脉发生收缩,久之动脉血管麻痹而扩张,静脉淤血,局部血液循环不良而发病。中医认为,寒性收引,主凝滞,气血为之瘀滞,玄府为之闭塞。苏合香辛温,宣通腠理玄府,温散寒邪,气血为之流通,局部血流畅通,红斑肿胀逐步消失。

蟾　酥

本品为蟾蜍科动物中华大蟾蜍或黑眶蟾蜍的耳后腺及皮肤腺分泌的白色浆液经加工干燥而成。辛,温;有毒。归心经。功效解毒,止痛,开窍醒神。用于疮痈肿毒,瘰疬,咽喉肿痛,牙痛,痧胀腹痛,神昏吐泻等病证。本品亦用于五官科手术的黏膜麻醉。用量内服0.015~0.03g,研细,多入丸、散用。外用适量。本品有毒,内服慎勿过量。外用不可入目。孕妇忌用。

【药论钩玄】

《本草汇言》:"蟾酥,通行十二经络、藏府、膜原、溪谷、关节诸处……能化解一切瘀郁壅滞诸疾,如积毒、积块、积胀、内疔痈肿之证,有攻毒拔毒之功也。"

《本草经疏》:"蟾酥,诸家所主,但言其有消积杀虫、温暖通行之功,然其味辛甘,气温散,能发散一切风火抑郁、大热痈肿之候,为拔疔散毒之神药,第性有毒,不宜多用,入发汗散毒药中服者,尤不可多。"

《本草求真》:"蟾酥,味辛气温有毒,能拔一切风火热毒之邪,使之外出。盖邪气着人肌肉,郁而不解,则或见为疔肿发背、阴疮、阴蚀、疽疬恶疮,故必用此辛温以治,盖辛主散,温主行,使邪尽从汗出,不留内入,而热自可以除矣。"

【现代研究】

本品主含蟾酥毒素类:如华蟾酥毒基、脂蟾毒配基、远华蟾毒精、蟾毒灵等,还含有吲哚碱类、多糖类、有机酸、氨基酸、肽类、肾上腺素等。本品具有强心、抗心肌缺血、抗凝血、升压、抗休克、兴奋大脑皮层及呼吸中枢、抗炎、镇痛、抗肿瘤、升高白细胞、抗放射线、局部麻醉、镇咳、利尿、增加免疫力、抗疲劳、抗辐射、抑制汗腺和唾液腺分泌、兴奋肠管和子宫平滑肌等作用。

【开玄特点】

蟾酥向来以解毒消肿、开窍辟秽见长。本品有毒,但其作用原理并非简单的以毒攻毒。历代本草载其性味辛温,善治风火热毒之邪。今人惑于辛温与热毒抵牾,《中药大辞典》改为"蟾酥,性味辛凉",称其"清热解毒"。编者认为,这种改动未必妥当。从玄府理论认识,蟾酥具有很强的发散开玄与香窜开玄之力。其辛温之性,"能发散一切风火抑郁、大热痈肿之候",发挥强烈的拔毒攻毒消肿之功;其香窜之性,通行周身上下内外,"能化解一切瘀郁壅滞诸疾",故善治一切恶疮顽癣及喉痹诸证。其中对痈肿疔毒,既内攻又外拔,脓成可溃、未成能消,多内外同治,以收卓效,在外疡、皮肤、喉科方中颇为推重。又因其味麻,止痛效佳,故为齿痛、癌痛、局麻的常用之品。再者,利用本品通窍辟秽作用,在夏季避瘟方中时选之,亦配伍用于神昏窍闭者,可收醒神复苏之效。此外,本品研末时鼻闻之,即嚏不止,故取嚏药中常用之,有优良的涌吐开玄之功。

蟾酥含有多种活性成分,具有多种药理作用,作为一味开通玄府的猛药,虽然有一定毒性,但用之得当,效果卓著,如六神丸。目前已广泛应用于临床各科。在治疗心血管疾病如心衰、心律失常、心绞痛等方面疗效显著,含有蟾酥的复方制剂如麝香保心丸、蟾麝救心丸、心宝丸等均是临床上常用的心血管治疗药物。在治疗中晚期恶性肿瘤方面作用明显,对于肝癌、肺癌、消化系统癌症等均有较好的效果。在恶性血液病、手术麻醉镇痛、肝炎、肝硬化、尖锐湿疣、呼吸道感染、呃逆、感染类疾患等方面也有广泛应用。由于本品具有较大的毒副作用,如何研制低毒、高效、稳定、质量可控的蟾酥药品,需要医药工作者通力合作,狠下功夫。

【开玄举隅】

1. 治单、双乳蛾,喉闭牙紧,一切气闭,吹鼻通关散 猪牙皂角一两(打碎) 丝瓜子一两二钱 北细辛三钱 干蟾酥五分。先将牙皂、丝瓜子用新瓦文火炙干存性,共研细末,再加上好大梅片六分,杵匀,瓷瓶收贮。吹鼻,连连得嚏,喉闭能开,喉蛾能消,牙紧亦松。[《喉科心法·卷下》]

按: 乳蛾是因外邪侵袭,火热邪毒搏结喉核所致。蟾酥配合牙皂、细辛研末吹鼻取嚏,其辛温香窜之性,能使喉间闭塞的玄府开通,邪毒散而喉蛾能消。同理可用于一切气闭的救治。六神丸中以本品作为主药亦为此理。

2. 针头散 治疮疡焮肿木硬:蟾酥、麝香各一钱。上各同研极细,以儿乳汁调如泥,入磁合内盛,干不妨,每用以唾津调拨少许于肿处,更以膏药敷之,毒气自出,不能为疮,虽有疮亦轻。[《素问病机气宜保命集·卷下》]

按: 此方为蟾酥拔毒功效的应用,其中机理即在于开通玄府,解散毒邪。

3. 心力衰竭 中医研究院西苑医院曾以强心散(蟾酥一份,茯苓九份)治疗各种心力衰竭30例,显效12例,有效14例,无效4例。治疗前后有心电图记录的共19例,13例均有不同程度的好转,其中显效5例。认为强心散每日用量不应少于300mg(其中含蟾酥30mg)。剂型有胶囊、四层虫胶肠溶衣丸及蜡丸三种,以减轻胃肠道反应。[江苏医药,1977,(11):24–25]

按: 蟾酥的强心作用在20世纪70年代西苑医院的临床观察中已得到充分证实,从中医角度而言,实为借助蟾酥发散开玄与香窜开玄之力,以开通心之玄府。其后本品用于麝香保心丸中作为冠心病防治的常用中成药发挥了重要作用。

第四节 温通开玄药

温通开玄药,指具有强力宣通性能的温热药,多为大辛大热之品。常用药有附子、肉桂、吴茱萸、丁香、胡椒、花椒、小茴香等。

此类药物不仅有扶阳之力,更有通阳之功,能激发阳气的运行,开启闭塞,作用迅速。以附子为代表,前人称其"走而不守,无所不到""有斩关夺将之势",具有很强的开通玄府作用。此类药物不仅寒凝玄府必不可少,气郁、血瘀、水阻,乃至于热郁玄府,经适当配伍,均可使用,有时甚至非他药所能取代,如肉桂之引火归原,即是一例。

附 子

本品为毛茛科植物乌头的子根的加工品。辛、甘,大热。有毒。归心、肾、脾经。属温里药。功能回阳救逆,补火助阳,散寒止痛。主治亡阳,脏腑阳气虚衰,寒湿痹痛、阴疽疮漏及一切沉寒痼冷之疾。常用量3~15g,煎服。本品需先煎0.5~1小时,至口尝无麻辣为度。阴虚阳亢及孕妇忌用。

【药论钩玄】

《本草汇言》:"回阳气,散阴寒,逐冷痰,通关节之猛药也。此药禀地中火土热烈之气,其性走而不守,于上、中、下部,气血表里无所不到,为诸经引用之药。故前人主风寒湿三气,凝固不行,为蹉躄拘挛,为膝痛脚痛,为手臂冷麻诸证。因此药气暴力峻,禀雄壮之质,善能冲开道路,流行血气。"

《医学正传》:"盖风气大盛,心火暴升,而痰涎壅遏于经络之中,于斯时也,岂寻常药饵而能通达于上下哉。故本方用附子,以其禀雄壮之资,而有斩关夺将之势,能引人参辈并行于十二经,以追复其失散之元阳,又能引麻黄、防风、杏仁辈发表开腠理,以驱散其在表之风寒,引当归、芍药、川芎辈入血分行血养血,以滋养其亏损之真阴。"

【现代研究】

本品主含成分包括二萜乌头碱、次乌头碱、新乌头碱、中乌头碱等双酯型生物碱,还含有苯甲酰乌头原碱、苯甲酰新乌头原碱、苯甲酰次乌头原碱等单酯型生物碱等。生附子尚含类脂成分,如附子脂酸、附子磷脂酸钙、谷固醇等。本品有抗休克、抗凝、抗血栓、抗炎、抗溃疡、镇痛、镇静、局麻、强心、扩张血管、抗心肌缺血、抗缓慢性心律失常等作用。

【开玄特点】

附子为百药之长,不仅是温补扶阳第一要药,而且是温通开玄第一要药。前人称其"禀雄壮之资,而有斩关夺将之势""善能冲开道路,流行血气"。作为寒凉派首领的刘完素亦谓:"辛热之药……能令郁结开通,气液宣行,流湿润燥,热散气和而愈。"(《素问玄机原病式·六气为病》)

从开通玄府的角度来看,阴证、寒证用附子,自然是药对病所,通补并用,必要时可大剂量投入;若阳证、热证(如疮痈等)用之,则是借用其温通辛散之性以开玄府,泄郁热。此时用量宜轻,重则反生他变。

【开玄举隅】

1.治痈疽肿毒　薏苡附子败酱散方:薏苡仁十分,附子二分,败酱(一名苦菜)五分。上三味,杵为末,取方寸匕,以水二升,煎减半,顿服。[《金匮要略·疮痈肠痈浸淫病脉证并治》]

按:痈肿的形成,总由邪气壅滞气血,郁而化热,热盛肉腐,为肿为脓,其中脉络不畅,玄府不通,为气血壅滞、邪气羁留的主要机制。薏苡附子败酱散为治疗肠痈名方,现用于急性阑尾炎脓肿已成,或慢性阑尾炎急性发作,腹部柔软,压痛不明显,并见面色苍白,脉弱等阳虚证候者。《金匮要略心典》指出:"薏苡破毒肿,利肠胃为君;败酱一名苦菜,治暴热火疮,排脓破血为臣;附子则假其辛热以行郁滞之气尔。"三药配伍精妙,使得寒解、热除、玄府通、痈肿消。

2.治惊悸　因心气不足,虚悸恐畏,悲怒恍惚,心神不定,惕惕而惊。紫石英散方:紫石英(细研,水飞过)一两,远志(去心)、赤小豆(炒熟)、附子(炮裂,去皮脐)、桂心(半两)、人参(去芦头)、干姜(炮裂,剉)、防风(去芦头)、龙骨(细研)、熟干地黄,以上各半两,菖蒲一两,白术一两,白茯苓一两,黄芪(剉)一两。右件药,捣细罗为散,每于食前,以温酒调下二钱。[《太平圣惠方·治心气不足诸方》]

按:心主神志,若心之阳气亏虚,心神不聚不守,则终日惕惕,治当补心气、安神志。方中紫石英、龙骨能镇心安神,地黄滋阴养血,人参、黄芪、茯苓、白术、赤小豆健脾渗湿,益气养心,远志、菖蒲能化痰开窍,肉桂、附子、干姜温扶阳气,防风条达肝气。一般而言,心气涣散之病,用药宜守不宜走,但此例在温阳益气、镇静安神的同时,却又用了附子、防风等走而不守之药,又是为何? 考其方证,此例非为单纯的心阳气不足,实兼有痰湿蒙蔽心玄府病机,故方中用茯苓、白术、赤小豆、远志、石菖蒲以除痰湿、开心窍。而此例之附子也不仅仅是温阳,借其走而不守之性,开通心玄府,有助于恢复心神出入之道。后世严用和所拟"补心丸"亦用附子,品而鉴之,大抵亦有此开玄达神之意。

3. 脚气病 脚气痛肿,寒热相搏,脉来沉细者。越婢汤:石膏一两,白术半两,麻黄七钱半,附子半个,甘草二钱。[《医方考·脚气门六十》]

按:古之脚气病,又称脚弱。因外感湿邪风毒,或饮食厚味所伤,积湿生热,流注腿脚而致病。《医方考》此方较《金匮要略》所载越婢汤,去生姜、大枣,加附子、白术,因脉沉者在里,细者为阴,寒湿热相搏于下肢,玄府闭郁,有气血壅滞则肿痛,有气血不至则痿软。《素问·至真要大论》云:"湿淫于内,治以苦热。"越者,旨在发越;婢者,卑也,此方能发越至卑之气。方中附子、麻黄、石膏皆有一定的开通玄府作用。故寒热之壅,皆从汗孔而泄;气血之滞,尽随经络流行。

4. 治失眠 周女。病失眠已久,最近时时作哕,苔白腻满布。因其以往叠用滋阴安神剂无效,《内经》有云:"胃不和则卧不安",当先从治胃入手。炮附块9克,大川芎9克,姜半夏24克,北秫米12克,香甘松9克,肉桂末1.8克(分3次吞)。[《章次公医术经验集·医案篇》]

按:《素问·逆调论》有云:"胃不和则卧不安"。此例因湿热、痰湿盘踞中焦,阴阳交通之道受阻,阳明之气不得顺其下行之道,上逆扰及心神,导致不寐。半夏秫米汤是治痰湿不寐的经典方剂。章次公先生于此另加少许附子、肉桂,盖一则振奋机体阳气,激发脏腑低下的气化功能;二则以附桂辛散,开启湿热、痰湿阻遏的玄府之门,促进三焦气化,畅通阴阳升降之道。痰湿消,邪气除,玄府开,道路通,则卧可安。

肉 桂

本品为樟科植物肉桂的树皮。辛、甘。大热。归肾、脾、心、肝经。功效补火助阳,引火归原,散寒止痛,活血通经。用于阳痿宫冷、腰膝冷痛、夜尿频多等肾阳虚证,眩晕、目赤咽痛、虚喘等虚阳上浮证,以及寒凝诸痛,如胸痹心痛、脘腹冷痛、妇女痛经、寒疝腹痛等。用量1~5g,水煎服;或入丸、散。阴虚火旺,有出血倾向者及孕妇忌用。

【药论钩玄】

《本草求真》:"肉桂,气味甘辛,其色紫赤,有鼓舞血气之能,性体纯阳,有招导引诱之力。昔人云此体气轻扬,既能峻补命门,复能窜上达表,以通营卫,非若附子气味虽辛,复兼微苦,自上达下,止固真阳,而不兼入后天之用耳。故凡病患寒逆,既宜温中,及因气血不和,欲其鼓舞,则不必用附子,惟以峻补血气之内,加以肉桂,以为佐使,如十全大补、人参养荣之类用此,即是此意。"

《医学衷中参西录》:"肉桂味辛而甘,气香而窜,性大热纯阳……《神农本草经》谓其为诸药之先聘通使,盖因其香窜之气内而脏腑筋骨,外而经络腠理,倏忽之间莫不周遍,故诸药不能透达之处,有肉桂引之,则莫不透达也。"

【现代研究】

本品主含挥发油,主要成分为桂皮醛、桂皮酸乙酯、乙酸桂皮酯、肉桂酸、肉桂醇等,另含有甲基羟基查耳酮、香豆素、黏液质、鞣质等。本品有扩张血管、促进血液循环、增强冠脉及脑血流量、抗血小板凝集、镇静、镇痛、解热、增强消化功能、缓解胃肠痉挛性疼痛、抗消化性溃疡、止泻、利胆、降血糖、抗菌等作用。

【开玄特点】

肉桂味辛,性大热,具有很强的温通开玄作用,是一味开通玄府要药。临床可用于多种原因引起的玄府郁闭之证,不论属寒属热,属虚属实,均可酌情配伍使用。

长期以来,临床常以肉桂作为引火归原之要药。其所针对的病机乃是阴虚不能涵阳,或阴盛迫阳上越,或阳虚不能固守本位,导致虚阳上浮,龙火上僭。肉桂用于此等证候,能使虚阳下走,龙火归位,前人称作"引火归原"。其中机理,被形容为"招之诱之"。如《本草求真》云:"盖因气味甘辛,其色紫赤,有鼓舞气血之能,性体纯阳,有招导引诱之力。"鼓舞气血自不待言,"招导引诱"令人费解。从玄府理论分析,不论是阴虚虚火,还是阳虚浮火,上升于头面咽喉,皆会郁闭该处玄府,壅遏气机,火灼玄府则引起面色浮红、咽喉疼痛、口舌糜烂等症。治疗除了滋阴降火或扶阳抑阴外,开通玄府郁闭在所必须。这就需要一味性质活泼的药物,古人选中肉桂,取其能通、能升之性,上行开通玄府郁闭。郁结开则火易除。前人认为这是接应真阳返回火宅,故称引火归原。正因为借助其开泄之力,故剂量宜轻不宜重。

【开玄举隅】

1. 治小便闭 通关丸治不渴而小便闭,热在下焦血分也。黄柏(去皮,锉,酒洗,焙)、知母(锉,酒洗,焙干)各一两,肉桂五分,上为细末,熟水为丸,如梧桐子大。每服一百丸,空心白汤下。[《兰室秘藏·小便淋闭门》]

按:本方所治"小便闭"属于癃闭与热淋范畴。方中重用黄柏、知母清泻肾与膀胱之火热,少佐肉桂温通开玄,以通关启闭。本方药仅三味,但选药恰当,配伍精妙,寓意深刻,其中肉桂一味,起到了画龙点睛的作用,对后世具有深远的影响。

2. 治乳痈 桂心、甘草各 6g,乌头 3g(炮)捣为末。和苦酒,涂纸覆之,脓化为水,则神效。[《肘后备急方·治痈疽妒乳诸毒肿方第三十六》]

按:乳痈,多因情志不畅、肝气郁结等导致乳汁郁结,乳络闭阻不畅,怫热郁结,肝胃玄府不通,气滞血瘀,局部血败肉腐而为痈。乳痈为热结,而此方为何反用肉桂温药?刘完素曾指出:"所谓结者,怫郁而气液不能宣通也,以辛散结,令郁结开通,气液宣行",明确提出用辛味药开发玄府郁结。可见此方重在宣通结滞,开通玄府,玄府通,则气血畅行,热无由生,痈则自散。需要指出的是,若热甚者,此方可暂用,不可久敷,同时需要配合清热解毒、消痈散结之内服药。

3. 治被打伤破,腹中有瘀血 桂心、当归各二两,蒲黄一升。上三味,治下筛。以酒服方寸匕,日三,夜一。[《备急千金要方·卷二十五备急方》]

按:打仆伤破,伤及经络血脉,导致出血;或血行受阻,不得宣通;或血液离经妄行,不循常道,均会导致瘀血停积,玄府必然闭塞。肉桂温暖条畅,辛香之气,善行滞结,温通玄府,气血周流,则瘀滞可化。

4. 治喉痛、喉痹 属虚寒阴火之症,用肉桂、干姜、甘草各五分。各研极细末,滚水冲淖,将碗顿于滚水内,再淖,慢以咽下。但先以鹅毛蘸桐油,入喉卷痰,痰出服药更效。[《外科全生集·咽喉口舌门》]

按:下焦虚寒不纳阳气,致虚阳上浮于咽喉部则喉痛。肉桂补下焦命火不足,引上焦虚火归元,同时借其温热力量以开通郁闭,待阳气宣行则火热自消。

5. 治卒心痛,亦治久心病发作有时节者 桂心、当归各 1 两,栀子 14 枚。捣为散。酒送服方寸匕,日服三五服。[《肘后备急方·治卒心痛方第八》]

按:本方用治卒心痛及久心病发作有时节者,其辛散温通,开郁闭玄府之气机,气行则血行,血液得以渗灌入心,则心痛缓消。现代治疗冠心病名方麝香保心丸中选用肉桂正是取其良好的温通开玄之力。

第五节　通下开玄药

通下开玄药,指泻下药。常用药有大黄、芒硝、牵牛子、巴豆等。

刘完素在《素问玄机原病式·六气为病》中指出：“或热甚郁结不能开通者，法当辛苦寒药下之，热退结散而无郁结也。所谓结者，怫郁而气液不能宣通也，非谓大便之结硬耳。”明确提出了泻下药开发郁结的见解，并特别强调“非谓大便之结硬”，说明泻下的目的不在于有形的积滞燥屎，而在于无形的玄府郁闭。《素问病机气宜保命集·本草论第九》又云：“《本草》曰‘泻可去闭’，即葶苈、大黄之属。《经》所谓‘浊气在上，则生䐜胀’，故气不施化而郁闭不通，所以葶苈、大黄味苦大寒，专能泻热、去湿、下气”。

泻下药能通过泻下祛除胃肠郁热、积滞、燥屎及有害物质如毒、虫等邪气，不仅能使肠胃之玄府开通，气机和调，气液渗灌自如，而且有助于身体其他部位的玄府得以随之开通，所谓“一窍通诸窍皆通，大关通而百关尽通也”（《温疫论》）。

大　黄

本品为蓼科植物掌叶大黄、唐古特大黄或药用大黄的根或根茎。苦，寒。归脾、胃、大肠、肝、心包经。功能泻下攻积，清热泻火，凉血解毒，逐瘀通经。常用于积滞便秘，血热吐衄，目赤咽肿，热毒疮疡，烧烫伤及多种瘀血病证与湿热蕴结证。用量5~15g，水煎服。生用泻下力强，久煎则泻下力减，酒炙大黄活血作用好，亦常用于瘀血证与里热证，大黄炭则多用于出血证。

【药论钩玄】

《神农本草经》：“味苦寒。主下瘀血，血闭，寒热，破癥瘕积聚，留饮宿食，荡涤肠胃，推陈致新，通利水谷，调中化食，安和五脏。”

《日华子本草》：“宣通一切气，通血脉，利关节，泄壅滞、水气，四肢冷热不调，温瘴热疟，利大小便，并敷一切疮疖痈毒。”

《医学衷中参西录》：“大黄：味苦，气香，性凉。能入血分，破一切瘀血。为其气香故兼入气分，少用之亦能调气，治气郁作疼。其力沉而不浮，以攻决为用，下一切癥瘕积聚。能开心下热痰以愈疯狂，降肠胃热实以通燥结，其香窜透窍之力又兼利小便。”

【现代研究】

本品主含大黄酚、大黄素、芦荟大黄素、大黄素甲醚等。另含鞣质、挥发油、有机酸、儿茶素和雌激素样物质等。本品有增加肠蠕动、促使排便、促进胃液分泌、助消化、抗急性胰腺炎、抗病原微生物、抗肾衰、抗动脉粥样硬化、抗纤维化、抗肿瘤等作用，还有止血、利尿、利胆、保肝、降压、降血脂等作用。

【开玄特点】

大黄味苦性寒,泻热毒、破积滞、行瘀血,凡体内热结实滞、瘀血不通、寒湿阳郁、食积痰饮、癥瘕积聚之实者,大黄皆可迅速推之无虞,故有"将军"之称。从玄府学说认识,本品既能通下开玄,又能清泄开玄,还能活血开玄,其开通方式,与风药之辛香升散大异其趣,却皆能开善通,常常配合使用,体现升降相因之法。临床上多将大黄仅看做泻下药,未免局限。如升降散治疗温病、瘟疫,病人虽无肠道积滞,吐泻不出,何以加入大黄? 事实上是取大黄开泄全身闭郁之温热疫毒,开玄府而使邪热有所出路。在治疗热性脑病、神志病上,大黄也有诸多效验,是一味应用广泛、效果卓著的重要开玄药物。

【开玄举隅】

1. 治心下痞　治伤寒心下痞,按之濡,其脉关上浮者,大黄黄连泻心汤:大黄二两,黄连一两。上二味,以开水浸泡须臾,去滓,分两次服。[《伤寒论·辨太阳病脉证并治下》]

按: 心下之痞用大黄,并非取其泻下。传统解释为"苦寒泻热,和胃开结",若再深一层,如何开结? 这就需要玄府学说阐释。因胃脘无形之热邪,怫郁成痞,导致胃玄府闭塞,而大黄苦寒能除热邪,再加之其性走而不守,善于开通玄府。玄府通,气滞消,则痞证除。本方用法不取煎煮,而以开水浸泡须臾即饮,正是取其气,薄其味。《黄帝内经》说"味厚则泄,薄则通",使之利于清上部无形邪热,而不在泻下里实。

2. 治臌胀　桔梗汤:桔梗(锉,炒)二两,防葵半两,大黄(锉,炒)一两半,桃仁(汤浸,去皮双仁,麸炒)四十九枚。为麻豆大,每服三钱匕,水煎,入芒硝末半钱匕,空腹温服,如人行五六里再服,日三。[《圣济总录·心腹门》]

按: 臌胀乃气、血、水积于腹中而成,实证患者用行气、利水、活血之法当为正治。但临床上,臌胀患者当有便秘时,须得用泻下之法,其效方宏。因便秘必然影响大肠玄府的通畅,大肠玄府不通,则腑气不能顺降,进而影响到小肠泌别清浊及膀胱气化,即影响到小便的形成。此例用大黄,意不在泻下,而在通畅玄府,流畅气机,以促进小便通畅,消除腹水。

3. 治消渴　顺气散　厚朴姜制,一两,大黄四两,枳实二钱,炒。上剉,每服五钱,食远服。治消中,热在胃而能食,小便赤黄,微利之为效,不可多利。[《素问病机气宜保命集·卷下》]

按: 刘完素认为消渴为"燥热太甚,而三焦肠胃之膜理怫郁结滞,致密壅塞",治疗既要"除肠胃燥热之甚",又要"使道路散而不结"。此方看似小承气汤,但其用量用法均有别,方后特别注明"微利之为效,不可多利",足见其用意不在于泻下燥屎,而在于开启郁闭,解除燥热。大黄用量独重,突出其通下开玄与泄热开玄之功,辅以厚朴、枳实之理气开玄,使三焦肠胃之腠理(玄府)开通,气机通畅则郁热自散,津液布散则燥渴可除,体现了河间治消渴的独特经验。

4.治妇人血枯　川大黄,上为末,醋熬成膏,就成鸡子大,作饼子。酒磨化之。[《儒门事亲·世传神效诸方》]

按:妇人血枯经闭,不用养血之品,而以一味大黄为治,可见此证并非单纯血虚,应有瘀血阻滞,胞宫玄府闭塞。张子和应用大黄活血通经,体现了以通为补的治疗思想,正所谓"陈莝去而肠胃洁,癥瘕尽而营卫昌,不补之中有真补存焉"。

5.治外障　眼被误刺,血灌瞳仁外障,没药二两,血竭一两,大黄一两半,芒硝一两半。为细末,每用一钱,以热茶调下,食后服。[《秘传眼科龙木论·卷五》]

按:眼被误刺,眼内血络受损,血液灌于瞳仁之中,而致外障。法当开通眼窍玄府,行血祛瘀,解除怫郁。方中没药、血竭活血开玄,芒硝通下开玄,大黄则兼而有之,使瘀血有路可出,而外障可愈。

巴　豆(霜)

本品为大戟科植物巴豆的成熟果实。辛,热。有大毒。归胃、大肠经。功效攻下冷积,逐水退肿,祛痰利咽,外用蚀疮。用于寒积便秘,臌胀腹水,喉痹痰阻,恶疮疥癣,疣痣。用量0.1~0.3g,入丸、散。外用适量。多制成巴豆霜,以减其毒性。孕妇及体弱者忌用。不宜与牵牛子同用。

【药论钩玄】

《神农本草经》:"破癥瘕结聚,坚积,留饮痰癖,大腹水胀,荡涤五脏六腑,开通闭塞,利水谷道,去恶肉。"

《本草备要》:"辛热有大毒。生猛而熟少缓。可升可降,能止能行,开窍宣滞,去脏腑沉寒,最为斩关夺门之将。破痰癖血瘕,气痞食积,生冷硬物所伤,大腹水肿,泻痢惊痫,口㖞耳聋,牙痛喉痹。"

《蠢子医·巴豆赞》:"上下飞行常自在,左右周流恒贯穿。世上不知此味好,恒以大黄为主权。岂知大黄行火不行寒,寒症用它腹塞砖。巴豆行寒兼行火,表里周流到处安……病在上焦恒有痰,使它化痰最娟娟。病在上焦恒有滞,使它导滞亦便便。但在上焦宜用少,毫厘丝忽便通宣。病在中下能消积,或寒或火皆安然。胃中虚寒莫多用,肝中有滞它为先。只要多加平肝药(巴霜加入群药之中,以为丸散),一切百病无不痊。我用此药号无敌,天下因此称为仙,岂知神仙原自巴豆得,不用巴豆亦枉然。"

【现代研究】

本品主含巴豆油,其中含巴豆油酸、甘油酯、巴豆醇二酯和多种巴豆醇三酯。还含巴豆毒素、巴豆苷、蛋白质、生物碱、β-谷固醇及黄酮类等。本品有镇痛、抗菌、催吐、促血小板凝集作用,并能刺激肠黏膜发炎,分泌增加,促进蠕动,0.5~3小时产生剧烈腹泻腹痛,伴有里急后重。巴豆油及巴豆提取物对小鼠多种癌有明显的抑制作用。

【开玄特点】

巴豆味甚辛散,气甚热烈,性甚刚猛,能通宣、涌泄壅滞,兼有通下开玄与温通开玄之功。其药力峻猛,有斩关夺门之能。清·龙之章称其"上下飞行常自在,左右周流恒贯穿",并认为其开通之力胜于大黄:"大黄行火不行寒,寒症用它腹塞砖。巴豆行寒兼行火,表里周流到处安。"(《蠢子医·巴豆赞》)

巴豆开玄应用突出在开玄通窍、开玄达神方面,用于玄府官窍闭塞引起的耳聋、喉痹、口噤不开等症及神昏闭证急救。据历代医籍记载,巴豆用于中恶神昏急症,确能起到斩关夺门的作用。外邪、郁火、痰浊、瘀血,均可闭郁玄府,玄府郁闭则使得气血津液输布渗灌失常,而变生诸病。故巴豆之运用并不限于开闭救急。同时巴豆尚有峻下逐水、祛痰利咽的功效,能起到祛邪以间接开玄的作用。但因巴豆有大毒,临床多制霜使用,且只宜小剂量,或以丸剂减缓药性。正如《本草汇言》所言:"即有万不得已之急证,欲借其辛烈攻冲,开通道路之力,必须煮熟,压令油净,入厘许即止,不得多用。"

【开玄举隅】

1.治猝死及感忤,口噤不开 巴豆(去心皮,熬)、干姜、大黄各等分。为末,服如大豆许二枚,以水三合和之。腹胀烦热复饮水,能多饮益佳。[《外台秘要·猝死方》]

按:感忤,即中恶之类,大约与现代医学晕厥、休克相似,当属神昏闭证。不正秽浊恶气犯人,闭遏玄府,窍闭不开,神机闭郁,腑气不通,"令人心腹绞痛胀满,气冲心胸,不即治,亦杀人"(《肘后备急方》)。此方即三物备急丸,巴豆与大黄共奏通腑启闭之功,并带领干姜,借其辛热之性,促进心脑玄府畅通,神机运转。用于玄府闭塞,神昏闭证急救能收奇效,但药性峻猛,正如汪昂所言:"三药峻厉,非急莫施,故曰备急。"

2.治缠喉风,急喉痹 白矾三钱,巴豆(去壳分六瓣)三枚。上药于锅内熬化,候干去巴豆,取矾为细末。每用少许吹喉中。[《重订严氏济生方·咽喉门》]

按:急喉痹,多是风痰、毒热蕴结喉间,以致喉关不利,吞咽困难,胸闷气憋。盖因痰热蕴结,喉间玄府内闭,则热郁化火成毒而致。此以巴豆辛热开宣,率领白矾散结祛痰,以奏开玄泻火之效。

3.治耳聋 菖蒲根一寸,巴豆(去皮心)一粒。上药捣为细末,作七丸,绵裹,卧即塞耳,日塞一丸。[《肘后备急方·治卒耳聋诸病方》]

按:耳聋一病,虚证居多,实证亦不少。刘完素在《素问玄机原病式》中指出:"听户玄府闭绝,而耳聋无所闻"。故对于实证耳聋当以开发玄府,宣通耳窍为主。用巴豆、菖蒲,虽是外用塞耳,其理亦然。临床上,针对突发性耳聋,多为外感,或是邪热蒙蔽耳窍,可适当选用辛散药以开玄聪耳。

4.治咳嗽不已,日久年深 羌活、独活(各一分),巴豆(三十粒,不去皮,半夏三十个,同入瓶内,盐、泥固济,炭火三斤煅,取出,入前二味),同杵为末,炼蜜为丸如桐子大,每服一丸。[《博济方·嗽喘》]

按:本例应为久嗽实证,因风寒、痰浊闭郁玄府,壅遏气道而致。《明医杂著·论咳嗽证治》曰:"久病(咳嗽)便属虚、属郁,气虚则补气,血虚则补血,兼郁则开郁。"故本例当以除痰饮而开玄解肺气之郁为治法。巴豆"禀阳刚雄猛之性",配合半夏,涤痰而开玄解除肺气闭郁,恢复肺之宣发肃降功能,方中二活发散开玄,协同增效,共同起到化痰、开玄、解郁的作用。

第六节 涌吐开玄药

涌吐开玄药,包括涌吐药及可以引起涌吐的其他一些药物,有涌吐痰涎,开胸散结,畅行气津作用。常用药有常山、瓜蒂、皂角等。

《素问病机气宜保命集·本草论第九》中提出:"郁而不散为壅……《本草》曰:宣可去壅,必宣剂以散之……涌剂则瓜蒂、栀豉之类是也。"刘完素认为,吐法不仅能祛除在上焦之邪气,也可以流畅气机,开通玄府。尝谓:"凡诸栀子汤,皆非吐人之药,以其燥热郁结之甚,而药顿攻之不能开通,则郁发而吐。因其呕吐,发开郁结,则气通,津液宽行而已"(《伤寒直格》)。张子和是善用涌吐药的大师,广泛用于多种疑难病症的治疗,极大地拓展了此类药物的应用范围,其中很多并无上焦可吐之实证。其中机理,当不离开通玄府。同时,张氏《儒门事亲》中还将引涎、漉涎、嚏气、追泪等法均归入吐法范畴,以此衡量,前述麻黄、细辛、蟾酥等药亦可视为本类。

皂 角

本品为豆科植物皂荚的成熟果实和不育果实。辛、咸,温;有小毒。入肺、大肠经。功效祛痰开窍,消肿散结,祛风杀虫。用于痰阻窍闭,中风口噤,喉痹,顽痰喘咳,痈疽初起,皮癣,大便燥结等证。用量 1~1.5g,多入丸散用。外用适量,研末吹鼻取嚏或研末调敷患处。孕妇及咯血、吐血者忌用。

【药论钩玄】

《本草纲目》:"皂荚属金,入手太阴、阳明之经。金胜木,燥胜风。故兼入足厥阴治风木之病。其味辛而性燥,气浮而散。吹之导之,则通上下诸窍;服之则治风湿痰喘肿满,杀虫;涂之则散肿消毒,搜风治疮。"

《本草经疏》:"皂荚利九窍,疏导肠胃壅滞,洗垢腻,豁痰涎,散风邪,暴病气实者,用之殊效。"

《长沙药解》:"皂荚辛烈开冲,通关透窍,搜罗痰涎,洗荡瘀浊,化其黏联,胶热之性失其根据攀附之援,脏腑莫容,自然外去,虽吐败浊,实非涌吐之物也。其诸主治,开口噤,通喉痹,吐老痰,消恶疮,熏久利脱肛,平妇人吹乳,皆其通关行滞之效也。"

【现代研究】

本品主含皂苷、纤维素、半纤维素、果胶、木质素、鞣质、固醇等。本品有抗炎、抗溃疡、抗过敏、抗肿瘤、祛痰、抑制大肠杆菌及皮肤真菌、抑制滴虫、兴奋子宫、增加冠脉流量、抗心肌缺血等作用。

【开玄特点】

皂角古代最具代表的应用是《金匮要略》中的皂荚丸,以单药为丸,枣汤送服,治咳逆上气,时时吐浊,但坐不得卧,这仅仅是取其强力的祛痰作用。但皂角最具特色的应用是涌吐开玄,用于中风、癫痫、急喉痹,痰壅气闭,神昏不语,牙关紧闭等危急之候。由于古代急救手段不多,对于此类急症,以皂角为主的取嚏药方所起的作用非同一般,往往是救命于须臾。张子和指出,取嚏属于吐法范畴,因此称皂角为涌吐开玄药。

上述病变从玄府学说来看,乃是痰邪闭阻了气道玄府、心玄府,导致气血、心神不能正常流通,神机卒然失用,而出现神昏、口噤。古人也认识到了这一点,如《药品化义》中说:"皂荚味大辛,主升散,气雄窜,主利窍,为搜痰快药……又用为稀涎散,治中风不省,急喉痹塞,即刻宣去顽痰,为救急圣药。"皂角既有涤痰开玄之力,又有涌吐开玄之功,故对于痰浊蒙蔽玄府之急症尤为适宜,不因痰浊之玄府闭塞,亦可酌情使用。

【开玄举隅】

1. **治卒中风口㖞** 大皂荚一两,去皮子下筛,以三年大酢和,左㖞涂右,右㖞涂左,干更涂之。[《备急千金要方·卷八治诸风方》]

按:中风口㖞,为中风的后遗症之一,传统认为多由风痰阻于络道所致。深论之,乃阻于络道之玄府影响了气血的通畅,导致患侧局部筋肉乏力,被健侧所牵引。此例用皂角捣细,以醋调涂,其作用乃祛风痰,开玄府,打通气血通道,气血充盈,筋肉得养,则口㖞可愈。

2. **治头痛** 猪牙皂角一钱,玄胡、青黛少许。为细末,吹鼻中取涎。[《丹溪心法·卷四方》(不卧散)]

按:《丹溪心法》曰:"头痛多主于痰,痛甚者火多。有可吐者,有可下者"。此方名为"不卧散",可见其头痛之甚影响到睡眠。其中玄胡活血散瘀,行气止痛;青黛清泄肝热。主药皂角,吹鼻取涎,开窍涤痰,使玄府开通,使气液流通,头痛自愈。

3. **治突然昏厥,人事不省,牙关紧闭,面色苍白,痰涎壅塞** 皂角、细辛各一钱。为细末,取少许吹鼻取嚏。[《丹溪心法附余·卷一方》]

按:丹溪论昏厥多从痰治。痰浊蒙蔽心窍,气机逆乱,神机不运,则昏厥。方中皂角、细辛配伍,可荡涤痰邪,痰浊实邪得化。两药虽不归心经,却能醒神,主要是吹鼻取嚏开玄。从玄府学说来看,乃是通过喷嚏造成强烈的气流冲击,可开启人体上部之玄府。心之玄府开通,神机运转,则患者立苏。

4. **老人风秘,八九日不通** 有木匠授以此方,只一服见效。方法是:用不蛀皂角,当中取一寸许,去黑皮,以沸汤半盏泡,上用盏盖定,候温服之。先备少粥,通后即食。[《续名医类案·二便不通》]

按:魄门闭而不启,糟粕不出。皂角入大肠经,其性辛温,善于开通大肠之闭结。皂角性温燥,反而能通大便,此亦令古人费解,一般解释是因其味辛,能"通肺及大肠气"(《本草纲目》),即取"肾苦燥,急食辛以润之"之义。其实,从玄府学说来看,皂角味辛,能开通魄门玄府,致气液流通,大肠得润,从而糟粕立出。《黄帝内经》云:"味厚则泄,薄则通"。此例用皂角一段,开水泡服,正是取其薄味,获得通便之功。

第七节　理气开玄药

理气开玄药指长于舒畅气机、行散气滞的理气药。常用药有柴胡、枳壳、青皮、佛手、大腹皮、薤白、木香、香附、川楝子、乌药等。

本类药物均能舒畅气机、行散气滞，有助于恢复玄府的畅通。气机阻滞既是导致玄府郁闭的病因之一，又是玄府郁闭引起的首要病变。由于血与津液的生成、运行均有赖于气的升降出入运动，气机阻滞不畅必然造成血与津液停聚，因此理气开玄药不仅用于气郁玄府，而且可用于血瘀玄府、水淫玄府、痰滞玄府等多种玄病。

柴　胡

本品为伞形科植物柴胡或狭叶柴胡的根。苦、辛，微寒。归肺、肝、胆经。功效疏散退热，疏肝解郁，升举阳气。用于感冒发热，寒热往来，肝郁气滞，月经不调，脾虚气陷之子宫脱垂、脱肛等病证。用量3~10g，水煎服。解表退热宜生用，疏肝解郁宜醋炙，升阳可生用或酒炙。

【药论钩玄】

《本草分经》："苦，微寒。胆经表药，能升阳气下陷，引清气上行，而平少阳厥阴之邪热。宣畅气血，解郁调经，能发表，最能和里。亦治热入血室，散十二经疮痛病。"

《医学衷中参西录》："味微苦，性平。禀少阳生发之气，为足少阳主药，而兼治足厥阴。肝气不舒畅者，此能舒之；胆火甚炽盛者，此能散之；至外感在少阳者，又能助其枢转以透膈升出之，故《神农本草经》谓其主寒热，寒热者少阳外感之邪也。又谓其主心腹肠胃中结气，饮食积聚，诚以五行之理，木能疏土，为柴胡善达少阳之木气，则少阳之气自能疏通胃土之郁，而其结气饮食积聚自消化也。"

【现代研究】

本品含柴胡皂苷a、b、d、f及柴胡苷元E、F、G和龙吉苷元等。另含挥发油、多糖、植物固醇、有机酸、黄酮类等。具有镇静、镇痛、解热、镇咳、抗炎、降低血浆胆固醇、抗脂肪肝、抗肝损伤、利胆、降低氨基酸转移酶、兴奋肠平滑肌、抑制胃酸分泌、抗溃疡、抑制胰蛋白酶等作用。此外，柴胡还有抗感冒病毒、增加蛋白质生物合成、抗肿瘤、抗辐射及增强免疫功能等作用。

【开玄特点】

柴胡苦辛微寒,具理气开玄与发散开玄之功。柴胡善解郁,为疏肝理气之要药。其非重镇降逆之品,何以善治呕逆、胸痞痛、心腹肠胃结气?乃因肝主疏泄,肝气为外邪所阻,郁闭不通则一身气机不畅,而生诸证。柴胡能疏泄诸邪,开通玄府,则肝胆之气舒,气机流转而不成邪,木既畅茂,诸证自已。推而广之,病或属外邪入里化热,或内生邪火,而致气机不畅,玄府闭郁者,可选用柴胡开通玄府,清散郁热,流转津液,宣畅气血。

作为发散之药,本品与他药性能亦有区别。《本草正义》解释柴胡与麻桂之不同说:"其治外邪寒热之病,则必寒热往来,邪气已渐入于里,不在肌表,非仅散表诸药所能透达,则以柴胡之气味轻清芳香疏泄者,引而举之以祛邪,仍自表分而解。"邪气由表入里,仅用麻桂散表,药力不透达则病不愈。柴胡发表之功,非仅限于肌表,更能以其芳香疏泄之性外透渐入之邪,举而发之,达麻桂不可及之病所。其开玄之力由此可见一斑。

【开玄举隅】

1. 治疗消渴,暴渴心烦,口舌干燥　柴胡(去苗)、乌梅肉(炒)各二两,炙甘草一两,麦门冬(去心,焙)一两半。为末。每服四钱匕,水煎温服,不拘时。[《圣济总录·消渴门》]

按:此方出自《圣济总录·消渴门·暴渴篇》,开篇有言:"暴渴缘热甚腠理开,汗大泄而津液暴燥。"可知此方重在清热生津,滋阴养液。方中以乌梅肉、麦门冬、炙甘草酸甘化阴,养阴生津,止渴。另用柴胡一味,一则清散邪热,二则辛开玄府,流转气液,取《黄帝内经》"肾苦燥,急食辛以润之"之意。

2. 治疗口疮,虚久不瘥　秦艽(去苗土)、柴胡(去苗)各一两。上二味,捣罗为散,每服三钱匕,割猪肝三两片,用酒煮之,去肝取酒,调药温服,十服当愈。[《圣济总录·口齿门》]

按:《圣济总录》言口疮之发有二:一者,由心脾有热,气冲上焦,熏发口舌而成;二者,胃气弱,谷气少,虚阳上发而成。此处之口疮当为后者。胃气虚弱,中焦气弱,玄府失养,开合失宜,郁火内生,积而为疮。此例虚火口疮,若用苦寒之药,则更伤脾胃,脾胃一伤,而虚火更甚,形成恶性循环。若用辛味发散之法,玄府开通,郁火得散,则口疮自愈。方中秦艽苦辛,发越郁火,去肠胃之热;柴胡辛凉,辛能开玄府,升发郁火,《本草从新》谓其:"能散十二经疮疽血凝气聚,功同连翘"。两药合用,宣散郁热;再以甘温之猪肝,补气养血,三药合用开玄散火补虚,口疮可愈。

3. 治疗无名肿毒　玄参一斤，柴胡三钱，生甘草一两。水煎，分二日服完。[《辨证录·无名肿毒门》]

按:《辨证录》称此病以淫欲无度，加之气恼忧郁，真阴消烁为本；火乘其有隙之处，蕴藏结毒而成。阴虚火乘，聚毒成肿。治疗不仅要滋阴泻火，更需开郁散毒。方中玄参养阴泻火，甘草清热解毒，妙在少量柴胡，开玄府之郁，除气血之结，散蕴结之毒，为开玄消肿之实例。

4. 治耳聋不闻雷声　柴胡一两，香附一两，川芎五钱。为末，早晚开水冲服三钱。[《医林改错·通窍活血汤所治条目》]

按:耳聋一症，临床虚证居多，但也不乏实证。如情志失调，肝气失于疏泄，则耳窍之玄府闭郁，气血不畅，则耳听失用。此例，用柴胡、香附疏肝通玄府，则气自流畅；川芎活血通玄府，则血自不瘀。药虽三味，气血两调，故临床用治气郁耳聋，疗效颇佳。

第八节　活血开玄药

活血开玄药指活血化瘀药及具有活血作用的其他一些药物(如某些风药、虫类药)，品种甚多，常用药有桃仁、红花、川芎、当归、赤芍、丹皮、郁金、丹参、鸡血藤、川牛膝、王不留行等。

本类药物具有促进血行、消散瘀滞、通畅血脉的作用，临床用于治疗各种瘀血病证。前人云："久病多瘀。"从玄府理论来看，血瘀玄府是玄病的六大类型之一，而玄病是一个普遍存在于各种病症中的基本病理状态，因此活血开玄药在临床具有十分广阔的运用空间。具体运用时，当根据血瘀证候的轻重缓急、寒热虚实等灵活选用适当的药物及配伍。

川　芎

本品为伞形科植物川芎的根茎。辛，温。归肝、胆、心包经。功效活血行气，祛风止痛。用于月经不调，经闭痛经，癥瘕腹痛，胸胁刺痛，跌仆肿痛等血瘀气滞诸痛证，以及头痛，风湿痹痛。用量3~9g，水煎服。阴虚阳亢之头痛忌用，多汗、月经过多者慎用。

【药论钩玄】

《本草汇言》:"芎䓖，上行头目，下调经水，中开郁结，血中气药。尝为当归所使,非第治血有功,而治气亦神验也。凡散寒湿,去风气,明目疾,解头风,除胁痛,养胎前,益产后,又癥瘕结聚,血闭不行,痛痒疮疡,痛疽寒热,脚弱痿痹,肿痛却步,并能治之。味辛性阳,气善走窜而无阴凝粘滞之态,虽入血分,又能去一切风、调一切气。"

《医学衷中参西录》:"(川芎)气香窜,性温。温窜相并,其力上升、下降、外达、内透无所不至。故诸家本草,多谓其能走泄真气,然无论何药,皆有益有弊,亦视用之何如耳。其特长在能引人身清轻之气上至于脑,治脑为风袭头疼、脑为浮热上冲头疼、脑部充血头疼。其温窜之力,又能通活气血,治周身拘挛,女子月闭无子。虽系走窜之品,为其味微甘且含有津液,用之佐使得宜,亦能生血。"

【现代研究】

本品主含当归内酯 A、藁本内酯、川芎内酯、香烩烯等挥发油,川芎嗪、阿魏酸、咖啡酸、川芎酚、内脂素,以及维生素 A、叶酸、蔗糖、固醇、脂肪油等。本品有抗心肌缺血、改善血液流变、抗脑缺血、解热、镇痛、镇静、解痉、降血压、抗肿瘤、抑菌、平喘等作用。

【开玄特点】

川芎味薄气雄,性最疏通,最早归入风药,后来列为血药。在诸风药中以活血著称,在诸血药中以祛风见长。实则祛风活血,两擅其长。其辛香走窜之性,可上行头目,下入血海,发挥行气滞、破瘀血、通血脉、止疼痛之功,前人称为血中之气药、妇科之要药,实为开玄之良药,兼有行气开玄、活血开玄、发散开玄之功。

历代各家均从不同的角度认识到川芎"通"的作用。无论脑窍玄府闭塞,神机失于流转,或是中焦气机郁闭,气滞心胸,或是肌肤腠理为风寒风热所闭,又或是妇人下焦血瘀,玄府不通,经水不行,疼痛难忍,皆可以川芎通之、开之,力强而用广。

有学者认为,西医所讲"微循环"与玄府具有相关性。而现代药理研究在各个方面,从不同的角度均证实了川芎在改善微血流、改善微血管形态、降低毛细血管的通透性、减少微血管周围的渗出和降低微循环阻力等方面有确切的疗效,这与玄府学说对于川芎的认识不谋而合,也从一个侧面反映了玄府学说指导临床用药的科学性、可行性。

【开玄举隅】

1. **治膈上痰** 小川芎丸,川芎二两,大黄二两。为末,皂角水为丸,如梧子

大。每服三十九。[《医醇賸义·卷三》]

按:《校注医醇賸义·卷三》云:"盖水谷入胃,除散精之外,其势下趋,由小肠而膀胱,乃气化而出,无所为饮也。惟脾有积湿,胃有蕴热,湿与热交蒸,脾胃中先有顽痰,胶粘不解,然后入胃之水遇痰而停。"可知此处膈上之痰,胶着难化,病位非胃非肺,半表半里,阻于中上焦交界之所,气机为之所闭。肺气不得降而脾气不得升。而以传统治痰之法,无论二陈类燥胃中痰湿,又或前胡、川贝之属清肺中热痰皆难以触及病所。此方不用一味痰药而治此顽痰,则是从气机治,开通玄府以消胶痰。方中川芎性温味辛,升散走窜,行气开郁力盛,大黄苦寒,性禀直遂,长于通下,泻湿热胶痰。两药一辛一苦,一寒一热,辛开苦降,可开玄府之郁闭,而后肺气得降,脾气得升,气机流转则顽痰可除。

2. 治虚劳不得眠　治虚劳昼夜不得眠,短气,食饮不下,或大病后虚热痰冷。橘皮汤:陈橘皮(去白焙一两)　川芎(一分半)　甘草(炙锉一分)　半夏(汤洗去滑炒半两)。上四味,粗捣筛,每服五钱匕,以东流水一盏半,入生姜半分拍碎,生竹茹少许。煎至八分,去滓温服,夜卧再煎服。[《圣济总录·虚劳门》]

按:此例昼夜不得眠,伴短气、饮食不下,得之于虚劳,然而全方四味药无一补虚,乃因虚劳日久,玄府失养,开合失宜,闭塞不通而致全身气机不畅,水液不行,虚热内生为痰。此时若先补虚,则补药不得滋养全身而反生变证,当以开通玄府为先。方用陈皮升降气机,理气化痰,半夏散结化痰,川芎行气通闭,三药合用,开郁闭,除痰湿,散虚热,再以甘草调和诸药,顾护正气。此方当为治疗此类虚烦第一阶段,服药后玄府得开,气机条畅则继以补虚安神诸药方可获全功。

3. 治疗老年痴呆症　益智通玄汤(人参 10g、何首乌 10g、茯苓 8g、益智仁 8g、石菖蒲 6g、远志 6g、川芎 4g)早晚餐前半小时温服。[徐哲学.益智通玄汤以"脏腑－玄府－脑"为契点治疗老年性痴呆作用机制及临床试效研究[D].济南:山东中医药大学,2014:24]

按:老年痴呆一病,起于年老体衰,脏腑功能虚损,尤其是肾精不足,肾阳推动无力,气血津液疏布障碍。进而生痰生瘀,痰瘀互结,痹阻脑窍,脑中玄府闭阻,神机不得运转而成,法当开玄达神。此方以人参、何首乌、益智仁、茯苓开心益智、补气养血,扶正养脏,以石菖蒲、远志、川芎化痰活血,开脑玄府,疏通瘀滞。此项研究从实验室指标、临床表现等多方面证明了开玄通窍治疗老年痴呆症的有效性。

4. 治疗胃脘热痛　素性有热,遇感即发的胃脘热痛,可用川芎、山栀各等

分,加生姜 5 片,水煎服。[《明刊穷乡便方·心气痛》]

按: 胃脘热痛,因热致胃玄府不通,胃中气血失于流畅,不通则痛。此例选川芎,不选香附、木香等,乃因川芎为"血中气药",能一举两得之,通气活血,且能定痛。欲通气血,必先通玄府,川芎颇为相宜。

第九节　利水开玄药

利水开玄药指淡渗利湿药及具有利尿作用的其他药物。常用药有茯苓、猪苓、薏苡仁、泽泻、滑石、木通、通草、车前子等。

通畅小便,促进体内水湿之邪的排泄,除了适用于水淫玄府外,通过渗利小便,还可起到一定的开通玄府作用。刘完素在《三消论》中曾对淡味药的开通作用给予很高的评价:"其为五味之本者,淡也。淡,胃土之味也。胃土者,地也。地为万物之本,胃为一身之本。《天元纪大论》曰:在地为化,化生五味。故五味之本,淡也。以配胃土,淡能渗泄利窍。夫燥能急结,而淡能缓之,淡为刚土,极能润燥,缓其急结,令气通行,而致津液渗泄也。"刘氏尤其赏识滑石,广泛使用以滑石为主药的益元散开通玄府治疗诸多病症,为后世树立了典范。

滑　石

本品为硅酸盐类矿物滑石族滑石,主含含水硅酸镁[$Mg_3(Si_4O_{10})(OH)_2$],甘、淡,寒。归膀胱、心、胃经。功效利尿通淋,清热解暑,收湿敛疮。主治淋证,暑湿,湿温,湿疮,湿疹,痱子。用量 10~20g,水煎服,先煎。粉剂宜包煎。外用适量。

【药论钩玄】

《本草纲目》:"滑石利窍,不独小便也,上能利毛腠之窍,下能利精溺之窍。盖甘淡之味,先入于胃,渗走经络,游溢津气,上输于肺,下通膀胱,肺主皮毛,为水之上源,膀胱司津液,气化则能出。"

《药品化义》:"滑石体滑主利窍,味淡主渗热,能荡涤六腑而无克伐之弊。主治暑气烦渴,胃中积滞,便浊涩痛,女人乳汁不通,小儿痘疹发渴,皆利窍渗热之力也。"

《本草经疏》:"滑石,滑以利诸窍,通壅滞,下垢腻。甘以和胃气,寒以散积热,甘寒滑利,以合其用,是为祛暑热,利水除湿,消积滞,利下窍之要药。"

【现代研究】

本品主要成分是水合硅酸镁，另含氧化铝、氧化镍，及铁、钠、钾、钙等。本品具有吸附和收敛作用，内服能保护发炎的胃肠道黏膜，止泻而不引起鼓肠。滑石粉撒布创面形成被膜，有保护创面，吸收分泌物，促进结痂的作用。在体外，10%滑石粉对伤寒杆菌、甲型副伤寒杆菌有抑制作用。

【开玄特点】

滑石甘淡，性寒体滑，《本草经疏》称其"滑以利诸窍，通壅滞""甘以和胃气，寒以散积热"，兼有渗利开玄、清泄开玄之功，故深得刘完素赏识，益元散、双解散、神芎丸等均用作主药。

湿热之邪侵袭，每易阻滞气机，使津液运行不畅，脏腑功能失调，此多由湿热闭郁玄府。湿性黏滞，易致玄府开阖流利度下降。滑石甘寒，极具滑利之性，利窍开玄，渗湿热，尤擅治疗湿热胶结之证。与风药直接辛开玄府相比，滑石归膀胱经、胃经，擅长开通膀胱、胃肠之玄府。若湿热郁结不解，下焦不通时用之，既可清泄邪热，又开通膀胱玄府利湿，予邪气以出路；湿温病用之，既可以防辛药化燥，又可以渗湿，防热去湿留。朱丹溪用以燥湿，分水道，实大肠，化食毒积滞，逐瘀血，解燥渴，皆可以此解释。张锡纯以滑石入寒通汤，治溺管肿胀不通，则可以看作是对此的发挥。

【开玄举隅】

1. 治暑日泄泻　加味天水散：生山药一两，滑石六钱，粉甘草三钱。作汤服。[《医学衷中参西录·医方》]

按：此例伤于暑湿，导致小肠玄府为湿热壅闭，不能泌别清浊，分利水液，而致泄泻、小便不利。久利伤阴，阴虚则热，可见肌肤发热，心中燥渴，或兼喘促。若用苦温除湿有伤阴之弊，清凉解暑恐败脾胃。今以滑石荡涤肠腑湿热，小肠玄府开通，气机转运，得以分清泌浊，使暑湿自小便出，而大肠实。甘草三倍于六一散，可缓留滑石速利之性，另加山药辅助元气，生津液，则泄泻止而病愈。

2. 治黄疸型肝炎　滑石保肝散：滑石 15g，甘草 5g，青黛 5g，白矾 5g。上药共研细末，每次 3g，每日 2 次，早晚温开水冲服，10 天为 1 个疗程。[中医杂志，2000，41（5）：265-266]

按：湿热内蕴，肝胆气机郁滞，疏泄失常，是黄疸的病机关键。《中医眼科六经法要·眼科开卷明义篇》指出："肝经玄府畅通，则肝气即能上升……厥阴经络的玄府闭塞，则肝气难以流通。"玄府阻遏，肝气不顺，胆汁泛溢而发黄。方中滑石、白矾能除湿邪,考《太平圣惠方·治女劳疸诸方》有滑石散方,即用滑石、白矾二味,治"身目俱黄,恶寒发热,小腹满急,小便艰难"之女劳疸,或为其所本。滑石擅利六腑之涩结,开通膀胱肝胆之玄府,畅通湿热邪气排出的通道,配合青黛清肝泻热,生甘草清热解毒,湿热得清,肝胆气和,黄疸自除。

3. 治暴风客热　秦皮散:滑石、秦皮、黄连各等分。上为细末,每用半钱,沸汤泡,澄清温洗,不拘时候。[《严氏济生方·眼门》]

按:暴风客热指猝然感受风热之邪而致白睛暴发红赤肿胀、灼热痒痛,为风热之邪闭塞白睛玄府,气血不通,郁而化火。治当疏风清热,解毒泻火。秦皮苦寒,清肝热,洗目赤,退翳膜,为治眼疾之要药,黄连清热解毒,滑石清利九窍,用之开通白睛玄府,疏郁退热,火热有出路而自消。

4. 治腋臭　腋臭散:轻粉5g,滑石粉5g。将轻粉在乳钵中研细,通过120~180目筛后与滑石粉充分混匀即得。取本品少许,开始每晚涂擦腋窝一次,数日后可隔日涂擦一次,一个月后酌情数日涂擦一次。[中成药研究,1982,(47):45]

按:《太平圣惠方·治狐臭诸方》谓:"此皆血气不和,蕴积滞毒之气,不能消散,故令气臭也。"湿热毒滞,气血蕴结,导致局部玄府闭郁,从而气血更不畅,湿毒更不解。轻粉是由水银、白矾(或胆矾)、食盐等用升华法制成的结晶性粉末,主要成分为氯化亚汞(Hg_2Cl_2),能杀虫、攻毒、敛疮。滑石一则淡渗祛湿,二则吸附黏液及分泌物,使腠理玄府清爽滑利,气液通畅,蕴积毒滞消散加快,腋臭自灭。

第十节　豁痰开玄药

豁痰开玄药指具有较强祛痰作用的化痰药。常用药有半夏、天南星、白芥子、葶苈子、石菖蒲、浙贝母、鲜竹沥等。

痰为津液所化,是玄府郁闭、津液运行障碍形成的病理产物之一。中医有"怪病多痰"之说,从玄府理论分析,亦可看作玄府郁闭导致的复杂病变,从豁痰开玄着手也是一条行之有效的治疗途径。前人在这方面积累的成功经验值得加以发掘。化痰药有温化寒痰、清化热痰之分,临证可视证情选用。

石 菖 蒲

本品为天南星科植物石菖蒲根茎。辛、苦,温。归心、胃经。功效豁痰,开窍,去湿开胃,醒神益智。用于闭证神昏、痰蒙清窍证,健忘失眠,耳鸣耳聋,湿阻中焦,脘腹痞满,胀闷疼痛等证。用量3~6g,水煎服。鲜品加倍,或入丸、散。外用适量,煎水洗,或研末调敷。

【药论钩玄】

《本草从新》:"辛苦而温,芳香而散,开心孔,利九窍,明耳目,发声音,去湿除风,逐痰消积,开胃宽中,疗噤口毒痢。"

《本草正义》:"菖蒲味辛气温,故主风寒湿邪之痹着。治咳逆上气者,以寒饮湿痰之壅塞膈上,气窒不通者言之。辛能行泄,温胜湿寒,凡停痰积饮,湿浊蒙蔽,胸痹气滞,舌苔白腻垢秽或黄厚者,非此芬芳利窍,不能疏通,非肺胃燥咳及肾虚之咳逆上气可比。开心孔,补五脏者,亦以痰浊壅塞而言;荡涤邪秽,则九窍通灵,而脏气自得其补益。"

《重庆堂随笔》:"菖蒲,舒心气、畅心神、怡心情、益心志,妙药也。清解药用之,赖以祛痰秽之浊而卫宫城,滋养药用之,借以宣心思之结而通神明。"

【现代研究】

本品主含挥发油,其主要成分是 β - 细辛醚、细辛醚、石竹烯、α - 葎草烯、石菖醚等。还含黄酮类、氨基酸、有机酸和糖类等。本品有镇静、降温、抗真菌、平喘、镇咳、促进消化、解痉、抗心肌缺血、抗心律失常、抗抑郁、抗脑损伤、抗惊厥、改善学习记忆等作用。

【开玄特点】

前人称石菖蒲"开心孔,利九窍",从玄府理论来看,"心孔"应指心之玄府,"九窍"还应包括官窍之玄府,如目玄府、耳玄府、鼻玄府等等。石菖蒲不仅芳香辛散,又能化湿豁痰,兼有香窜开玄与涤痰开玄作用。其性辛温而燥,化痰除湿作用甚强,痰浊壅塞者不可少;其香窜力量虽远不如麝香之类,却平常易得,作用温和,故为临床所常用,适用于心脑及头面诸窍之玄府闭塞,尤以痰浊蒙蔽所致者最为相宜。

【开玄举隅】

1.治痫病　九节菖蒲(去毛焙干),以木臼杵为细末,不可犯铁器,用黑獭猪心以竹刀批开,砂罐煮汤送下,每日空心服二、三钱。[《医学正传·癫狂痫证》]

按：传统认为痫病病理关键为痰、火、瘀为内风触动，蒙蔽清窍，进而导致气血逆乱而发病。从玄府理论分析，乃是痰涎、火邪、瘀血等蒙蔽心之玄府，阻滞了气血的通道，尤其是影响了心神的往来，因而导致昏厥。石菖蒲开窍豁痰，有利于心玄府的开通，为气、血、神的正常往来提供条件；另一方面石菖蒲有醒神的作用，能促进患者苏醒。

2. 治癫证　忧愁悲伤不乐，忽忽喜忘，朝瘥暮剧，暮瘥朝发，狂眩：菖蒲、远志各二两，茯苓、人参各三两。上四味末之，蜜丸，饮服如梧子大七丸，日三。[《千金要方·小肠腑方》]

按：本例癫证为心脾两虚之象。心主喜，心气不足则易悲、健忘；脾主升清，脾虚则清窍失养而头眩。脾虚易生痰湿，而足太阴脾经分支与心相连，痰湿可循经上行，阻闭心之玄府，妨碍气血、心神的往来，加重精神失常，致使疾病演进。本例以人参、茯苓补心脾之虚，石菖蒲、远志除心经之痰，开通心之玄府，为标本同治之方。

3. 治中风失音　石菖蒲一分，桂（去粗皮）一两。为末，每服二钱匕，水煎温服，不拘时候。[《圣济总录·卷七方立效菖蒲饮》]

按：本例中风失音乃风痰袭于喉窍，导致喉之玄府闭塞，舌之经络失和，故除失音外，每可兼见舌强失柔。立效菖蒲饮中所用之桂，宜用桂枝为宜。桂枝辛温，辛散风邪；石菖蒲仅一分，取其开通喉之玄府，如此语声可立出。本例两药剂量如此悬殊，可见是以祛风为主，兼以开窍。一般来说，风痰所致之失音，卒暴者，以祛风为主，如《太平圣惠方》卷十九所说："故卒然无音，皆由风邪所伤"；中风失音已久，则需侧重在痰，如《医学心悟》中治疗中风语謇的解语丹，以治痰为主，即用石菖蒲。刘完素治疗喑哑之地黄饮子，在补肾的基础上也使用了石菖蒲。

4. 治耳聋耳鸣如风水声　菖蒲（米泔浸一宿，锉，焙）二两，猪肾（去筋膜，细切）一对，葱白一握（擘碎），米（淘）三合。上四味，以水三升半，（先）煮菖蒲，取汁二升半，去滓，入猪肾、葱白、米及五味作羹，如常法空腹食。[《圣济总录·食治门》]

按：耳鸣、耳聋临床慢性居多，虚证居多，但虚实错杂者也时有所见，此时不能一味补虚，应针对不同病机，兼解风、痰、火、郁等实邪，开通耳玄府之蔽塞，聋鸣才可能缓解。本例中菖蒲与葱白相伍，能开通耳玄府。配合猪肾作羹，既能补虚，又能调味。如此配合，可堪久服。

第四章

开通玄府代表方剂

　　开通玄府法落实到治疗上，便是针对玄府郁闭的病因病机，选用直接或间接开通玄府药物，配合其他相应的药物，组成开通玄府的方剂。

　　鉴于开通玄府方剂历来缺乏系统的归纳整理，编者试从《河间六书》及众多古今名方中选出常用方剂 20 首，分别代表不同的开玄治法，运用玄府理论进行分析介绍，供读者学习、研究及临床应用参考。

第一节 刘 完 素 方

开通玄府作为一种创新治法,刘完素在一生的医疗实践中大胆探索,研制了不少卓有成效的名方,《河间六书》中均有所记载。需要指出的是,刘氏书中明言用于玄府闭塞者仅有紫菀散、人参白术散二方,其余诸方均未点明玄府,或仅谓"能令遍身结滞宣通",后人难以领会刘氏制方心法,注家亦未从玄府理论的角度去进行认识,仅据方中药物功用分析,有如隔靴搔痒,致使开通玄府思想无法得到应有的继承与发扬。

本节选录刘完素开通玄府的代表方6首,运用玄府理论剖析其制方特点,立足原书主治,结合后世临床应用及编者学习研究体会进行讨论。

防风通圣散(《宣明论方》)

【组成用法】

防风半两,川芎半两,当归半两,芍药半两,大黄半两,薄荷半两,麻黄半两,连翘半两,芒硝半两,石膏一两,黄芩一两,桔梗一两,滑石三两,甘草二两,荆芥一分,白术一分,栀子一分。上为末,每服二钱,水一大盏,生姜三片,煎至六分,温服。

【原书主治】

风气壅滞,筋脉拘卷,肢体焦痿,头目昏眩,腰脊强痛,耳鸣鼻塞,口苦舌干,咽嗌不利,胸膈痞闷,咳呕喘满,涕唾稠黏,肠胃燥热结便,溺淋闭,或夜卧寝汗,切牙睡语,筋惕惊悸,或肠胃怫郁结,水液不能浸润于周身,而但为小便多出者。或湿热内郁,而时有汗泄者。或因亡津液而成燥,淋闭者。或因肠胃燥郁,水液不能宣行于外,反以停湿而泄。或燥湿往来,而时结时泄者……或风热走注,疼痛麻痹者。或肾水真阴衰虚,心火邪热暴甚而僵仆。或卒中,久不语。或一切暴喑而不语,语不出声。或暗风痫者。或洗头风。或破伤、或中风,诸潮搐,并小儿诸疳积热。或惊风积热。伤寒、疫疠而能辨者。或热甚怫结,而反出不快者……兼治产后血液损虚,以致阴气衰残,阳气郁甚,为诸热证,腹满涩痛,烦渴喘闷,谵妄惊狂。或热极生风,而热燥郁,舌强口禁,筋惕肉瞤,一切风热燥证,郁而恶物不下,腹满撮痛而昏者。兼消除大小疮及恶毒。兼治堕马打仆伤损疼痛。或因而热结,大小便涩滞不通,或腰腹急痛,腹满喘闷者。

【方论钩玄】

《医方考》:"风热壅盛,表里三焦皆实者,此方主之。防风、麻黄,解表药也,风热之在皮肤者,得之由汗而泄;荆芥、薄荷,清上药也,风热之在颠顶者,得之由鼻而泄;大黄、芒硝,通利药也,风热之在肠胃,得之由后而泄;滑石、栀子,水道药也,风热之在决渎者,得之由溺而泄。风淫于膈,肺胃受邪,石膏、桔梗,清肺胃也,而连翘、黄芩,又所以祛诸经之游火;风之为患,肝木主之,川芎、归、芍,和肝血也,而甘草、白术,又所以和胃气而健脾。刘守真氏长于治火,此方之旨,详且悉哉!"

《冉氏方剂学》:"按此方刘完素用治风热壅盛,表里三焦皆实等证。查此方为通表通里,和气和血,调整二便,疏利三焦之方。药味虽多,秩然不紊,如韩候将兵,多多益善……查河间平生诸诣力,长于治火,火郁发之,此方内外上下,气分血分,无所不到,意义实为周匝。"

【开玄特点】

防风通圣散是刘完素治疗火热病证的基本方,也是开通玄府的代表方。充分体现了刘完素治疗火热病的独特学术思想。此方集发散开玄、通下开玄、渗利开玄、清泄开玄及活血开玄于一身。原书主治甚多,均属阳气怫郁,热邪壅盛所致。《成方切用》概括其主治为:"治一切风寒湿暑,饥饱劳役,内外诸邪所伤,气血怫郁,表里三焦俱实。"刘氏认为,阳热怫郁则玄府闭密,玄府闭密又加重阳热怫郁,故清泄火热之中,不离开通玄府。本方即蕴含了多种开玄治法,包括:

1. 防风、麻黄、荆芥、生姜、薄荷、桔梗等风药辛散宣发,具发散开玄之力,与石膏、连翘、栀子、黄芩之辛苦寒清泄配合,共臻开玄泄热之功。刘氏云:"且如一切怫热郁结者,不必止以辛甘热药能开发之……夫辛甘热药能发散者,以力强开冲也,然发之不开者,病热转加也……是故善用之者,须加寒药。"本方配伍正体现了这一用法。

2. 大黄、芒硝荡涤肠胃,使热从大便而出,并有通下开玄之功。

3. 滑石淡渗利窍,在方中用量最大,不仅导热从小便而去,且有渗利开玄之功。

4. 当归、芍药、川芎养血活血,白术、甘草健脾益气,兼顾人体气血的涵养,亦有助于玄府的畅通。

总之,防风通圣散方中汗、下、清、利四法同用,上、中、下三焦并治,历代医家灵活用于内、妇、儿、五官、皮肤等科多种病证,应用范围甚广。《王旭高医书六种》称其"为表里、气血、三焦通治之剂,汗不伤表,下不伤里,名曰通圣,极言其用之效耳。"值得注意的是,本方集中了多种开通玄府之法,不仅能分消表里上下之邪,而且能开通全身内外之玄府,条达气机,发越郁火,流畅津液,开泄郁结,恢复和保持人体气血津液精神的正常运行,气血和畅,身体自然康健。所谓"有病无病,防风通圣",正是反映了本方良好的去病防病作用。

长期以来,由于对刘完素玄府理论的忽视,后世学者对本方的认识多未能切中肯綮,往往侧重于解散火热的一面,唯有元代易水学派名家王好古在《此事难知》中指出:"刘氏用药,务在推陈致新,不使少有怫郁,正造化新新不停之义,医而不知此,是无术也。"可谓对刘完素开通玄府心法的精辟评价。其另一著作《医垒元戎》"海藏通圣散评议"中进一步指出:"通圣散治杂病最佳,治伤寒、伤风有失。"推测其意,应是认为本方发表攻里并用,先后主次不分,有失外感治疗规矩;而用治杂病,无需区分表里先后,能使周身气液血脉畅通无阻,则百病可除,故云"治杂病最佳"。

编者认为,全面考察刘完素的学术思想,从开通玄府的角度来认识防风通圣散,应当更符合其制方本意,也有助于拓展本方的临床应用。南京中医药大学黄煌指出,本方的主治证是人体一种闭塞的体质状态,典型的防风通圣散体质表现为:体格壮实肥胖,面色红、多油腻,皮肤干燥粗糙,好发痤疮毛囊炎等,食欲好,便秘,唇红或黯红,女性月经多偏少或稀,甚至闭经。此类体质类型应用本方,最为适宜[江西中医药,2007,12(12):10-11]。

贵州中医名家石恩骏指出:"此方似可调节气机升降出入,俾人体之开阖趋于正常,故既可祛外来及内生之浊邪,亦能激发人体内蕴之正气,自能达致祛邪扶正之目的。"临证"凡精神萎靡,饮食减少,神情不乐,腰酸背痛,郁郁少欢,睡眠不安,多梦遗精,乏力健忘等诸多亚健康状态,如服补益之剂无效或反增病情者,石氏均予防风通圣散少量常服,每有良效。"(何钱.石恩骏临证方药经验集[M].长沙:湖南科学技术出版社,2011:45)

日本一贯堂医学将防风通圣散列为脏毒体质疾病的主方,认为本方具有祛除风毒、食毒、水毒、梅毒的效能,并将脏毒证称为防风通圣散证。[日本医学介绍,1984,8(4):191]所谓脏毒即脏器之毒,是因新陈代谢障碍所产生的毒物弥漫性蓄积在体内各个脏器之中所致。从玄府理论分析,正是防风通圣散开玄排毒的具体应用。

【开玄举隅】

1. **风搐**　新寨马叟,年五十九,因秋欠税,官杖六十,得惊气成风搐,已三年矣。病大发则手足颤掉,不能持物,食则令人代哺,口目张睒,唇口嚼烂,抖擞之状,如线引傀儡,每发市人皆聚观,夜卧发热,衣被尽塞,遍身燥痒,中热而反外寒,久欲自尽,手不能绳。倾产求医,至破其家,而病益坚。叟之子邑中旧小吏也,以父母讯戴人,戴人曰:此病甚易治,若隆暑时不过一涌、再涌,夺则愈矣。今已秋寒,可三之,如未,更刺腧穴必愈。先以通圣散汗之,继服涌剂,则吐痰一二升,至晚又下五七行,其疾小愈,待五日再一涌,出痰三四升,如鸡黄成块,状如汤热,叟以手颤不能自探,妻与代探,咽嗌肿伤,昏愦如醉,约一二时许,渐省,又下数行,立觉足轻颤减,热亦不作,足亦能步,手能巾栉,自持匙箸,未至三涌,病去如濯。病后但觉极寒,戴人曰当以食补之,久则自退。[《儒门事亲·卷六》]

按: 张子和(戴人)此案,木火上盛,肾阴下亏,风痰胶结,寒热错杂,虚实相兼,证情复杂,久治无效,已成顽症,玄府郁闭必甚。子和以防风通圣散配合涌剂,汗吐下三法兼施,三年痼疾迅速缓解,堪称神效。此中机制,表面看是祛邪,实际是通过全方位开通玄府郁闭,恢复气血津液精神的正常升降出入,则诸症自可解除。邪去之后,再用食补,正是攻邪学派的治疗风格。

2. 眩晕 许某,女,56岁。患者头晕10年,有高脂血症病史,在当地卫生院诊为眩晕病,曾多次用丹参、脉络宁静脉注射,病情时有反复,遂来中医院求治。诊见:形体偏丰,面色潮红,头晕目眩,口干舌燥,畏寒,心烦少寐,纳谷不香,大便秘结,2日一行,舌质红,苔黄腻,脉弦滑。四诊合参,诊断为眩晕,证属风热壅盛,腑气不通。治拟疏风清热,荡涤内结。方拟防风通圣散化裁,方药:生石膏(先煎)、焦山楂、滑石、川牛膝各30g,薄荷(后下)、炙麻黄、荆芥、防风各6g,炒黄芩、生栀子、当归、制大黄、益母草、川芎各10g,芒硝(冲服)10g。连服5剂,大便通畅,眩晕减轻,上方去芒硝10g,继用9剂,头晕目眩渐渐消失,口味如常,大便稍溏,原方去制大黄10g,生石膏、滑石均改为20g,继用6剂,诸症悉平。又间断服用成药3个月,体重明显减轻,复查血脂,胆固醇示正常,随访3年眩晕未再复发。[吉林中医药,2008,(1):51]

按: 患者以眩晕为主证,其形体偏丰,面色潮红,咽干燥,大便秘结,舌红苔黄腻,脉弦滑,均为阳盛热结之象。刘完素曰"阳热发则郁",阳热怫郁,脑部玄府郁闭,气血不畅,神机不遂,则发作眩晕。故用防风通圣散治疗。方中减去白术、甘草,加入地龙、川牛膝、益母草、山楂活血化瘀,开通之力更增。药中病所,玄府开通,气血畅行,神机运转而眩晕自愈。

3. 脱发 康某,女,42岁。脱发3年,加重1年。自诉经期脱发加重,恶心,手脚心发热,大便干,2~3日一行。舌质红,苔薄白,脉滑。患有糖尿病。证属邪热内蕴肺胃,血燥伤络。治以疏风止痒,凉血润燥,通腑泄热。药用:生石膏30g,大黄炭、连翘各20g,滑石18g,防风、川牛膝、桔梗各15g,地骨皮12g,荆芥、麻黄、栀子、甘草、川芎、薄荷、黄芩、牛蒡子、丹皮、当归各10g,菊花9g,生姜3片,大枣5枚。每日1剂,水煎服。服药5剂后二诊,头皮瘙痒、烧灼痛、脱发明显好转,余无明显变化。嘱原方继服10剂巩固治疗。随访3个月,脱发止,经期头痛、手足心发热等症也近消失。[山西中医,2009,25(4):4]

按:脱发一症,多从肝肾精血亏虚论治。刘完素在《素问玄机原病式》中提出:“毛发堕落……悉由热气怫郁,玄府闭密,而致气液、血脉、荣卫、精神不能升降出入故也。”据此治疗,法当开玄泄热固发。该脱发患者虽有肝肾不足,精血亏虚表现,但更因邪热内蕴,玄府郁闭,气血不畅而发失所养。故治以防风通圣散加减。方中大黄炒炭重用,且弃芒硝,意在泄热,而非强调通腑,因该患者精血不足,不宜急下。并加入菊花、生姜、牛蒡子、连翘、黄芩等加强疏风泄热,丹皮、地骨皮、牛膝凉血活血,共臻开通玄府、和畅气血之功。郁热去,玄府开,气血畅,毛发得养则诸症可消。从临床效果看,也印证了这一点。

4.汗出过多症 刘某,男,60岁。自汗出已两月余,曾经中西医专家诊治,服中药30余剂,随气温上升汗出加重,后经别人介绍,转诊赵绍琴老师。刻诊时见:大汗淋漓,动则汗出尤甚,毛巾不离手,身体壮实,面赤,心烦急躁,壮热口渴,大便干结,小便黄赤,舌红苔黄厚燥老,脉沉滑且数。证属胃热久羁,热蒸外越。治以清泻里热,方用防风通圣散加减:荆芥6g,防风6g,连翘10g,薄荷2g(后下),川芎10g,当归10g,山栀6g,大黄2g,元明粉3g(包冲),石膏30g(先下),黄芩6g,桔梗10g,滑石10g,甘草10g,3剂,水煎服。二诊(7月15日):服药1剂,大便泻下,色黑秽浊,量多奇臭。2剂之后汗出明显减少。3剂服完,汗出基本得以控制,他证亦随之减轻。继以上方去元明粉改大黄为1g,加白术、芦根各10g,又服3剂而愈。[中国医药学报,2011,16(1):49]

按:本例汗证前医用大量参、芪、五味子等益气养阴、收汗固表之品治疗月余,非但不效反而加重。赵老改弦易辙,根据脉舌色证,辨为里热炽盛,用防风通圣散加减,仅服6剂获愈。本案有不少发人深思之处。汗证由里热熏蒸所致者,临床并不罕见,多以白虎汤之类为治。今赵老投以防风通圣散,说明热气怫郁,玄府闭密亦可引起汗出过多,治疗除了清泄火热外,仍需开发玄府郁闭。方中荆芥、防风、薄荷、桔梗等辛散风药与石膏、滑石、山栀、黄芩、连翘等辛苦寒药及大黄、元明粉等通下之品配合开玄泄热,是取效的关键所在。启示有二：一是汗多不是风药的禁区，重要的是辨证准确，配伍得当，反能增强清热药的作用而收止汗之效；二是广义玄府与狭义玄府不仅范围大小有别，性能特点也各不相同。本案汗出过多的病机，在体表汗孔（狭义）是开之太过，在体内玄府（广义）却是闭密不通，阳热怫郁。前者为标，后者为本，故补气固表无效，而开玄泄热收功。

益元散（《宣明论方》）

【组成用法】

滑石六两，甘草一两，炙，上为末，每服三钱，蜜少许，温水调下，无蜜亦得。日三服。欲冷饮者，新汲水调下。解利伤寒发热，葱白豆豉汤调下四钱（每服水一盏，葱白五寸，豆豉五十粒，煮取汁一盏调下）。并三服，效为度。

【原书主治】

治身热吐痢，泄泻肠澼，下痢赤白，癃闭淋痛。利小便，偏主石淋。荡胃中积聚寒热，宣积气，通九窍六腑，生津液，去留结，消蓄水，止渴宽中，除烦热心躁，腹胀痛闷。补益五脏，大养脾肾之气。理内伤阴痿，安魂定魄，补五劳七伤，一切虚损。主痛、惊悸、健忘，止烦满短气，藏伤咳嗽，饮食不下，肌肉疼痛，并口疮，牙齿疳蚀。明耳目，壮筋骨，通经脉，和血气，消水谷，保元真。解百药酒食邪毒，耐劳役饥渴，宣热，辟中外诸邪所伤。久服强志轻身，注颜延寿。及解中暑伤寒疫疠，饥饱劳损，忧愁思虑恚怒，瘟疫传染，并汗后遗热劳复诸疾，并解两感伤寒，能令遍身结滞宣通，气和而愈。及妇人下乳催生，产后损气血衰，阴虚热甚，一切热证，兼吹奶乳痈。此神验之仙药也。

【方论钩玄】

《本草纲目》："滑石利窍，不独小便也，上能利毛腠之窍，下能利精溺之窍……滑石上能发表，下利水道，为荡热燥湿之剂。发表是荡上中之热，利水道是荡中下之热，发表是燥上中之湿，利水道是燥中下之湿。热散则三焦宁而表里和，湿去则阑门通而阴阳利。刘河间之用益元散，通治表里上下诸病，盖是此意，但未发出尔。"

《删补名医方论》："滑石禀土中冲和之气，行西方清肃之令，秉秋金坚重之形，寒能胜热，甘不伤脾，含天乙之精而具流走之性，异于石膏之凝滞，能上清水源，下通水道，荡涤六腑之邪热从小便而泄。甘草禀草中冲和之性，调和内外，止渴生津，用以为佐，保元气而泻虚火，则五脏自和矣……是方也，益气而不助邪，逐邪而不伤气，不负益元之名矣。宜与白虎、生脉三方鼎足可也。"

【开玄特点】

《伤寒直格》卷下益元散条下载:"本世传名太白散。"可见本方原是"世传"之效方,而经刘完素的实践和总结,予以发扬光大。本方以滑石为君,融渗利开玄与清泄开玄于一体。刘氏在《素问玄机原病式》中指出:"如世以甘草、滑石、葱、豉寒药发散甚妙。是以甘草甘能缓急,湿能润燥;滑石淡能利窍,滑能通利;葱辛甘微寒;豉咸寒润燥。皆散结、缓急、润燥、除热之物。因热服之,因热而玄府郁结,宣通而怫热无由再作,病势虽甚而不得顿愈者,亦获小效而无加害尔。此方散结,无问上下中外,但有益而无损矣。散结之方,何必辛热而已耶!"书中将其称为"神验之仙药",广泛用于内科、妇科、脏腑、经络、耳目九窍等七十余证,遍及表里、虚实、气血、内外。其功用之大,主治之广,赞誉之高,几乎令人难以置信。刘氏还认为这些方药可以常服而有保养作用。其机理也不外维持玄府通畅,"不使少有怫郁",而达到"必清必净"的状态。

分析刘氏推崇本方的原因,首先是基于滑石独特的开通玄府作用。其渗泄利窍,不仅指膀胱下窍,亦包括皮肤毛窍。人体上下内外之玄府,均可予以开通。故刘氏称"此方散结,无问上下中外"。同时,滑石是开通玄府药物中不可多得的寒凉之品。刘氏认为开发郁结药物多属辛热,尽管有甚强的开通作用,却又容易助热,对于怫热郁结并非万全之策,只能用于郁热之"微者"。因此对寒凉开通之品极为赞赏,如《素问玄机原病式》指出:"且如一切怫热郁结者,不必止以辛甘热药能开发也,如石膏、滑石、甘草、葱、豉之类寒药,皆能开发郁结。以其本热,故得寒则散也。"又说:"此药是寒凉解散郁热,若病甚不解,多服此药无害,但有益而无损。"当然,作为一位医者,刘氏推崇此方更重要的是用于临床所取得的卓著效果。相传金皇统元年仲夏,尚书右丞相韩企先患发热、口渴、烦躁不安、小便不畅、大便泻痢。百药无效,悬榜求医。时年20岁的刘完素揭榜为之诊治。辨为暑湿,投以六一散三帖而愈。由此而医名大振[中国社区医师,2009,25(18):20]。

刘完素以此小方通治百病,也引发了一些异议。刘氏承认:"此药泛常多用,虽为效至大,俗以病异药同,将为妄行,反招侮慢。"为此,刘氏还特地做了一些加味来变换药剂外观的颜色:"今以黄丹加令桃红色,名曰红玉散;加青黛令轻碧色,名碧玉散;加薄荷叶一分,名鸡苏散,主疗不殊,收效则一。俗目懵然,何能别此,可远妄侮,可显玄功,后之学人其究心焉。"(《伤寒直格》)

刘氏书中明确指出本方的作用机制在于开通玄府闭塞,解除怫热郁结,乃是从玄府郁闭的根本着手,同病异治而显玄功,期望后之学人能深入研究。遗憾的是后世医家因对玄府理论缺乏认识,多限于从清暑利湿解释,难以深入领会刘氏心法。唯有李时珍指出"滑石利窍……上能利毛腠之窍,下能利精溺之窍",较为接近刘完素本意。通过刘氏的大力弘扬,多年来本方一直受到历代医家的重视。当代何任先生指出"余治时病、温证、暑证等病常用,深感本方益气而不助邪,逐邪而不伤气,确不负益元之名。"诚为历练有得之言。

【开玄举隅】

1. 毒厥　某男,48 岁。1 年前,在加工生鱼时被鳍刺伤右手食指,翌日伤处起白疱,全身不适,低热,右肢剧痛,纳呆,恶心,继而晕厥仆地。经抢救复苏,兹后 1 年内竟发作晕倒 7 次。经多方治疗无效,病情日趋加重,右半身常疼痛难忍,致失去工作能力,卧病休养。诊见患者面容憔悴,神情恐慌,右臂及右腿外侧均见大小不等之紫斑 10 余块,大者如掌,小者似卵,质硬,压痛甚剧,脉弦,舌红,舌侧瘀斑数点。诊为破伤中毒,毒瘀血分。遂予六一散 200g,每次用绿豆水冲服 10g,日服 2 次。10 天后复诊,患者神情爽朗,言服药后病情一天天明显好转,今饮食大增,体力明显恢复,绀斑与疼痛基本消失,惟右腿下外侧尚存一小片,已色淡质软,不甚疼痛。余甚感效出意外,询问患者同时还服用其他解毒药否,其言服上药前很长时间已无药可服,服药期间从未用过其他任何中西药品,遂再予上方,继服 20 天,诸症痊愈。后用此方治疗破伤中毒危症 2 例,均获速愈之效。[山西中医,1987,2:29]

2. 斑蝥中毒　某军人,因患尿路感染,服用一民间单方:斑蝥 7 只,大枣 7 枚,每枣内夹斑蝥 1 只,面包火煨,去面为末,一次冲服。服后不到 2 小时,感觉面部烘热,继之少腹拘急,腰痛,烦躁,一昼夜未能小便。诊见病人面红如醉,弓腰屈腹,坐卧不宁,痛苦万分,几次未能诊成,后两壮男强按持,方诊之。其脉弦涩有力,舌质紫黯。询其家人,除服上药外,近 2 个月来未用过任何药物,遂诊为斑蝥中毒。非解毒利腑莫救,而备此两全者当推六一散。急书六一散 30g,温水调服。2 剂后,排出赭色尿约 500ml,神安,但尿仍痛涩不利,又 2 剂,诸症悉除。[上海中医药杂志,1985,1:36]

按:刘完素称本方"解百药酒食邪毒,中外诸邪所伤"。以上两案验证了本方卓越的解毒功用。方中滑石"清火化痰,利湿消暑,通经活血,止泻痢呕吐,消水肿火毒"(《本草再新·卷八》),利下窍,化食毒;甘草"解百药毒,如汤沃雪……验如反掌"(《备急千金要方·卷二十四》)。二味相须,力专效宏。从玄府学说分析,邪毒伤人,必然闭塞玄府而导致气血津液精神运行障碍,形成种种病变。如绀斑质硬而压痛、少腹拘急、舌紫黯、瘀斑等为津液血脉瘀滞,烦躁、神情恐慌为神机运行失常。服用六一散后,玄府郁闭迅速得到开通,气液血脉精神得以恢复正常运行,故诸症皆能痊愈。

双解散(《宣明论方》)

【组成用法】

益元散七两,防风通圣散七两。上二药一处相和,搅匀,每服三钱,水一盏半,入葱白五寸、盐豉五十粒、生姜三片,煎至一盏,温服。

【原书主治】

治风寒暑湿,饥饱劳役,内伤诸邪所伤,无问自汗、汗后杂病,但觉不快,便可通解得愈。小儿生疮疹,使邪快出,亦能气通宣而愈。

【方论钩玄】

《医宗金鉴》:名曰双解散者,以其能发表攻里,即防风通圣散、六一散二方合剂也。河间制此,解利四时冬温春温,夏热秋热,正令伤寒。凡邪在三阳表里不解者,以两许为剂,加葱、姜、淡豆豉煎服之,候汗下兼行,表里即解。形气强者,两半为剂,形气弱者,五钱为剂。若初服因汗少不解,则为表实,倍加麻黄以汗之。因便硬不解,则为里实,倍加硝、黄以下之,连进二、三服,必令汗出下利而解也。今人不知其妙,以河间过用寒凉,仲景伤寒初无下法,弃而不用,深可惜也。不知其法神捷,莫不应手取效,从无寒中痞结之变,即有一、二不解者,非未尽法之善,则必已传阳明,故不解也。

【开玄特点】

双解散即防风通圣散与益元散合方而成。该方集前两方之力于一身,其双解表里、开通玄府功用更强。《伤寒直格》中称此方"四时中外诸邪所伤……伤寒疫疬,汗病两感,风气杂病,一切旧病作发,三日里外,并宜服之……一切秽毒,并漆毒,酒、食,一切药毒,及坠堕打仆,伤损疼痛,或久新风眩头疼,中风偏枯,破伤风,洗头风,风痫病,或妇人产后诸疾,小儿惊风积热,疮疡疹痘诸证,无问日数,但服之,周身中外气血宣通,病皆除愈……设痊愈后,更宜常服,使病不再作,新病不生,并无过竟。无问岁数,乃平人常服之仙药也。"查《河间六书》中,称为"仙药"的仅有益元散、双解散两方,可谓是刘完素最为得意之方。

本方药物组成与防风通圣散并无差异,不过方中滑石用量独重。全方总药量14两,滑石却有7.5两,比重占了一半以上,突显刘氏对此药的偏爱。与防风通圣散相比,开通玄府治法中更突出了淡渗利窍、寒凉泄热的作用;与益元散相比,在淡渗利窍之外,适当辅以辛散宣发、通下开玄及健脾养血之品,作用更为全面。故此方甚为后世医家所推崇。如张子和谓:"刘河间自制通圣散加益元散,名为双解。千古之下,得仲景之旨者,刘河间一人而已!"后世温病学家对其亦十分重视,如清代医家杨栗山称治疗两感温病"以双解为第一方",并将双解散与麻黄附子细辛汤相提并论:"且伤寒两感,麻黄附子细辛汤主之,此仲景伤寒两感之治法;温病两感双解散主之,此河间补仲景温病两感之治法。此二方者,乃辨温病与伤寒、发表攻里两感异治之要诀也。"(《伤寒温疫条辨》)

然而对此方持批评态度者亦不少。如易水学派罗天益云:"近世用双解散,治风寒暑湿,饥饱劳逸,殆无此理……四时之气,更伤五脏,一往一来,未有齐至者也。饥则损气,饱则伤胃,劳则气耗,逸则气滞。其证不同,治法亦异。盖劳者温之,损者补之,逸者行之,内伤者消导之。今内外八邪,一方治之,有此理乎?"(《卫生宝鉴》)伤寒学派汪琥亦谓:"用药杂乱。此方实为大变仲景之法,不足取也。"(《伤寒论辨证广注》)

编者认为,批评者立足传统治法分析,刘氏此方用法确有不合常规之处。但书中已明言其治疗目标是"周身中外气血宣通,病皆除愈",可见刘氏的着眼点乃是通过发散、渗利、清泄等法开发四时内外诸邪所导致的人体玄府郁闭,恢复气血津液精神的正常运行,来达到防病愈病的目的,实即张仲景"五脏元真通畅,人即安和"之意。张子和称刘氏为"千古之下得仲景之旨"的第一人,确非虚言。刘氏这种勇于创新的精神值得充分肯定,其后张子和汗、吐、下三法攻逐邪气,"使上下无碍,气血宣通,并无壅滞"而病愈的主张,正是对刘氏开通玄府学术思想的继承发扬。

【开玄举隅】

1. 发热　某男,16岁。发热1月余,体温在38.5~40℃之间,自觉发热,偶有恶寒,无汗心烦,口干不渴,二便如常,舌质淡红,苔薄白欠润,脉细数。曾屡用抗生素、激素、解热镇痛药及解表清里之剂,如柴葛解肌汤、升阳散火汤之类,均无效。考虑因发热日久,又屡经发汗,阳气阴液已伤。阴液不足,则汗液无源;阳气不足,则无力鼓舞津液及邪气外出,以致发热缠绵不愈。遂疏以双解散加生地、麦冬、玄参、附片、党参。1剂后汗出热减,连服3剂,体温降至正常,未再复发。[中国中医药报,2013-12-06]

按:本案发热月余,多方无效,属疑难病症,玄府闭塞,本虚标实,病机复杂。治疗从多相调节出发,选用双解散加味,表里、上下、气血、阴阳并治,使玄府郁闭开通,气血津液恢复正常运行,患者汗出热减而病愈。

2.药物性皮炎　王某,女,35岁。全身皮肤潮红,脱屑2天。患者1年前曾服用磺胺类药物,2天后皮肤起疹子,伴瘙痒,后逐渐消退。2天前因发烧、咽痛,服用复方磺胺甲基异噁唑片,当晚即发生皮肤起麻疹样疹子,伴瘙痒,后病情进行性加剧。刻诊:全身几无完肤,弥漫性潮红,微肿,大片脱屑,有少量渗液,四肢屈侧及弯曲处尤甚,间有结痂。自觉皮肤发热,口苦口干,大便调,小便黄,舌质红,苔黄腻,脉滑数有力。诊断:药物性皮炎(剥脱性皮炎型)。辨证:热毒充斥三焦,泛溢肌腠。治则:开泄三焦以排毒。方药:防风12g,川芎9g,当归9g,白芍12g,薄荷18g,麻黄9g,连翘24g,石膏60g,黄芩15g,桔梗12g,滑石24g,生甘草6g,荆芥12g,白术12g,栀子15g,水煎,1天1剂。医嘱:停用西药,注意皮肤卫生,皮损忌用水洗及搔抓。患者服上方2剂,症状明显缓解,守方共服8剂而愈。[安徽中医临床杂志,2001,13(5):393]

按:剥脱性皮炎型药疹,是一种较为严重的变态反应性皮肤病,处理不当尚可危及病人生命。中医文献中把药物引起的内脏或皮肤反应,统称为"中药毒"。《伤寒直格》称双解散统治"一切药毒"。从玄府理论分析,"毒"是因用药不当损伤人体玄府,导致气液血脉运行障碍而形成的病理产物。双解散融汗、下、清、补于一炉,开通上下内外玄府,促使"药毒"通过多种途径排出体外,最终皮肤损伤得以修复。

神芎丸(《宣明论方》)

【组成用法】

大黄2两,黄芩2两,牵牛4两,滑石4两,黄连半两,薄荷半两,川芎半两。上为细末,滴水为丸,如小豆大。温水下十九至十五丸,每服加十丸,日三服,冷水下亦得。或炼蜜丸,愈佳。或久病热郁,无问瘦悴老弱,并一切证,可下者,始自十丸,每服加十丸,以利为度。如常服此药,但除肠垢积滞,不伤和气,推陈致新,得利便快,并无药燥搔扰,亦不困倦虚损,颇遂病患心意。或热甚必须急下者,便服四五十丸。未利再服,以意消息。三五岁孩儿,丸如麻子大。凡此一法,此药至善,常服二三十丸,以利脏腑,但有益无损。

【原书主治】

治一切热证,常服保养。除痰饮,消酒食,清头目,利咽膈,能令遍身结滞宣通,气利而愈。神强体健,耐伤省病。并妇人经病,及产后血滞,腰脚重痛,小儿积热,惊风潮搐。

【方论钩玄】

《儒门事亲》："今代刘河间自制神芎丸，以黄芩味苦入心，牵牛、大黄驱火气而下，以滑石引入肾经。此方以牵牛、滑石为君，以大黄、黄芩为臣，以芎、连、薄荷为使，将离入坎，真得黄庭之秘旨也。而又以人参白术汤、消痞丸、大人参散、碧玉鸡苏散，数法以调之。故治消渴，最为得体。"

【开玄特点】

神芎丸在《宣明论方》中列为"热门"第一方，是刘完素开通玄府又一代表方。既用以治一切热证，又用于常服保养，功用与防风通圣散相似，而组成更为精炼。方中减少祛风、清热药物，删去养血、健脾之品，不用芒硝而代之以牵牛子，李时珍谓其"走气分，通三焦""达命门，走精隧"。全方以通下、清泄、渗利开玄为主，兼有发散、活血开玄之功，所谓"能令遍身结滞宣通"，与刘氏对益元散的赞赏相同。方名神芎，以"神"相称，一如防风通圣之以"圣"为喻，足见刘氏重视程度。

刘完素指出："此方除脏腑滑泄者，或中寒脉迟者，或妇人经病、产后血下不止者，及孕妇等，则不宜服。除此以外，一切风热杂病闷壅塞，神气不和，或平人保养，常服自显其功。"认为"此药至善"，对其防病治病之功甚为推崇。由于泻下作用明显，刘氏在方后注中详细交代了用法用量，叮嘱使用者"以意消息""以利为度"。《宣明论方·热门》末尾还列有妙功藏用丸一方，标注"新补，亦名显仁丸，又名神芎丸"。药味及用量皆有所调整，减少了泻下药用量，说明刘氏对本方的应用是慎重且灵活的。

此方疗效虽佳，却难以理喻，尤其是以泻下之品作常服保养之用，冀收"神强体健，耐伤省病"之功，不易被人接受。刘氏自述："若以效验观其药味，则非明《本草》造化之理者，不可得而知其然也。犹孔子赞《易》道明显，应化万仁之善，而不见其大道之功用，故曰显诸仁，藏诸用，因以云藏用丸，亦其意也。兼以世讹之久矣，而反不喜此等妙方，不肯服之。每有久获大效，而诚恳求其方，不得已而授之。既见其方，反生疑惧，不复用焉。亦有效而志信，求其方务以广传救疾，因而众议百端，拟疑妄生谤说，致使俗医皆畏之，致道不能神，但有妨病者。后之君子，但行其药，明显诸人，勿示其方，而密藏诸用耳。"刘氏特地解释了本方又名藏用丸、显仁丸的缘故。其苦心孤诣，令人赞叹。

值得一提的是，攻邪学派首领张子和对此方予以了高度评价，称其"真得黄庭之秘旨"，用之作为治消渴病的主方。由于种种原因，得到两位医学大师如此推崇的神芎丸方,却至今研究甚少,有待深入发掘。

【开玄举隅】

1. 溏泻与腿痛　①艾姓,便溏泻而黏滞不快,日2~3次,食后烦闷,气短疲乏,但食量如常。医言脾肾双虚,用建中补肾药无效;改用热药,服后则心烦腹痛,便时矢气,2年不瘥。余以显仁丸早晚各进2丸,凉开水送下,服40日痊愈。②李姓妇,卒患腿痛,动则痛重,卧则痛轻,脉长大,食后消谷善饥,确因肠胃实热,壅塞不通而痛也。即以显仁丸,18丸分3日服,大便溏泻4~5次,其痛若失。[辽宁医学杂志,1960,(6):12]

按:神芎丸(显仁丸)一方,近代医者应用记载甚少。编者仅查到辽宁名医胡万魁(1864-1944)医案数则。案1为通因通用之功,案2则验证了原书主治"腰脚重痛"之效。于此可见古人著书立说均有所本。

2. Ⅱ型糖尿病　基本方,神芎丸:黄芩30g,黄连12g,川芎9g,大黄3g,薄荷12g,滑石6g,牵牛子3g。临证化裁:肺胃热盛型加石膏15~30g,知母9~12g,生地黄30g;气阴两虚型加黄芪30g,山药30g,黄精12g,白术10g。水煎服,每日1剂,早晚2次温服。4周为1疗程,连用2~3疗程,治疗期间,患者既往服西药降糖药逐步减量;治疗38例患者,临床治愈5例,好转27例,无效6例,总有效率84%。[中医研究,2000,13(3):51-52]

按:作者在神芎丸原方基础上,适当调整了各药用量,并略作随证化裁,用于Ⅱ型糖尿病治疗收到一定效果。神芎丸现已被誉为治糖尿病之良方,验证了张子和《儒门事亲·三消之说当从火断》中对本方的推崇确非虚语。

3. 实验研究　以结扎大鼠双侧颈总动脉造成急性实验性不完全性脑缺血模型,观察神芎丸对实验动物的脑缺血保护作用、抗缺氧作用及益智作用。结果:神芎丸对动物脑缺血有一定保护作用,可明显降低脑血管通透性;有明显改善动物学习记忆障碍作用;并且抗缺氧作用显著。结论:神芎丸对实验动物具有一定的对抗急性脑缺血、增强耐缺氧能力及改善学习记忆能力的作用。[贵阳中医学院学报,2004,26(4):57-59]

按:该试验从现代药理学层面对神芎丸"常服保养"功用予以了部分阐明。

三化汤(《素问病机气宜保命集》)

【组成用法】

厚朴、大黄、枳实、羌活各等分,上锉如麻豆大。每服三两。水三升,煎至一升半。终日服之。以微利为度,无时。

【原书主治】

中风,外有六经形征,内有便溺阻格。高热不退,发狂谵语,口眼㖞斜,半身不遂,九窍俱闭,唇缓舌强,小便不通,大便燥闭,舌红苔黄,脉滑有力。

【方论钩玄】

《医方考》:"大黄、厚朴、枳实,小承气汤也,上焦满,治以厚朴;中焦满,破以枳实;下焦实,夺以大黄;用羌活者,不忘乎风也。服后二便微利,则三焦之气无所阻塞,而复其传化之职矣,故曰三化。"

【开玄特点】

三化汤由厚朴、大黄、枳实、羌活组成。其中厚朴、大黄、枳实三味药可近似看作小承气汤,然小承气汤中大黄四两、厚朴二两、枳实三枚,而三化汤中三味药物用量相等,故更强调破气导滞之力,适用于玄府病"热气怫郁"的病机。三药合用,破气通便,荡涤肠胃可直接开通肠胃玄府。羌活辛苦性温,气味雄烈,发散宣透,不仅能开发肌表汗孔以解散表邪,对于全身脏腑经络、玄府窍道,亦能透达贯穿;此外,羌活还可升举清气,宣郁开窍,疏通经络,与小承气汤配伍,一升一降,一开一通,一表一里,相反相成,重在调和气机,升清降浊,开通玄府,将上下内外有机地结合起来,有"大气一转,其气乃散"之妙。故三化汤上能宣通脑之玄府,下能开通肠胃玄府,上下相因,升降兼施,内外结合,开通一身上下表里之玄府,使气血调和,津液畅通,神机通达。

综观全方以通下开玄与理气开玄为主,发散开玄为辅,具有宣行气血,通腑开结,调畅气机的作用,目前主要应用于中风病。

【开玄举隅】

1. 脑出血　王某,男,75 岁。因脑出血入院,神志恍惚,右侧肢体不遂 2 小时,经头部 CT 检查确诊为左壳核出血约 24ml,舌质红,苔薄白,脉弦滑有力,入院时热象并不明显,当天早晨患者曾大便 1 次,故未予通腑中药,而是给予对症治疗。可次日晨起患者体温已达 39℃,神昏,气息急促,口鼻干燥,大便未行,舌质深红,舌苔黄厚而干燥,脉弦滑大数,与入院时相比,病情迅速恶化,辨证以痰热腑实为主,急煎三化汤不拘时鼻饲。药用大黄 10g,枳实 10g,厚朴 10g,羌活 10g。至夜仍未大便,又予前方 1 剂加芒硝 10g 冲服。服药 2 小时后,大便 1 次,初为燥粪,异常臭秽,继之稀便,此后热势渐退,继续以三化汤口服,维持每日通便 1~2 次,以大便稍稀为准,48 小时后患者神志转清,头痛减轻,病情逐渐好转,调治 2 周后,复查头部 CT 显示出血已吸收一半。[长春中医药大学学报,2006,22(4):23]

2.脑梗死 杨某,男,64岁。7天前患者早晨起床时,出现言语欠流利,左侧肢体瘫痪,急赴医院诊治。CT示:左侧脑梗死。经脱水、扩血管等治疗1周,疗效不佳,遂转中医治疗。诊见:形体肥胖,言语不利,右侧肢体瘫痪,大便7天未行。舌淡胖、苔滑稍腻而厚,脉沉滑有力。诊为中风中腑。证属腑气不通,清窍被蒙,痰瘀阻滞,拟三化汤加味。处方:大黄、枳实、厚朴、羌活、桃仁、石菖蒲、远志、郁金各10g,钩藤、桑枝各30g。水煎服,服1剂,泻下黑硬便,量多奇臭。继服5剂,下肢可轻微上抬,继服20余剂,可缓慢行走,上肢可抬至肩,言语较流利。续服20剂,病渐向愈。随访1年未复发。[新中医,2000,32(3):51]

3.中风后遗症 徐某,女,56岁。因患脑梗死,住院治疗月余,渐趋好转,但遗右半身不遂,久治无效。曾服补阳还五汤无效;又予桃红四物汤合温胆汤仍无效。诊见:病人右侧肢体瘫痪,血压:135/90mmHg,纳可眠安,大便不实,舌体淡胖,苔中部腻,脉沉细。诊为中风后遗症,证属痰浊阻滞,脉络不通,拟三化汤加味。处方:酒大黄3g,枳实6g,桑枝30g,厚朴、羌活、桃仁、地龙各10g。水煎服。服7剂,下肢可轻微上抬;继服7剂,右下肢可抬离床面,右上肢可轻微上抬。继服30余剂,可扶杖慢行。1年后随访,基本康复。[新中医,2000,32(3):51]

按: 以上3例皆属中风,以三化汤为主治疗。中风病的病因病机多从风立论,刘河间明确指出了玄府闭塞不通或开阖失常,可导致气、血、津、液、精、神的升降出入障碍,使气失宣通,津液不布,血行瘀阻,神无所用而引发中风。三化汤中厚朴、大黄、枳实通腑攻下,使中焦舒利,气机调畅,津液流通而起到开通脑玄府的作用;羌活味薄上升,轻扬升散,直上巅顶,其宣散之性既可直接透达脑之郁闭玄府,又可引诸药上行入脑直达病所,提高疗效。中风病不论中腑、中脏,还是缺血、出血,抑或中风后遗症者,需通腑和(或)开窍醒神以畅通郁闭之玄府者,三化汤均可酌情加减运用。

大秦艽汤(《素问病机气宜保命集》)

【组成用法】

秦艽三两,甘草二两,川芎二两,当归二两,白芍药二两,细辛半两,羌活、防风、黄芩各一两,石膏二两,白芷一两,白术一两,生地黄一两,熟地黄一两,茯苓一两,独活二两。上十六味剉,每服一两,水煎,去渣,温服。

【原书主治】

中风外无六经之形证,内无便溺之阻格,知血弱不能养筋,故手足不能运动,舌强不能言语,宜养血而筋自荣,大秦艽汤主之。

【方论钩玄】

《医方考》:"中风,手足不能运动,舌强不能言语,风邪散见,不拘一经者,此方主之。中风,虚邪也。许学士云:留而不去,其病则实。故用祛风养血之剂兼而治之。用秦艽为君者,以其主宰一身之风,石膏所以去胃中总司之火,羌活去太阳百节之风疼,防风为诸风药中之军卒。三阳数变之风邪,责之细辛;三阴内淫之风湿,责之苓、术。去厥阴经之风,则有川芎;去阳明经之风,则有白芷。风热干乎气,清之以黄芩;风热干乎血,凉以生地。独活疗风湿在足少阴;甘草缓风邪上逆于肺。乃当归、芍药、熟地者,所以养血于疏风之后,一以济风药之燥,一使手得血而能握,足得血而能步也。"

【开玄特点】

大秦艽汤是刘完素"热极生风"说的代表方。刘氏在《素问玄机原病式·六气为病》中云:"中风瘫痪者,非谓肝木之风实甚而卒中也,亦非外中于风尔。"又在《素问病机气宜保命集·卷中》专立"中风论",认为"风本生于热,以热为本,以风为标,凡言风者,热也……是以热则风动";突出反映了刘氏主张中风由内引发的观点。刘氏认为:"将息失宜,而心火暴甚,肾水虚衰,不能制之,则阴虚阳实,而热气怫郁,心神昏冒,筋骨不用,而卒倒无所知也。多因喜、怒、思、悲、恐之五志过极,皆为热甚故也"。刘氏论中风,从内"热"着眼,病因由"五志过极",因玄府闭郁而致气血不通,神无所用。实未言及"外风"。

目前各种《方剂学》教材中,均将本方列为"风邪初中经络证"的代表方剂,用于治疗"口眼㖞斜,舌强不能言语,手足不能运动,或恶寒发热,苔白或黄,脉浮数或弦细"者,与刘完素制方本意存在较大差距("外无六经之形证")。究其原因,是因本方中配用了大量疏风散邪之品,后世以药测证,认为是为风邪侵袭而设,实非刘氏本意。考究大秦艽汤中应用大队风药之用意,大致有以下两点:

1. 风药以其辛散之力,开通玄府,"令郁结开通,气液宣行,流湿润燥,热散气和"(《素问玄机原病式·六气为病》)。刘氏还指出,"凡用辛热开冲风热结滞,或以寒凉佐之犹良,免致药不中病而风热转甚也""是故善用之者,须加寒凉"(《素问玄机原病式·六气为病》)。诸辛热风药与石膏、黄芩、生地伍用,正是体现了这层意思,既制开通药物之热,又可使结散而无复郁之弊。

2. "高巅之上,惟风可到"。风药气味辛香走窜,直上入脑,通玄开闭。且风药不仅治风,而且治血,具有宣畅脑部气血、祛瘀通络之功。对中风病主要病理因素风、火、痰、瘀均有治疗作用。畅行气血。

当然,风药的祛风作用是客观存在的。因此本方对于风邪初中经络也是适用的,而外风引动内风之证,则尤为适合。总之,有外风可祛、可散,无外风可通、可疏,大秦艽汤对于急性脑血管病有较高的应用价值,值得进一步发掘,深入研究。

【开玄举隅】

1.脑出血 张某,女,50岁。患脑出血,上下肢难以活动,仅足能上翘,指能微动,咽干口燥,自汗恶风,头痛,手足热,舌强语謇,舌红干,脉弦滑有力。辨证为血虚内热,风壅经络,治以养血清热,祛风通络。处方:当归20g,赤芍20g,川芎10g,生地20g,熟地20g,秦艽15g,独活15g,羌活15g,防风10g,白芷10g,生石膏50g,黄芩15g,葛根7.5g,生甘草7.5g,水煎,日2次服。服药10剂,患肢功能明显恢复,可持一般轻物,能扶杖行走,颈软、头痛减轻,仍口渴自汗,恶风,舌红稍润,脉弦滑略见缓象。方取前意,酌为加减:生地20g,熟地20g,川芎15g,赤芍20g,桃仁15g,葛根20g,桂枝15g,羌活、独活各10g,防风15g,白芷15g,生石膏40g,茯苓20g,甘草10g,水煎,日2次服。再服药10剂,患侧肢体功能继续恢复,已能独自行走,舌润,脉弦转缓。此热清血和,风邪大除,仍以养血疏风之法:当归20g,赤芍15g,防风15g,川芎15g,羌活、独活各10g,生地、熟地各20g,白芷10g,牛膝15g,秦艽15g,甘草10g,水煎服。继服药十余剂,患肢功能基本恢复正常,仅步履欠灵活,嘱服上方数剂以善后。[实用中医内科杂志,1991,5(4):1]

按:此案为血虚内热,气血壅塞所致,治宜养血活血通络,祛风开玄散热,兼以祛邪,内外合治。此法与补阳还五汤以补气为主,活血通络为辅不同,此因邪气壅遏,气血瘀滞,忌用补药,误补易使玄府闭塞,邪气更难祛除。

2.面神经麻痹 大秦艽汤加味治疗特发性面神经麻痹患者60例。方药组成:秦艽15g,川芎9g,独活9g,当归9g,白芍9g,石膏15g,甘草6g,羌活9g,防风9g,白芷9g,黄芩9g,白术6g,茯苓6g,生地黄9g,熟地黄9g,细辛3g,金银花12g,连翘12g。若无内热减石膏、生地黄;兼有痰湿者加白僵蚕、胆南星;口角抽搐加全蝎、蜈蚣。日1剂,水煎,早晚温服。15剂为1疗程,共治3个疗程。结果:治疗3个疗程后,痊愈52例,显效5例,无效3例,总有效率为95%。[河南中医,2014,34(9):1843]

按:特发性面神经麻痹证属中医"口僻"范畴,病因乃体虚受风,脉络空虚,卫外不固,风邪乘虚而入,玄府壅塞,气血痹阻而成,当以祛风通络为主,养血活血为辅。秦艽、羌活、独活、防风、细辛辛温祛风,散邪通络;生地黄、石膏、黄芩、金银花、连翘凉血清透,宣散阳热怫郁,辛温祛风与辛苦寒药物同用,风去热散玄开,气津流通,则㖞斜自正。此外,据"治风先治血,血行风自灭"之原则,用当归、白芍、熟地黄、川芎养血活血,祛风不伤阴血为辅。

3. 左侧腘静脉栓塞　患者,女,62岁。患者于1天前夜间突然左下肢剧烈疼痛,逐渐肿胀,活动时加重,病后曾经予"活血通脉"等药治疗无效,彩超示左下肢腘静脉栓塞,建议手术植网。查左下肢肿胀,局部有压痛,患肢围42cm,舌淡红苔薄白,脉象沉涩。本病由痰瘀毒邪阻塞左侧下肢脉络,影响津血循环,使其瘀积于组织之间。处方:秦艽、木瓜、羌活、独活、防风、川芎、桃仁各9g,细辛3g,生地黄15g,熟地黄、当归、赤芍、川牛膝、茯苓各12g,白术8g,地龙18g,水蛭15g。嘱其卧床休息,抬高患肢30°。药进1剂疼痛即减,5剂痛止肿消,能下床活动,连服15剂,测患肢围36cm,恢复正常。[环球中医药,2016,9(2):230]

按: 本病属于中医"脉痹"的范畴,由于气血流行不畅,而致血停为瘀,津凝为痰,痰瘀互结阻塞经络,属于痰瘀毒邪导致下肢栓塞之急症,且痰瘀凝块易随气血上行可致肺络阻塞,气血郁闭,凶险之证不可不防。治疗宗"治血先治风,风去血自通"之意,采用大秦艽汤配地龙、水蛭、桃仁,加牛膝、木瓜引药下行,全方共达祛风通经活络、逐化痰瘀之功。证明祛风药具有活血作用,可增加化痰祛瘀药的疗效,对外周血管阻塞引起肿痛病可收到满意的效果。

第二节　历代名方

本节精选古今名方14首,尝试从玄府学说的新视角予以重新认识,分析其在开通玄府方面的功用,并列举古今医家成功经验,展示其开通郁闭、畅达气血津液精神的运用价值,为进一步拓展其临床应用空间提供新的思路。

麻黄汤(《伤寒论》)

【组成用法】

麻黄三两,桂枝二两,杏仁七十个,炙甘草一两。上四味,以水九升,先煮麻黄,减二升,去上沫,内诸药,煮取二升半,去滓,温服八合,覆取微似汗,不须啜粥,余如桂枝法将息。

【原书主治】

太阳病,头痛,发热,身疼,腰痛,骨节疼痛,恶风,无汗而喘者,麻黄汤主之。

太阳病,脉浮紧,无汗,发热,身疼痛,八九日不解,表证仍在,此当发其汗……麻黄汤主之。

【方论钩玄】

《伤寒来苏集》:"此为开表逐邪发汗之峻剂也。古人用药法象之义。麻黄中空外直,宛如毛窍骨节,故能祛骨节之风寒,从毛窍而出,为卫分发散风寒之品。桂枝之条纵横,宛如经脉系络,能入心化液,通经络而出汗,为营分散解风寒之品。杏仁为心果,温能助心散寒,苦能清肺下气,为上焦逐邪定喘之品。甘草甘平,外拒风寒,内和气血,为中宫安内攘外之品。此汤入胃,行气于玄府,输精于皮毛,斯毛脉合精而溱溱汗出,在表之邪,其尽去而不留,痛止喘平,寒热顿解,不烦啜粥而藉汗于谷也。"

【开玄特点】

本方是发散开玄的代表方。除发汗解表、宣肺平喘外,通过开通玄府,可起到开窍醒神、宣痹止痛、散寒通络、聪耳通鼻、利咽开音、利水消肿等多种作用,历代医家广泛应用于内、妇、儿、五官、皮肤等科。

麻黄为本方君药。《神农本草经百种录》指出麻黄能"深入积痰凝血中。凡药力不到之处,此能无微不至,较之气雄力浓者,其力更大"。《本经疏证》亦认为麻黄"气味轻清,能彻上彻下,彻内彻外,故在里则使精血津液流通,在表则使骨节肌肉毛窍不闭,在上则咳逆头痛皆除,在下则癥坚积聚悉破也",结合玄府在全身内外分布的广泛性与麻黄在体内无处不到的特点,麻黄应是开通玄府的要药。桂枝祛风解肌,温经通脉,与麻黄相配,强助麻黄的宣通之力。杏仁通利肺气,止咳平喘,与麻黄相配,一宣一降,助玄府气机通畅。炙甘草益气和中,调和诸药。四药合用,宣散、调气、温通共开玄府闭郁。

本方临床应用范围可归纳为以下几个方面:①外感风寒,卫阳被遏所致的恶寒发热、头身疼痛等,用以发汗解表,主治风寒侵犯太阳之经的表实证。②肺气闭郁,宣降失常所致的咳嗽喘促、浮肿、急性肾炎等,用以辛散开邪、宣肺平喘,利水消肿。无论是否兼有表证,患者但见肺失宣肃的征候,即可运用本方宣发肺气,通调水道。③表寒入里,化为内寒之证,如风寒湿痹、雷诺氏症、面瘫等,用以温经散寒通脉。④因本方有卓著的开通宣散作用,临床上凡是属实的玄府闭郁,无论何处、何种表现形式,均可考虑采用本方化裁。

【开玄举隅】

1. 耳鸣　李某,60岁。半月来,耳鸣如潮,曾服龙胆泻肝丸不见好转,诊见耳鸣不聪,咳嗽胸闷,鼻塞流涕,舌淡苔白,脉浮紧。证属肺失宣降,耳窍不荣,拟麻黄汤加味,处方:麻黄6g,桂枝6g,杏仁9g,桔梗9g,桑白皮6g,石菖蒲6g,郁金9g,甘草3g。服药五剂,耳鸣消失。[云南中医学院学报,1986,(4):43]

按:本例耳鸣,用龙胆泻肝丸治之不效,说明病不在肝胆。伴见鼻塞流涕,舌淡苔白,脉浮紧,乃风寒袭肺,肺失宣降,经脉闭阻,不荣耳窍所致,故选麻黄汤加菖蒲、郁金宣降肺气,开玄通窍,使肺气宣降,经脉通畅,气津上荣,耳窍得其滋养,则耳鸣自止。

2. 急性乳腺炎　赵某,女,25岁,初产后3个月,自哺,冷水洗衣后,感左侧乳房肿胀疼痛,至夜10点钟,感畏寒、全身酸楚,次日上午9点,来诊,查左乳胀大有搏动性疼痛,乳汁尚通;外下象限有4cm×4.5cm之硬块,触之疼痛,皮肤潮红,左腋窝淋巴结肿大,舌苔薄白,脉浮数,体温38.7℃,白细胞$14×10^9$/L,处以麻黄10g,桂枝10g,杏仁10g,甘草9g,蒲公英30g,金银花15g。1剂,水煎服,早晚各1次,服取微汗,次日告知,诸证悉除,随访1年未复发。[中原医刊,1990,(4):9]

按:急性乳腺炎多以清热解毒、软坚散结为治,本案施以麻黄汤加蒲公英、金银花、漏芦者,为患者有确切感寒史,寒性收引凝滞,导致玄府闭郁,郁而化热,蒲公英、金银花为治乳痈之要药,清热解毒消痈,麻黄汤发散开玄,祛邪外出,玄府开通则郁热自散,故收效甚捷。

3. 顽固性呃逆　丁某,男,26岁。月余前外出淋雨,回家后即发热恶寒,头身疼痛,腹部胀满,恶心欲吐,呃逆。他医以感冒治疗,予复方乙酰水杨酸片、桑菊感冒片等,除呃逆如故外,余症悉减。又治呃逆1个月,呃逆反有加剧之势。患者表情痛苦,面㿠神疲,呃逆频频,声音响亮。胃内食物常因呃逆而涌出,脘腹时痛,厚衣裹体,身困头昏,舌淡,苔薄白,脉浮稍紧。此乃太阳表寒未解,郁闭肺卫,经输不利使然。治宜发汗解表,宣肺止呃。麻黄汤加味:麻黄12g,桂枝10g,杏仁15g,炙甘草6g,柿蒂50g。1剂,水煎服。药后周身出汗少许,厚衣尽去,呃逆有减。原方再进1剂,呃逆几除,他症亦减。减麻黄量至6g,坚持服完3剂,呃逆不作,病告痊愈。[河南中医,1992,12(6):260]

按:本例呃逆月余,屡治不效,盖习惯性思维使然。该患者外感呃逆,虽感冒症状看似消失,然厚衣裹身,呃逆声响亮,脉浮紧有力,说明表寒实之病机仍存。手太阳经贯肠,络胃属肠,风寒束表,肺卫闭遏,太阳经输不利,故膈动呃逆，脘腹疼痛。以麻黄汤为主开玄散寒，重加柿蒂治标，标本同治，霍然而愈。

4. 鼻衄　中年女患者，深秋上午于野外劳动，汗出当风脱衣，旋即头痛恶寒，全身关节疼痛，发热、无汗，自服西药阿司匹林，微汗出后，头痛稍减，至午后头痛加重，恶寒发热转甚，随即鼻流血盅许，则诸症略减，后又流血两次，量同前。家人邀诊，观其脉证，显然系外感风寒证，拟麻黄汤方。麻黄 8g，桂枝 6g，甘草 3g，杏仁 6g，服后约半时许，病人心烦欲去衣，目合不欲睁，头痛面赤随即又流鼻血，量较前为多，流血后头痛面赤略减，但仍无汗。继服此方，药后覆被。服后半时许，汗出先从头部始，继则遍及周身，随即诸症悉除。［吉林中医药，1981，(1)：36］

按：风寒束表，郁而化热，可发为鼻衄。初用麻黄汤开达玄府以发汗，病减而不愈，继服此方，再加温覆法以辅汗，汗出邪去则病安，可见感受风寒外邪之重，腠理闭塞之甚。

麻黄附子细辛汤（《伤寒论》）

【组成用法】

麻黄二两，炮附子一枚，细辛二两。上三味，以水一斗，先煮麻黄，减二升，去上沫，内诸药，煮取三升，去滓。温服一升，日三服。

【原书主治】

少阴病，始得之，反发热，脉沉者，麻黄附子细辛汤主之。

【方论钩玄】

《伤寒溯源集》："以麻黄发太阳之汗，以解其在表之寒邪；以附子温少阴之里，以补其命门之真阳；又以细辛之气温味辛专走少阴者，以助其辛温发散。三者合用，补散兼施，虽微发汗，无损于阳气矣，故为温经散寒之神剂也。"

【开玄特点】

本方为发散开玄与温通开玄相结合的经典方剂，具有很强的开通玄府功效，发挥开窍明目、聪耳利咽、化饮止咳、利水消肿、通络止痛等多种作用，历代医家广泛应用于内、外、妇、儿、五官等各科病症。

麻黄细辛附子汤作为苦辛甘温复方，方中的三味药物都具有很强的开通作用。前人谓麻黄"轻扬上达，无气无味，乃气味中之最轻者，故能透出皮肤毛孔之外，又能深入积痰凝血之中"；细辛"芳香最烈，故善开结气，宣泄郁滞，而能上达巅顶，通利耳目，旁达百骸，无微不至"；而附子一味，"禀雄壮之质，有斩关夺将之气""气味俱厚而辛烈，能通行十二经，无所不至"（《本经逢原》）。

三味相伍,可谓温散兼施,通补并用,彻内彻外、能上能下,可升可降,共奏开通玄府、振奋阳气、鼓舞气化之功。本方不仅能温能散,而且善开善通。与防风通圣散相比,尽管一偏清泄,一偏温补,但二方在开通玄府、流畅气液方面却有异曲同工之妙,因而皆有着广阔的运用空间。

本方临床应用范围可归纳为以下几个方面:①阳虚感寒,用以温经发汗、散寒解表,主治少阴阳虚而寒客太阳之经的太少两感证,或寒邪直中少阴之经而致的少阴虚寒证。②阳虚寒凝、湿滞络阻的疼痛、浮肿等杂病,无论有无外感,是否兼有表证,患者见精神不振、倦怠乏力、畏寒肢冷、口淡不渴、舌淡胖、苔白润、脉沉细或迟或弱等阳气不足之候,即可运用本方温扶阳气,散寒通络。③寒邪凝滞,阳气不通之证,如风寒湿痹、寒凝腰痛、急慢性喉炎、咽炎、鼻窦炎、扁桃体炎、牙周炎以及头风久治不愈等,无论是否阳气虚弱,亦可使用本方温经散寒,宣通阳气。

基于本方卓越的开通作用,对于某些阳气郁滞之证,不论外感内伤,阳虚是否、寒象有无,亦可用之。如干燥综合征,使用他法乏效者,大胆投以本方,可鼓动阳气之运行,推动阴津之输布,气行则津布而燥润,则"诸涩枯涸,干劲皴揭"之证可除。又如咽痛喉痹,不论新旧,服清凉无效或加重者,试用或合用本方(视证情斟酌用量),开启闭塞,宣通郁滞,常可收意外之效。

【开玄举隅】

1. 暴盲　宋某,男,44 岁。患者双眼突然视力减退,如在阳光下视物则头微昏,起病已有 5 天,经西医检查:视力双眼 0.02,外眼、间质和眼底均未查见异常,未作处理。曾自服六味地黄汤加减无效,来诊时舌脉无特殊表现,再详细追问病史,得知其于发病前 1 天梦遗,下午外出淋大雨,次晨起床后即感视物模糊。此乃肾虚感寒,直中少阴,闭塞目中玄府,因而视力减退。属少阴厥阴内障目病,予服麻黄附子细辛汤 6 剂后,视力上升,右眼 0.3,左眼 0.1,头痛已解。为振奋肾阳,引邪外出,再服桂枝加附子汤:附子 18g,桂枝 10g,白芍 10g,甘草 10g,生姜 10g,大枣 1 枚。服药 10 剂,视力右眼 0.4,左眼 0.3;眼底视盘边界稍模糊,后极网膜反光增强,黄斑中心凹光反射不清,网膜中央静脉轻度扩张。改拟真武汤加减,附片 18g,茯苓 10g,白芍 10g,生姜 10g,丹参 25g,炒谷芽 30g,炒麦芽 30g。服上方 18 剂,视力恢复至右眼 1.0,左眼 0.9,眼底除颞侧稍淡外,余症均恢复正常。(《古今名医临证金鉴·五官科卷》)

2. 暴聋　李某,男,21 岁。以两耳突然听力障碍 1 天就诊。自述 1 天前清洗衣被,始用手搓,继以脚踩,赤脚露臂于冷水池中浸泡 2 小时余,至晚,凛凛恶寒。今日晨起,耳聩聩无所闻,神倦身痛,举步无力。观其形体瘦弱,神情委顿,目光黯淡,面色青灰,唇紫舌绛苔白润;询知口淡、脘闷、恶油;察六脉沉细而紧。辨证:寒邪直中太、少二阴。治则:温肾宣肺,佐以暖脾。方药:麻黄 15g,细辛 8g,附片 30g,生姜 20g。二煎后分温 2 服,昼夜各 1 剂。服药后覆被暖卧。1 剂尽,入夜,全身震颤约 20 分钟,继以烦闷躁扰约 5 分钟,然汗出,耳内随作"砰"然之沉闷声,声过,听力恢复。继进第 2 剂,至晨,身痛亦愈。唯精神委顿,脚下轻飘,口淡纳呆。是肺气已宣,肾气已通,而脾阳尚未大振。改投附子理中汤加防风苏叶汤,5 日服 3 剂,诸症痊愈。[中医杂志,1994,35(8):504]

3. 暴喑　余某,男,63 岁。因骤然音哑,几至于废 4 日就诊。自述 5 日前夜间受寒,至晨,声嘶神倦,头痛项强。服银翘丸后音哑近绝,且转增脘闷欲吐,嚼食生姜一块后稍安。观其人形体壮盛,夹鼻青灰,面有倦容,舌质正常,苔白润,言谈时状如呼喊,仍微弱不可闻;询知其头痛项强、脘闷欲吐等症并无稍减;察六脉沉细而紧。辨证:寒中太、少二阴。治则:宣肺温肾,佐以暖脾。方药:麻黄细辛附子加干姜汤。麻黄 18g,辽细辛 8g,附片 40g,干姜 10g。上方昼夜各尽 1 剂,至次日黎明,汗大出,汗后酣然入睡,至晌方醒,醒来音声恢复,诸症若失。唯觉全身松散乏力,原方麻黄、辽细辛均减至 3g,附片、干姜各减半,1 日 1 剂,避风暖卧静养。服 3 剂,体力恢复。[中医杂志,1994,35(8):504]

按:以上 3 例暴盲、暴聋、暴喑,均为寒邪直中少阴、太阴,闭塞玄府,"脉沉细"是少阴虚寒证,当以麻黄细辛附子汤治之的重要依据。寒凝窍闭,治法当温通开玄,用方以麻黄附子细辛汤为首选。

4. 周围性面神经麻痹　傅某,男,1 岁。儿母代诉:昨日鼻塞呵欠,倦怠,在医务室给予鱼腥草针 1 支、小儿复方阿司匹林、退烧药,翌日见患儿口眼㖞斜,经检查:体温 37.2℃,心肺无异常,左侧眼睑闭合不全,口向右㖞,仍喷嚏,诊断为风寒所致的原发性周围性面神经麻痹。处方:麻黄 1.5g,附片 1.5g,细辛 0.5g,黄芪 10g,当归 4g,薏苡仁 8g,白术 6g,代赭石 3g,钩藤 10g,僵蚕 5g,甘草 2g。连服 3 剂痊愈。[四川中医,1985,(3):11]

按:原发性周围性面神经麻痹的发生,与素体气血不足,风寒湿邪外侵,痰瘀阻络密切相关。除用黄芪、当归补气养血活血,白术、薏苡仁益气除湿,钩藤、僵蚕、代赭石平肝息风外,妙用小剂量麻黄附子细辛汤温振阳气,开玄达邪,祛风散寒。

大黄附子汤（《金匮要略》）

【组成用法】

大黄三两,炮附子三枚,细辛二两。以水五升,煮取二升,分温三服。若强人煮取二升半,分温三服。服后如人行四五里,进一服。

【原书主治】

胁下偏痛,发热,其脉紧弦。

【方论钩玄】

《金匮要略心典》:"胁下偏痛而脉紧弦,阴寒成聚,偏着一处,虽有发热,亦是阳气被郁所致。是以非温不能已其寒,非下不能去其结,故曰宜以温药下之。程氏曰:大黄苦寒,走而不守,得附子、细辛之大热,则寒性散而走泄之性存是也。"

《温病条辨》:"此邪居厥阴,表里俱急,故用温下法以两解之也。脉弦为肝郁,紧,里寒也;胁下偏痛,肝胆经络为寒湿所搏,郁于血分而为痛也;发热者,胆因肝而郁也。故用附子温里通阳;细辛暖水脏而散寒湿之邪;肝胆无出路,故用大黄,借胃腑以为出路也。大黄之苦,合附子、细辛之辛,苦于辛合,能降能通,通则不痛也。"

【开玄特点】

《金匮要略·腹满寒疝宿食病脉证治》曰:"胁下偏痛,发热,其脉紧弦,此寒也,以温药下之,宜大黄附子汤"。原书用方指征简略,仅为胁下偏痛、发热,对此,历代诸家阐述虽不尽一致,但均不离因寒而实、阳气被郁这一病机。方中附子味辛大热,温阳散寒,细辛"佐附子能散诸疾之冷"(《本草汇言》),二者通阳散寒开闭;大黄苦寒,荡涤肠胃,推陈致新,《本经疏证》誉为"斡旋虚实通和气血之良剂"。全方苦辛相合,能散能通,故后世医家将此方扩大应用于治疗各种寒实壅结之阴结证,只要具备寒实证候,不论新病久病,痛之缓急,均可用之。

张锡纯称此方为"开结良方",从玄府学说分析,本方也是"开玄良方"。方中三味药物均为强力开玄之品:附子温通开玄,"为通行十二经纯阳之要药"(《本草正义》),细辛香窜与发散开玄,贯通上下内外;大黄通下开玄,兼有清泄、活血开玄之功,"迅速善走,直达下焦,深入血分,无坚不破,荡涤积垢"(《本草正义》),为"一窍通,诸窍皆通,大关通,而百关皆通的要药"(《温疫论》)。全方融温、清、通、下、散于一炉,开玄之力甚强。

原方附子用量甚重,体现温下之法。实际运用中可根据证情灵活配制各药剂量比例,调整其寒热之性。故临床应用并不局限于寒实阴结。如近代医家章次公,对于诸如痢疾之证,脾阳不足,湿热留恋不去者,以及胃脘痛属阳气内亏,邪热内结者,均主张大胆使用干姜、附子以助恢复功能,使用大黄以助泻热逐积。《章次公医案》中提出"温泄"之说:"所谓温泄,用姜附振奋中阳,增加功能,以助硝黄通便除积,导邪下行,乃相兼顾之法"。现代临床运用中,胆道结石、胆囊炎、肠梗阻、细菌性痢疾、慢性肾衰等,不论是痛在胁下,或在腹部,也不论是偏痛还是不痛,发热或不发热,只要病人有脾胃虚寒之象,又需泻下攻邪者,均可用之。即使是术后、产后虚人,或重病体虚甚者,大便不通;或胃腹急痛者均可使用,多能收药到痛除之效。

此外,附子、大黄小剂量应用,通过开宣胃肠之玄府,还可斡旋全身气机升降,又不限于具备泻下指征之实证。如《止园医话》言:"将附子与大黄加入普通治病气方中,收效迅速。"故而在气机郁闭诸证治疗中,酌情加入少量附子、大黄开玄启闭,往往可见意外之效用。

【开玄举隅】

1.慢性肾衰竭 靳某,男,50岁。因"双下肢肿伴恶心乏力加重2天"入院。患者有"多囊肾"史20余年,平素常觉腰酸乏力,未加重视。五年前,患者自觉腰部酸痛加重,且出现下肢浮肿,当时查肾功能异常,血肌酐为270μmol/L。此后在门诊间断治疗,效果不显,血肌酐渐上升至500μmol/L。此次入院见:神疲乏力,面色晦黯,易疲劳,身肿,以双下肢为甚,不思饮食,恶心呕吐,气促,腰部酸痛,小便短少,夜寐欠安,舌质淡,苔白腻,脉沉细。入院查肾功能示:尿素氮23.84mmol/L,血肌酐503.86μmol/L,二氧化碳结合力16.07mmol/L。中医诊断:水肿(肾虚湿浊);西医诊断:多囊肾,慢性肾功能不全(尿毒症期)。入院后予大黄附子汤保留灌肠,每日2次,连续15天,并予利尿、降压、纠酸等治疗,配合对症处理。6月10日复查肾功能示:血尿素氮3.7mmol/L,肌酐86μmol/L,二氧化碳结合力24mmol/L,水肿、恶心呕吐消失,腰酸好转,痊愈出院。[四川中医,2004,22(2):49-50]

2.肠梗阻 周某,男,48岁。患胃脘痛10余年,脘腹疼痛,痞满饱胀,嗳气吞酸。胃镜检查示慢性浅表性胃炎、十二指肠球炎。近日复因饮食过量,腹痛胀满加重,大便3天未行,无矢气,腹痛拒按,剧时手足逆冷,濈濈汗出,呕吐频作,烦躁不安,舌淡、苔厚腻,脉沉。摄腹部X线平片,诊断为急性肠梗阻。此乃食滞于内,寒湿痹阻,胃失通降。治拟温中降逆,通腑止痛。方用大黄附子汤合吴茱萸汤加减:大黄10g,附子5g,细辛3g,吴茱萸3g,党参6g,半夏10g,陈皮10g。2剂,水煎服。复诊:大便通畅,腹痛锐减,面色萎黄,神疲乏力,舌淡红、苔薄白,脉沉弱。属脾胃虚寒,运化无权,拟温中健脾,理气止痛。方用香砂六君子汤合良附丸加减3剂,疼痛消失。[山西中医,1998,14(1):39-40]

3. 急性胰腺炎　杨某,女,41岁。患者于入院前1天因食肉较多,次日晨起时突感上腹部疼痛,呈持续性刀割样痛,疼痛放射至腰背部,弯腰抱膝体位疼痛稍减,伴恶心呕吐,大便秘结,周身发冷,舌红苔白腻,脉弦紧。血细胞分析:白细胞21.2×10⁹/L,中性粒细胞89%,淋巴细胞11%。血清淀粉酶320U/L,尿淀粉酶512U/L。B超示:急性胰腺炎。立即予以禁食、抗感染、补液;并予以大黄附子汤加味:大黄12g(后下),附子9g,细辛6g,半夏9g,竹茹12g,川楝子12g,枳实15g,广木香9g,炙甘草9g,水煎服,分次频服。服药1剂后,大便通,腹痛减轻,呕吐止。大黄量减为9g,再服3剂,腹痛大减。复查血清淀粉酶、尿淀粉酶及血细胞分析均正常,大黄量减为6g,加白芍30g,继服6剂,B超检查胰腺正常,予以出院,随诊1年未复发。[云南中医中药杂志,2004,25(5):15]

按:以上三案,虽病名各异,或虚或实,但均有玄府郁闭之病机。投以大黄附子汤,使腑气畅通,玄府开张,阴凝得散,气血流通,则诸证得以解除。其中肠梗阻、胰腺炎属急腹症,痛则不通,易于理解;慢性肾衰竭病机错综复杂,何以收效?这便需要从玄府学说深一层分析。本病属于中医"关格""癃闭"范畴,病机为脾肾受损,肾失气化开合之职,脾失水湿运化之能,以致当升不升,当降不降,当泄不泄,当藏不藏,水湿内蕴体内,日久化浊,浊腐成毒,毒滞成瘀,而湿、浊、毒、瘀相互交结,壅结于内,玄府闭塞是其病机症结所在。大黄附子汤直指郁闭玄府开之通之,复其升降出入之用,减轻湿浊毒瘀之害,故能有助于肾功能的恢复,成为治疗该病的重要基础方剂。

4. 抑郁症　张某,女,54岁。2年前因其夫患帕金森病而郁闷不解,致情绪低落,后诊断为抑郁症。曾多次服中药治疗效果不佳,方药多为疏肝解郁、养心安神类,后服用盐酸氟西汀维持至今。症见:头晕神疲,面淡无华,自觉胸闷胁胀,右胁下时痛,周身不适,失眠健忘,纳差,大便干,3~4天一行,小便如常,舌质淡、苔薄白腻,脉弦。观其脉症,辨为肝经寒郁胃腑不降,寒实内结证。予以大黄附子汤,取其温经散寒、通便破结之功,以破胸腹之滞,静观其效,此乃釜底抽薪之变法。附子(先煎)15g,细辛6g,生大黄(后下)15g。每日1剂,水煎分2次温服,便行减量。服5剂后复诊:胸闷胁胀明显减轻,右胁下未再疼痛,食欲增加,睡眠渐多,精神渐佳。改上方中生大黄15g为炙大黄10g,继服 6 剂,嘱渐停盐酸氟西汀。随症加减,共服药 2 月余,病愈。随访半年未复发。[甘肃中医学院学报,2012,29(5):34-35]

按:抑郁症患者多因情志不舒、气机郁滞而致病,治疗多为疏肝解郁、养心安神。本案以大黄附子汤施治,别开生面。此案之抑郁,为寒邪束于肝经,肝之玄府郁闭,气血津液均不得正常布散所致。附子温阳以散积寒,大黄通闭以除郁结,细辛"主温中,下气,益肝胆,通精气"(《名医别录》),可温散肝经之寒,辛开肝经之郁。三药合用,开玄解郁,药简力宏。

5. 过敏性紫癜　朱某,女,10 岁。患儿 1 周前全身发现紫斑,经儿科诊断为过敏性紫癜欲收治入院,因家属不同意而在门诊治疗 3 日,又继服清热凉血活血中药 2 剂均无缓解。证见四肢伸侧面有大小不等之密集紫斑,下肢为多,不痛不痒,按之不退色,皮损表面光滑,无苔藓样改变。面色微黄,印堂发青,鼻头冷色白,大便 3 日未行,时腹疼痛,脉象弦紧,质淡苔白。证属寒实内结,脉络凝阻。处方:附片 30g,大黄 15g,细辛 6g,当归 10g,服用 1 剂后,大便通畅,腹痛止,四肢鼻准转温,紫斑明显消散,再服 1 剂,紫斑全消。[云南中医杂志,1983,(3):23-24]

按:本案凭患儿面青肢冷,腹痛大便秘结,投以大黄附子汤二剂,药未尽剂而病便霍然而愈。究其原因,阳明经为十二经之海,乃多气多血之经,寒实内结,阳明玄府阻滞,津血不能正常流通,血不循经,外溢而现紫斑。方中附子、细辛温经散寒,附子又能"通经脉之寒痹"(《长沙药解》);大黄、当归泻下逐瘀,四药同用,畅达玄府,气血流通,血溢自止,效若桴鼓。

大黄䗪虫丸(《金匮要略》)

【组成用法】

大黄蒸,十分,黄芩二两,甘草三两,桃仁一升,杏仁一升,芍药四两,干地黄十两,干漆一两,虻虫一升,水蛭百枚,蛴螬一升,䗪虫半升。右十二味,末之,炼蜜和丸小豆大,酒饮服五丸,日三服。

【原书主治】

五劳虚极羸瘦,腹满不能饮食,食伤、忧伤、饮伤、房室伤、饥伤、劳伤,经络营卫气伤,内有干血,肌肤甲错,两目黯黑。缓中补虚,大黄䗪虫丸主之。

【方论钩玄】

《绛雪园古方选注》:"大黄䗪虫丸,君以大黄,从胃络中宣瘀润燥。佐以黄芩清肺卫;杏仁润心营;桃仁补肝虚;生地润肾燥;干漆性急飞窜,破脾胃关节之瘀血;虻虫性升,入阳分破血;水蛭性下,入阴分逐瘀;蛴螬去两胁下之坚血,䗪虫破坚通络行伤,却有神功,故方名标而出之。芍药、甘草扶脾胃,解药毒。缓中补虚者,缓,舒也,绰也,指方中宽舒润血之品而言也。"

《金匮要略心典》:"虚劳症有挟外邪者,如上所谓风气百疾是也;有挟瘀血者,则此所谓五劳诸伤,内有干血者是也。夫风气不去,则足以贼正气而生长不荣;干血不去,则足以留新血而渗灌不周,故去之不可不早也。此方润以濡其干,虫以动其瘀,通以去其闭,而仍以地黄、芍药、甘草和养其虚,攻血而不主专于血,一如薯蓣丸之去风而不着意于风也。喻氏曰:此世俗所称干血痨之良治也。血瘀于内,手足脉相失者宜之。兼入琼玉膏补润之剂尤妙。"

【开玄特点】

大黄䗪虫丸载于《金匮要略·血痹虚劳病脉证并治》,为虚劳而内有瘀血所设,方中集众多破血逐瘀之品,尤其是虫类蠕动之物,且弃汤用丸,小量长服,为峻药缓图之典范。后世应用大黄䗪虫丸治疗临床诸证,均属实中夹虚。瘀虽因虚而起,但瘀积已甚,瘀血不去,则新血不生,正气无由恢复。如唐宗海言"干血不去,则新血断无生理,故此时虽诸虚毕见,总以去干血为主也"(《血证论》)。

本方以活血开玄、搜剔开玄相结合,辅以补虚开玄之品,又施以丸剂,以渐消缓散,使瘀祛新生,则病自痊愈,方中药物开玄治法可分三类:

1. 大黄本为通下开玄要药,但在方中用量甚轻,且蒸用,泻下力弱,主要起活血化瘀作用,《神农本草经》称其"主下瘀血"而"破癥瘕积聚……推陈致新";辅以桃仁活血开玄。䗪虫善"破坚癥,磨血积"(《珍珠囊补遗药性赋》);辅以水蛭、虻虫、蛴螬破血逐瘀,诸虫药皆有搜剔之功;干漆"能削年深坚结之积滞,破日久凝聚之瘀血"(《景岳全书》)。众药相配,并加酒服用以行药势,活血开玄、搜剔开玄并举。

2. 黄芩、杏仁宣利肺气,配大黄开瘀血下行之路。

3. 重用地黄、芍药,合桃仁、杏仁、甘草滋阴养血,润燥散结,补虚以助开畅玄府。

总而言之,本方体现了以通为补、寓补于通之法,如张璐所言:"举世皆以参、芪、归、地等以补虚,仲景独以大黄䗪虫丸补虚。"临床应用本方,当视病证虚实的侧重,酌情辅以扶正之剂以求两全。

【开玄举隅】

1. **脑梗死** 某男,68岁,左侧半身麻木瘫痪3天来诊。患者入院前3天在午间休息时突然感觉头晕不适,右侧面部麻木,语言不利,左侧肢体酸麻继而不能自主活动,行走不利,无小便失禁,大便4日未行。收入院后检查神志清楚,精神尚好,血压:135/90mmHg,舌质红,苔黄,脉弦。头颅CT平扫提示:右颞部脑梗死,右侧基底节区腔隙性梗死。中医诊断为中风,证属气虚血瘀,阻滞脑络。拟用益气活血,化瘀通络法。大黄䗪虫丸加减:大黄、赤芍、茯苓各15g,䗪虫、黄芩、地龙各10g,桃仁、杏仁各12g,生地、水蛭、当归、党参各20g,黄芪60g,甘草6g。服上方5剂后大便通畅,精神及睡眠好,纳食增进,左上肢活动度增强,左下肢肌力>III级,面瘫有明显好转。守上方14剂后,患者面瘫症状消失,患侧上下肢体活动灵敏,肌力基本恢复正常,语言流利。效不更方,继服20余剂,并嘱加强肢体功能锻炼。患者痊愈出院,生活能自理,随访2年未复发。[云南中医杂志,1993,(6):7]

按:中风一证,有虚有实,其病发生,多逾半百之人,其病因多以气虚为主,兼见血瘀、痰浊等证。《医林改错》云:"元气既虚、必不能达于血管,血管无气,必停留而瘀。"多用补阳还五汤治之,但本案脉络瘀阻明显,加之兼见舌红、苔黄、脉弦,若投以补阳还五汤,清热活血之功嫌不足,故宗王清任组方之义,以大黄䗪虫丸去虻虫、干漆、蛴螬等峻猛破血之品,活血开玄,开通脑窍,药证始惬,收效甚佳。

2. 糖尿病视网膜病变 46例糖尿病视网膜病变患者随机分为两组,均以糖尿病饮食治疗为基础。对照组23例服用格列齐特,每天80~160mg,分1~2次口服;或者注射胰岛素,根据血糖水平调整剂量,每天2~3次,饭前0.5小时皮下注射。合并有高血压者采用硝苯地平缓释片等药物对症处理。治疗组23例在上述处理基础上,口服大黄䗪虫丸,每次3g,口服每天2次,每服5天停用2天。两组均用药4周。结果显示,治疗组总有效率80.4%,对照组总有效率51.1%,治疗组的显效率和总有效均明显高于对照组($P<0.01$)。[医药论坛杂志,2008,29(8):88]

按:糖尿病视网膜病变为糖尿病中最常见的微血管病变,是致盲的主要原因。中医认为血瘀是致视网膜病变的关键因素,治疗宜活血化瘀,开玄明目。大黄䗪虫丸活血开玄、搜剔开玄并用,祛瘀生新之力卓,故而疗效显著。

3. 左下肢血栓性静脉炎 某男,32岁。左小腿肚发红、肿胀、灼热、疼痛,并有15cm长硬性索状物,痛而拒按,足向背侧弯曲时,小腿肚疼痛加剧,难以行走,并伴有轻度发热,全身不适,脉滑而数,曾经某医院诊断为左下肢血栓性静脉炎。先拟四妙勇安汤加味十多剂,症稍有减轻,但静脉硬索状物无明显好转,且稍走路症即加重,局部又红肿热痛,后改用大黄䗪虫丸直攻其血栓,每次 1~2 丸(初服大便稀,后则正常),日服 3 次,连服 6 盒,索状物变软,且缩至 10cm,红肿热痛等症状大减。二诊继服 8 盒,硬性条状物消失,诸症痊愈。[新中医,1974,(2):35]

按:本案小腿肚硬性索状物,局部红肿热痛,投以四妙勇安汤加味不效者,可推断当为瘀血阻络,久积成癥,郁而化热,改用大黄䗪虫丸通玄逐瘀,药证合拍,瘀癥得以速消。

小续命汤(《小品方》,录自《备急千金要方》卷 8)

【组成用法】

麻黄,防己,人参,黄芩,桂心,甘草,芍药,川芎,杏仁,各一两,附子一枚,防风一两半,生姜五两。上㕮咀,以水一斗二升,先煮麻黄二沸,去沫,内诸药,煮取二升,分三服,甚良;不愈,更合三、四剂,必佳。取汗随人风轻重虚实也。诸风服之皆验,不令人虚。

【原书主治】

治卒中风欲死,身体缓急,口目不正,舌强不能言,奄奄忽忽,神情闷乱,诸风服之皆验,不令人虚方。又治中风冒昧,不知痛处,拘急不得转侧,四肢拘急,遗失便利,此与大续命汤同,偏宜产后失血,并老小人方。

【方论钩玄】

《千金方衍义》:"续命方,专为中风六经形证而立,以其死生反掌,较之伤寒尤为叵测。盖伤寒之邪,卒然从表而入,非若中风皆由本虚,虚风直犯无禁,且多痰涎内壅表里纠缠之难于分解也。所以小续命汤虽本《古今录验》,而麻黄、桂枝两方皆在其中,以其本虚,必加人参驾驭。麻、桂发越在表之邪,又需附子直入少阴,搜逐在里之邪,不使外内交攻,正气立断,续命之名,信乎不虚。其余川芎、黄芩、防风、防己,不过为麻黄之使以祛标热耳。"

《唐宋医方钩沉》:"唐宋前治中风,主用大、小、西州续命诸汤,绵延七八百年,为治风准绳……麻、桂辛温发表,姜、附温里,今日临床绝无疑义,然古意则另有深入一层,除发表温经之外,辛味更擅宣通表里,疏畅络隧,行血破瘀……显然,这对五脏偏枯中风的治疗而言,具有举足轻重的作用。此说非个人臆测,《本经》之外,古人间亦阐发及之……刘河间有玄府气液宣通之说,亦谓辛味开发,人体表里,无所不到。"

【开玄特点】

小续命汤是宋代以前治疗中风的名方,被奉为"诸汤之最要"。后由唐代名医孙思邈收入《备急千金要方》,并确定其功用为扶正祛风;主治外中风之口眼㖞斜,筋脉拘急,半身不遂等。宋代许叔微云:"凡中风,用续命、排风、风引、竹沥诸汤及神精丹、茵芋酒之类,更加以灸,无不愈者。"宋元以后,由于"内风说""非风说"的兴起,小续命汤治疗中风遭到不少非议。围绕小续命汤治疗中风的当否形成了两种截然相反的观点。

小续命汤中以风药为主。编者认为,有关本方争议的要害不在于"内风""外风""真中""类中",而在于对风药功用的认识与定位。中风病位在脑,"高巅之上,唯风可到",风药可直接入脑发挥治疗作用,有着他药无法代替的优势。后世医者畏用小续命汤,可能由于对风药功效的错误认识以及囿于内风、外风之说的缘故。

从玄府学说认识,本方发散开玄为主,辅以温通开玄、活血开玄、补虚开玄,功能温经通阳,扶正祛风,主治风邪中经,筋脉拘急,半身不遂,语言謇涩,头痛项强等证。此中风是人体正气内虚,风邪夹寒外袭,玄府闭郁,气血津液、神机不得流通所致。故用麻黄、桂枝、防风、防己、杏仁、生姜等发散开玄,并配以附子温通开玄。刘完素曾经指出:"中风既为热甚,治法或用乌附之类热药何也? 答曰:欲令药气开通经络,使气血宣行而无壅滞也"(《素问玄机原病式·六气为病》)。川芎、白芍调理气血助其开发;黄芩有反佐之意,制诸药温热之性。正虚不能鼓邪,用人参、甘草益气扶正,补虚开玄。诸药合用,能深入经脉驱逐风、寒、湿、痰邪,疏畅经络,宣通表里,通腑开结,调畅气机,疏通血脉,涤荡瘀滞。凡是素体气血不足、脾肾阳虚,复受风、寒、湿邪导致的脏腑功能失调、邪正相搏、正虚邪恋、枢机不利、痰浊瘀阻等证候,均可在小续命汤基础上随症加减。

【开玄举隅】

1.脑梗死　小续命汤加减治疗风痰上扰型脑梗死60例,对照组58例。对照组由神经内科医生按脑梗死常规治疗,治疗组在常规治疗的基础上,以续命汤加减口服治疗。处方:党参、白附子各20g,麻黄6g,桂枝6g,防己10g,白芍10g,杏仁9g,川芎12g,防风12g,黄芩、甘草各6g,生姜30g,连续治疗14天。结果:治疗组临床治愈18例,显效25例,好转8例,无效9例,总有效率为85%。对照组临床治愈10例,显效15例,好转13例,无效20例,总有效率为65.5%。两组总有效率比较,差异有显著性意义($P<0.05$),治疗组疗效明显优于对照组。[中医临床研究,2012,4(3):93-94]

按:本临床观察表明,小续命汤加减治疗中风,疗效确切,是临床治疗风痰瘀血阻络中风的有效方剂。本案附子改用白附子,减轻温性,更有祛风痰、温经络之功。

2. 乙型脑炎后遗症　徐某,男,5岁,因高热抽搐住院,诊为乙型脑炎,经大量抗生素及激素治疗数日,虽高热已退,但低热不减,项强及四肢挛缩,前医多以养阴清热、化痰息风治疗无效。故邀会诊,见其头仰视斜,口角向左偏斜,四肢挛缩,角弓反张,形瘦骨立,舌淡苔薄白,脉浮而细。证属气血虚弱,风寒阻滞经络,予小续命汤去附子加当归10g,先煎服2剂。再诊,低热已退,身有微汗,四肢挛缩减轻,时有项强及角弓反张,前方去生姜、芍药,加菖蒲10g,天麻8g,地龙5g,再服5剂,诸症减轻,效不更方,按原方续进5剂,患者精神好转,语言渐复,能坐立,左侧上下肢活动自如,右侧上下肢伸直较难,尔后作调理脾胃之剂带药出院,嘱其进行肢体功能锻炼。[实用中医内科杂志,1998,12(2):23-24]

按:本案住院期间大量使用激素,并在高热阶段以酒精擦浴,冰袋为枕,使大汗后风寒入络,邪随风入,中药又多治以寒凉,使正气益虚,邪不得去,故低热不退,风不得出,因正虚邪阻,经脉失养,邪随风动,则口角偏斜,项强而四肢挛缩,以小续命汤加减治疗,亦辛温开玄,扶正祛邪之功。

3. 乳痛　周某,女,37岁。自述半年来双乳疼痛,近月加重,掣痛连及胁下,疼痛难忍。影响睡眠及食欲。观局部无红肿热感,按之无结节包块。已服中药疏肝解郁、活血软坚、清热解毒多剂不效。月经延后1周,量少色紫黯,舌淡苔薄白腻,脉沉弦细。诊为肝经寒凝,经络不利。治以温经散寒、通络止痛。予以小续命汤为治。药用麻黄、防风、桂枝、制附片、杏仁、黄芩、防己、党参、当归各15g,川芎、白芍、鸡血藤各20g,甘草、生姜各10g。煎服6剂,疼痛消除,诊脉弦细,中取有力,改服逍遥散6剂善后。随访3年未再复发。[四川中医,1999,17(12):54]

按:本案用小续命汤治乳痛,可视为用当归、白芍、鸡血藤补肝血之不足,桂枝加附子汤调和营卫、温经散寒止痛,麻黄汤开门逐寇。其中麻黄用15克,意在开玄府,通九窍,调血脉,如徐灵胎在《神农本草经百种录》中言:"麻黄能透出皮肤毛孔之外,又能深入积痰凝血之中",与阳和汤用麻黄有异曲同工之妙。

升阳散火汤(《内外伤辨惑论》)

【组成用法】

升麻五钱,葛根五钱,独活五钱,羌活五钱,白芍五钱,人参五钱,甘草(炙)

三钱,柴胡三钱,防风二钱五分,甘草(生)二钱。上咬咀,如麻豆大。每服五钱,水二盏,煎至一盏,去滓,大温服,无时,忌寒凉之物。

【原书主治】

治男子妇人四肢发困热,肌热,筋骨间热,表热如火燎于肌肤,扪之烙手。夫四肢属脾,脾者土也,热伏地中,此病多因血虚而得之也。又有胃虚,过食冷物,郁遏阳气于脾土之中,并宜服之。

【方论钩玄】

《医方考》:"是少火也,生物之本,扬之则光,遏之则灭,今为饮食填塞至阴,抑遏其上行之气,则生道几于息矣,故宜辛温之剂以举之。升麻、柴胡、羌活、独活、防风、干葛,皆辛温上行之物也,故用之以升少阳之气,清阳既出上窍,则浊阴自归下窍,而食物传化自无抑遏之患;芍药味酸,能泻土中之木;人参味甘,能补中州之气;生甘草能泻郁火于脾,从而灸之,则健脾胃而和中矣。"

【开玄特点】

升阳散火汤是东垣治疗内伤发热(郁火)的名方。该方特色在于集中大队疏风之品发散开玄,方中柴胡、升麻、葛根、羌活、独活、防风等六味俱属"味之薄者,阴中之阳"之"风升生"类药物,发散升浮以助阳气之升发,解阳气之郁滞;辅以人参、炙甘草,甘温补脾胃元气,生甘草泻已成之阴火,芍药酸甘敛阴,散中有收。全方合用,可令中气升举,三焦畅遂,玄府开通,郁火宣散,充分体现《黄帝内经》"火郁发之"之旨,具有优良的发散开玄、发越郁火作用。凡因饮食劳倦、七情不和、外邪侵袭或误服寒凉等引起的脾胃玄府郁闭、阳气被郁变生诸证,皆可依法加减治疗,多能取得良效。如用治牙痛、咳嗽、口腔溃疡、唇风、丘疹、便秘、头晕头痛、发热、亚健康状态等,病虽各异,病本皆为脾气虚弱、脾阳不升、脾胃玄府郁闭,可见证"内伤脾胃,百病由生"的观点,宗"异病同治"之旨,均可予升阳散火汤治之。

【开玄举隅】

1. **口、鼻、眼烧灼证** 岳某,女,38岁。自觉口、鼻、眼烧灼感,同时小便灼热色黄1月,伴有头昏痛以头顶为甚,全身肌肉酸痛,不痒,疲乏,大便不爽,舌质红,苔薄白,脉沉细。辨证为郁热内伏、阴血不足,治以升阳散火、养阴安神。方药用升阳散火汤合酸枣仁汤加减:柴胡10g,升麻10g,羌活10g,独活10g,防风10g,葛根15g,太子参30g,白芍15g,酸枣仁15g,知母10g,黄柏10g,川牛膝15g,藁本10g,蔓荆子15g,川芎10g,甘草3g。水煎服,日1剂。服药3剂后,患者诉口、鼻、眼以及小便烧灼感基本消失,仍觉头顶昏晕,两侧太阳穴胀,眠差。宗前法,前方去藁本、川芎,加石决明、茺蔚子、桑寄生以滋肾平肝。再服4剂,诸症愈。[四川中医,2010,28(6):121-122]

按:头为诸阳之会,脾胃玄府郁闭,清阳之气不升,则空窍不利,头为之昏痛,阳气怫郁而为郁火,故见口、鼻、目发热,鼻干、目酸胀、头昏晕乏力;阴血不足,血不养心,故不寐;清阳不升,浊阴不降,故大便不爽,小便黄热。予升阳散火汤疏散郁火、升发清阳,酸枣仁汤养血安神,加蔓荆子、石决明、桑寄生、茺蔚子疏散风热、滋肾平肝,黄柏退虚热。药证相符,其疾痊愈。

2. 复发性口疮　刘某,女,32岁。口舌生疮,咽痛,饮食难以下咽,已数日。伴脐腹时痛,大便干溏不调,头痛隐隐,微有寒热,周身僵窒不舒,体丰面红,舌略红,苔白少津,脉细缓。予升阳散火汤加僵蚕、薄荷、桔梗,3剂。服毕,口疮收敛,腹痛消失,纳增,便畅,继以3剂,以资巩固。[天津医科大学学报,1997,3(1):65-67]

按:口舌生疮,属火热者多,但宜分清虚实。何梦瑶《医碥》曰:"亦有虚火者,脾胃气虚下陷,郁而成火,上炎所致。"对这类口疮,不可径用苦寒,而需要借助辛温,发散开玄,使阳升火散,口舌之疮随之而愈。

3. 白细胞减少症　升阳散火汤(人参、黄芪、白芍、白术、防风、荆芥、羌活、独活、川芎各10g,甘草3g)治疗白细胞减少症80例,血虚者加当归、熟地、阿胶各10g,血瘀者加桃仁、丹参各10g,阴虚者加黄柏、熟地、天冬、麦冬、龟甲各10g,阳虚者加山茱萸、仙灵脾、巴戟天各10g,附片6g;对照组采用利血生、鲨肝醇、维生素 B_4 治疗。结果:治疗组总有效率为88.75%,对照组有效率为46%,两组对比有显著性差异($P<0.01$)。[陕西中医,2008,29(6):2]

按:白细胞减少症属中医"虚证"范畴,医家常以气血阴阳亏虚为病机论治,但临床多见补益气血、填补阴阳致气血壅滞而不能获效者,说明尚需注意开通脾胃玄府,通补结合,其效乃彰。本案治以升阳散火汤,以防风、荆芥、羌活、独活诸风药生发初生之气,人参、黄芪、白芍、甘草、白术益气养血,填补气血生化之源,助阳气生发,气血阴阳得以化生。提示以风药生发气机为主治疗白细胞减少症,有一定的临床意义。

益气聪明汤(《东垣试效方》)

【组成用法】

黄芪半两,人参半两,升麻三钱,葛根三钱,蔓荆子一钱半,芍药一钱,酒炒黄柏一钱,甘草半两。上㕮咀,每服秤三钱,水二盏,煎至一盏,去滓,热服,临卧,近五更再煎服之,得睡更妙。

【原书主治】

饮食不节,劳役形体,脾胃不足,得内障,耳鸣,或多年目昏暗,视物不能。

【方论钩玄】

《医方集解》:"五脏皆禀气于脾胃,以达于九窍;烦劳伤中,使冲和之气不能上升,故目昏而耳聋也。此足太阴,阳明,少阴,厥阴药也。十二经清阳之气,皆上于头面而走空窍,因饮食劳役,脾胃受伤,心火太盛,则百脉沸腾,邪害空窍矣。参、耆甘温以补脾胃;甘草甘缓以和脾胃;干葛,升麻,蔓荆轻扬升发,能入阳明,鼓舞胃气,上行头目。中气既足,清阳上升,则九窍通利,耳聪而目明矣;白芍敛阴和血,黄柏补肾生水。盖目为肝窍,耳为肾窍,故又用二者平肝滋肾也。"

【开玄特点】

本方补虚开玄与发散开玄配合,通过益气升阳,开玄达神,可使耳聪目明,身轻体健,在五官科及神经内科中用之甚多。方中人参、黄芪甘温,炙甘草甘缓,均健脾益气,恢复中土运化;升麻、葛根、蔓荆子轻扬升发,鼓舞胃中清阳之气上行达于头目;单用风药辛散恐升发太过,故用白芍敛阴养肝和血;因脾虚不运,湿浊下注,阴火内生,热郁玄府,故用黄柏以清泄郁热。诸药合用,脾气健运,清阳得升,浊阴得降,郁热得清,则玄府开通,从而九窍通利,目明耳聪。

本方临床应用范围可归纳为以下几个方面:首先是清阳不升,浊阴不降,上干头面,引起诸窍失用所致的暴聋、耳鸣、鼻塞、暴盲等。其次用于脾虚失运,湿聚为痰,蒙蔽神窍,侵扰神机所致的脑鸣、失眠、郁证、痴呆、眩晕等。三是脾气亏虚,气血化生不足,进而气血瘀阻所致的面瘫、神经麻痹、肌肉痉挛等。以上诸证的基本病机均因脾气亏虚,清阳不升,浊阴不降,郁热内蕴,密闭玄府所致,临床上只要病机符合的病证,以本方健脾益气,升清降浊,开宣玄府,均可收到良好的疗效。

【开玄举隅】

1. 暴聋　患者,女,47岁。自诉突发双侧耳聋10天,头晕,蹲位起立时易发,无耳鸣,舌淡,苔薄白,脉缓。见患者面部无光泽,询问得知平时易倦怠乏力,饮食一般,二便尚可。检查见鼓膜无明显异常,电测听为双耳感音神经性聋。诊为突发性耳聋。证属中气不足,耳窍失聪。治以补益中气,升清开窍。黄芪20g,葛根18g,党参15g,白芍12g,升麻6g,柴胡9g,蔓荆子9g,黄柏6g,

丹参 15g,当归尾 15g,茯苓 10g,白术 10g,石菖蒲 10g。服 10 剂后,疲倦乏力和饮食明显好转,听力改善。再服 7 剂后,诸症消失,听力明显改善,稳定。改服补中益气丸调治月余,未有再发。[中国民间疗法,2011,(12):40]

2. **耳鸣**　李某,男,64 岁。耳鸣 385 天,鸣声如水激,时轻时重,遇劳加剧,夜睡不宁,苦不堪言,精神萎靡,面色萎黄,纳少倦怠,大便偏稀,舌质淡,苔薄白,脉细弱。证属脾虚耳鸣,治宜升阳益气,辅清阴火。方用益气聪明汤加味 1 剂。二诊:服药后耳鸣大减,已能安静入睡。继上方 2 剂巩固疗效。两月后患者来告,服上药后病愈,自无不适。[云南中医杂志,1993,14(3):25]

3. **中心性浆液性脉络膜视网膜病变**　李某,男,36 岁。因经营失利,精神压力大,而突使右眼的中心性浆液性脉络膜视网膜病复发。症状:视物模糊、发暗、变色,视力 0.3,眼底黄斑部轻水肿,约 2PD 盘状浆液性网膜浅脱区,中心反光消失,诊断为中心性浆液性脉络膜视网膜病复发。以益气聪明汤为主方加减,7 天为 1 个疗程,4 个疗程后视力 0.8,视物发暗,变形消失,中心凹反光出现。随访未见再发。[河南中医,2007,(8):38]

按:《素问·阴阳应象大论》曰:"清阳出上窍",而清阳上升,浊阴下降,全赖脾胃运化功能,脾为后天之本,主运化水谷,为气血生化之源。益气聪明汤方名即有"视听灵敏、耳聪目明"的意思,东垣云其"令目广大,久服无内外障及耳鸣耳聋之患。又令精神过倍,元气自益,身轻体健,耳目聪明。"治疗气虚清阳不升所引起的耳聋耳鸣及目疾是其特色,鼓舞脾胃清阳之气,开通耳目之玄府,精微输布,气血自充,而诸症自除。

4. **嗜睡**　张某,女,48 岁。近 1 个月来,整日昏昏欲睡,每睡时呼之能醒,但醒后又睡,对周围人谈话略知,但不知其意,以下午为甚。伴头晕乏力,纳谷不香,诊时面色黄白虚肿,倦怠懒言,舌淡胖,边有齿痕,苔白,脉滑,证属湿邪困脾,脾阳不振,聚湿化痰。处方:黄芪 30g,黄柏 10g,升麻 10g,葛根 15g,白芍 12g,蔓荆子 10g,甘草 6g,党参 15g,薏苡仁 15g,苍术 10g。3 剂服完,欲睡好转,纳谷好转,继服上方加减 10 剂,诸症消失,自感全身轻松,多寐消失,恢复正常。[河北中医,1995,(5):33]

按:饮食伤脾,中气不足,脾虚湿盛,聚湿化痰,李东垣云:"脾气虚则怠惰嗜卧。"实为痰湿闭阻脑之玄府,神机出入不畅。益气聪明汤益气升阳,开玄达神,令神机运行正常,多寐自愈。

5. **痴呆**　患者,男,85 岁。8 年前患"帕金森综合征",服用多巴丝肼、石杉碱甲等,症状无明显好转。就诊见:患者表情淡漠,神情呆钝,词不达意,行动迟缓,反应迟钝,记忆力减退(不识自己亲人,不知自己住处),健忘,生活不能自理,体倦乏力,手抖,头昏,大便干结,夜尿少,频数,睡眠差。舌胖大,边有齿痕,质淡红,苔白,脉沉细。患者血压正常,脑CT:双侧额、颞、顶叶区颅骨内板下可见弧形水样密度影,双侧外侧裂池明显增宽,中线结构未见明显偏移。辨为中气不足,清窍失养。方以益气聪明汤加减:炙黄芪20g,党参30g,升麻6g,葛根20g,白芍12g,蔓荆子12g,黄柏10g,川芎15g,丹参12g,炙远志12g,炙甘草10g。服药1周后患者头晕、眠差症状明显减轻,两便已正常。复诊加用蜈蚣2条,僵蚕12g,1个月后,患者精神转佳,反应尚可,记忆力改善,基本能自理生活。[浙江中医药大学学报,2009,33(1):92]

按:痴呆病机以髓海不足为本,痰浊血瘀阻塞脑窍为标。治疗多强调益精填髓,化痰逐瘀,同时培补后天之本。本案以益气聪明汤加远志涤痰,川芎、丹参活血,特别是虫药蜈蚣、僵蚕搜剔,通补结合,开通玄府郁闭,恢复神机运转,收到明显效果。

柴葛解肌汤(《伤寒六书》)

【组成用法】

柴胡、干葛、甘草、黄芩、羌活、白芷、芍药、桔梗(原书未著用量)。水二盅,加生姜三片,大枣二枚,槌法加石膏末一钱,煎之热服。

【原书主治】

治足阳明胃经受邪,目疼,鼻干,不眠,头疼,眼眶痛,脉来微洪,宜解肌,属阳明经病,其正阳明腑病,别有治法。

【方论选录】

《医方集解》:"此足太阳、阳明药也。寒邪在经,羌活散太阳之邪(用此以代麻黄),芷、葛散阳明之邪,柴胡散少阳之邪;寒将为热,故以黄芩、石膏、桔梗清之(三药并泄肺热),以芍药、甘草和之也。"

《成方便读》:"以柴胡解少阳之表,葛根、白芷解阳明之表,羌活解太阳之表,如是则表邪无容足之地矣。然表邪盛者,必内郁而为热,热则必伤阴,故以石膏、黄芩清其热,芍药、甘草护其阴,桔梗能升能降,可导可宣,使内外不留余蕴耳。用姜、枣者,亦不过借其和营卫,致津液,通表里,而邪去正安也。"

【开玄特点】

柴葛解肌汤发散开玄为主,清泄开玄为辅,原为阳明经病而设,后世医家扩展用于邪传三阳,表里同病之证,或称三阳合病,近代更扩大应用范围,广泛运用于内外各科多种病证,功用多端,尤以退热效果最为卓著。临证酌情加减,可用于多种感染性疾病所致发热,如流行性感冒、上呼吸道感染,以及细菌或病毒感染所导致的扁桃体炎、肺炎、脑炎、咽峡炎、腮腺炎、外科疮疡感染等,亦可用于某些不明原因的发热,均有良好效果。

本方开玄特点为辛温辛凉并用,发散清泄兼施,寒热结合,表里同治,侧重于疏泄透散,善于开玄府、祛风邪、散郁火、清里热,使阳郁滞邪外透。方中葛根、柴胡、羌活、白芷、生姜辛散,发表解肌,疏畅气机,又可助郁热外泄。黄芩、石膏清泄里热;其中葛根配白芷、石膏,清透阳明邪热;柴胡配黄芩,透解少阳邪热;羌活发散太阳风寒而散热,诸药配合,可令各层次的热邪怫郁、玄府闭塞霍然而解。

本方风药众多,又长于上行头面五官窍道,故而临床又多用于视疲劳、干眼症、青光眼、视神经炎、视神经萎缩、鼻窦炎、卡他性中耳炎等多种五官科疾病,收效甚捷,并有明目之效,此中机制,当亦在开通玄府之功。

【开玄举隅】

1. 视神经萎缩　毛某,女,28 岁。患者于 1 年前突然感觉双眼碜涩,继而视物不清。经某医院诊为"球后视神经炎",以中西药物治疗近 1 年,但视力继续下降。1 月前在某医院复查:双眼视力均为 0.03,双眼视神经乳头呈灰白色,边界清楚,动脉显著变细,黄斑中心凹光反射消失。诊断为"继发性视神经萎缩",经新针治疗,视力由 0.03 上升到 0.08,则再无增长。现眼无红肿,眼珠有时发胀,有时头昏如蒙,头部两侧及两眼外眦每天不定时灼痛,一瞬即过,精神萎靡,少气。伴有怕冷风,腰腿酸痛,食少嗳气,胃脘痞满,痰涎甚多。此为风邪留滞三阳,干犯三阴,闭塞目中玄府。治宜疏解三阳经风邪,使三阴受干之邪仍从三阳外达,则目中玄府自开,柴葛解肌汤主之。处方:柴胡 12g,葛根 15g,白芷 12g,桔梗 6g,黄芩 12g,生石膏 15g(先煎),白芍 12g,羌活 6g,甘草6g。患者带方回原地,连服十剂,双眼视力由 0.08 上升到 0.4。继续服到 4 月份,双眼视力恢复到 0.8。服到 5 月初,双眼视力恢复到 1.5。前后共服药四十余剂。1 年后随访:双眼远近视力均为 1.5。[中医杂志,1982,(5):14]

按:这是陈达夫教授的一个经典案例。视神经萎缩属中医青盲范畴,一般多从肝肾不足论治,收效甚微。本例以治伤寒三阳合病之柴葛解肌汤发散开玄而竟全功。柴葛解肌汤解表清里,何以产生如此卓著的明目之功? 令人难解。唯有从玄府学说认识:目中玄府闭塞,五脏六腑精气不能上注则目昏;柴葛解肌汤发散开通,解除玄府闭塞,脏腑精气得以源源上输则目明。玄府学说的理论价值与临床指导作用,于此概见。

2. 视疲劳 曾某,男,55岁。近3年来,自觉双眼视久作胀,时发时止,加重1年,读书看电视不到半小时即觉双眼胀痛难忍,看字重影或错行,难以持续用目,甚或有时不用目亦觉眼球胀痛不适,伴见腰膝酸软,头晕耳鸣,入夜多梦,舌质红,舌边有瘀点,苔薄白,脉细。诊断为双眼视疲劳,证属肝肾不足,目络瘀滞。治法:补益肝肾,解肌通络。处方:葛根30g,枸杞子、女贞子、白芍各20g,柴胡、牛膝、当归各20g,羌活、白芷、桔梗各10g。水煎服7剂后复诊,腰膝酸软减轻,双眼胀痛如前,上方去牛膝加郁金30g,水煎服10剂后复诊,双眼胀痛减轻,读书看电视可持续1小时多而无眼胀表现,原方继服15剂后痊愈。1年后因"白内障"视力下降就诊,自述视疲劳诸症再未发作。[四川中医,1997,15(3):1]

按: 古代医家认为视疲劳主要与肝、心、肾三脏功能紊乱有关,多以补法论治,但从气、津、神机畅通的角度来看,还要考虑开玄明目。本案患者用目过度,虽属肝肾不足,但精血亏虚,目络玄府亦可因虚而滞。治用柴葛解肌汤去黄芩、石膏以开玄通络,加枸杞子、女贞子、牛膝滋补肝肾,当归养血活血,一服药后腰膝酸软好转而视疲劳如前,去牛膝加郁金而获效,更充分说明解郁开玄在眼病治疗中的重要性。

3. 三叉神经痛 杜某,女,22岁。五年前罹患三叉神经痛,时轻时重,迁延不愈。症见:左半侧头及面颊疼痛难忍,有烧灼感,头痛部位时左时右,牵及牙齿、目眶、太阳穴及项侧,常因饮食、说话、洗脸而致面肌痉挛,痛止后头部昏沉。近来发作频剧,伴目眩、鼻干、耳鸣,口苦而渴,烦躁易怒。舌质干苔正,脉弦紧数。证属风毒入侵阳明经筋,郁热波及太少两阳。方用柴葛解肌汤加减:柴胡、葛根、黄芩、白芍各15g,石膏30g,羌活、白芷、桔梗各12g,甘草、大枣各10g,蜈蚣2条,地龙20g,全蝎6g。水煎服3剂后,痛势大减,面部尚有轻微热感,脉弦迟。上方去石膏加黄芪30g,再服6剂,疼痛消失,唯面肌时觉酸胀。原方间日1剂,服用半月停药。随访1年,未复发。[四川中医,1992,(12):21]

按: 三叉神经痛属中医"偏头风"。传统认为多由风邪袭于少阳所致,但面颊为阳明经筋分布区域,实与阳明有关。本例为感伤风毒,留滞于阳明经筋,久郁化热,涉及太少两经。方投柴葛解肌汤发散开玄,加全蝎、蜈蚣、地龙等虫类药搜剔开玄,协同增效,使多年顽疾得痊。

4. 结节性红斑 韩某,女,55岁。两下肢胫前皮肤结节反复发作18年,加重2周。每次发作前自觉畏寒发热,双膝关节疼痛,步履艰难,继而膝关节以下胫前起蚕豆大结节,焮红疼痛,但从不破溃。曾用多种西药治疗乏效。每年春秋季节好发,每次持续1~3个月。来诊前2周,又因扁桃腺炎而引起发作,经服用吲哚美辛及布洛芬等,无明显效果。检查:体温38.3℃,扁桃体Ⅰ度肿大,充血明显。舌质红而边缘有瘀点,苔薄黄。双侧胫前皮肤有对称性鲜红色及黯红色蚕豆或杏核大结节14枚,略高出皮面,孤立、散在,压痛明显,扪之灼热;双膝关节略肿胀,皮温稍高。西医诊断:结节性红斑。中医以解肌清热、消肿散结为治。方拟柴葛解肌汤加味:柴胡、葛根、羌活、白芷各12g,桔梗8g,石膏30g,连翘、忍冬藤各20g,川牛膝、白芍各15g,甘草10g。日1剂,水煎服。服至3剂,汗出热退,结节缩小,色变淡。嘱续进5剂,诸症悉愈,结节消退,仅留淡紫色斑痕。以小活络丹善其后,随访2年,未再复发。[浙江中医杂志,1995,(3):100]

按:本案为火热郁结,玄府闭塞,气液阻滞,酿生结节,柴葛解肌汤发散开玄之中,兼有清泄开玄之力,加入连翘、忍冬藤清热解毒、川牛膝活血化瘀,共臻散结消肿之功,收效甚捷。

升降散(《伤寒温疫条辨》)

【组成用法】

白僵蚕(酒炒)二钱,全蝉蜕(去土)一钱,广姜黄(去皮)三分,川大黄(生)四钱。上为细末,合研匀。病轻者,分四次服,每服重一钱八分二厘五毫,用黄酒一盅,蜂蜜五钱,调匀冷服,中病即止。病重者,分三次服,每服重二钱四分三厘三毫,黄酒盅半,蜜七钱五分,调匀冷服。最重者,分二次服,每服重三钱六分五厘,黄酒二盅,蜜一两,调匀冷服。胎产亦不忌。炼蜜丸,名太极丸,服法同前,轻重分服,用蜜、酒调匀送下。

【原书主治】

憎寒壮热,或头痛如破,或烦渴引饮,或咽喉肿痛,或身面红肿,或斑疹杂出,或胸膈胀闷,或上吐下泻,或吐衄便血,或神昏谵语,或舌卷囊缩。

【方论钩玄】

《伤寒温疫条辨》:"名为赔赈散,用治温病,服者皆愈,以为当随赈济而赔之也。予更其名曰升降散,盖取僵蚕、蝉蜕升阳中之清阳,姜黄、大黄降阴中之浊阴,一升一降,内外通和,而杂气之流毒顿消矣……可与河间双解散并驾齐驱,名曰升降,亦双解之别名也。"

【开玄特点】

本方药味不多,却含有发散开玄、涤痰开玄、活血开玄、通下开玄等多种开玄之法,除宣上导下,通利三焦外,还具有退热止痛,开窍通络,利咽开音,聪耳目,通鼻窍,利水消肿,安神解郁,祛风止痒等多种作用,本为温疫而专设,后世医家推广应用于内、外、妇、儿、五官、皮肤等科。

升降散是温病名方,后世以酒性辛烈,易动火生风,而蜂蜜味甘,易致痞满,不利湿热分散,故临床应用时,多去此二味,以其余入药煎汤,以利随证化裁酌用。方中僵蚕气味俱薄,轻浮而升,化痰散结;蝉蜕清虚升散,涤热解毒。此二药为气分药,升阳中之清阳;姜黄活血行气,大黄通下泻热,此二药为血分药,降阴中之浊阴。四药合用,升降并举,宣畅气血,行气解郁,去邪热通腑气,解邪毒活血络,通利三焦,集宣、清、下诸法于一体以开通玄府,故称“可与河间双解散并驾齐驱”。

升降散原治“表里三焦大热,其证治不可名状”的温病,症状主要表现为憎寒壮热,或头痛如破,或烦渴引饮,或咽喉肿痛,或身面红肿,或斑疫杂出,或胸膈胀闷,或上吐下泻,或吐衄便血,或神昏谵语,或舌卷囊缩。因方中四味药合用可以宣上导下,通利三焦,可以有效地开通因“热气怫郁”所致的玄府闭郁,故升降散现已突破原先温热病的治疗范围,广泛用于各种玄府病变,正如杨栗山所说,可用以“救大证、怪证、坏证、危证”。其病机总属三焦火郁、气机失调。然究其组方,只要是郁热壅滞,气机失调,无论外感邪热,内伤火郁,都可以考虑以本方化裁来调节脏腑气机,恢复阴阳气血平衡。

【开玄举隅】

1. 失眠　患者,女,58 岁。头痛、健忘、失眠已半年多,心烦意乱,恶与人言,每天服用 4 片艾司唑仑后,只能睡 2~4 个小时。舌红、唇黯红,脉沉而躁数,两寸盛。僵蚕 9g,蝉蜕 4g,姜黄 6g,川大黄 3g,豆豉 10g,焦山栀 8g,连翘 10g,生甘草 6g。6 剂后已可不服艾司唑仑睡 5~6 小时,心烦大减。去川大黄,加柏子仁 15g,麦冬 9g,丹参 15g,8 剂症除,脉已不数。随访 1 年余,睡眠正常。[实用中西医结合临床,2012,(4):82]

按:本案患者心烦不寐,脉虽沉但躁数,两寸盛,可知该患者为气机壅滞,内有郁热。对于郁热的治疗,若纯用苦寒,则易凝滞气机,使火热之邪内郁其中无路可出。本案用升降散合用栀子豉汤开玄透热,调畅气机,清宣郁热,自然心神得安。

2. 三叉神经痛　史某,女,65 岁。右侧及面颊灼痛难忍三载,西医诊为三叉神经痛,予普鲁卡因封闭。开始封闭 1 次,尚能缓解半月,以后缓解时间逐渐缩短,直至每次封闭只能缓解 2~3 小时。脉沉弦数,乃肝经郁火上灼,予升降散加龙胆草6g,栀子、桑叶各9g,丹皮10g,芜蔚子9g,共服6剂而痛止,至今3年未发。[河北中医学院学报,1994,9(1):40]

按:弦数为热在肝胆经,而沉主气,乃气滞不通,故诊为肝经郁火。升降散功善开玄,透达郁热,调畅气机,加龙胆草、栀子泻肝火,气畅热透则痛止。

3.腮腺炎合并脑膜炎　刘某,男,11岁。5日前患腮腺炎,右耳下腮腺肿大,高热不退,合并脑膜炎,神志昏昧,体温40.5℃,邀余至医院诊治。脉沉躁急而数,舌绛红,苔薄黄干,大便两日未解。此少阳郁热内传心包。予升降散合栀子豉汤,加青蒿10g,黄芩8g,板蓝根10g,马勃3g,薄荷4g,连翘15g。2剂神清热退,颊肿渐消。[河北中医学院学报,1994,9(1):44]

按:本案为热郁气分,气滞不达,郁热不得外透,逼热入营,而见神志昏昧。升降散合栀子豉汤,辛开苦降,畅达玄府,气机畅通,郁热自可外达而解。

4.慢性鼻窦炎　徐某,22岁。患者头痛半年,多方治疗效果甚微。诉左侧偏头痛、前额痛,鼻塞不通,时流黄浊涕,每遇冷则症状加重,舌质红,苔薄黄白腻,脉弦数。西医诊断:慢性鼻窦炎。中医诊为:鼻渊,病乃为外邪袭肺,风热相搏,浊邪上犯,壅塞鼻窍而致。治宜疏风清热,通络开窍,拟升降散加味。药物组成:僵蚕、蝉蜕、姜黄各10g,大黄5g,苍耳子、辛夷、川芎、白芷、蔓荆子各10g,甘草3g。服药3剂,鼻塞已通,浊涕减少,头痛及前额疼痛好转。继服半个月诸症消失,后以玉屏风散固卫表调治而愈,随访半年未发。[中国乡村医药杂志,2011,18(1):46]

按:本病属中医"鼻渊"范畴,多因风邪外袭,肺气不利,清阳不升,浊阴上逆,鼻玄府闭塞,郁热内盛。治宜清解风热,降浊泻火,通窍升阳,以僵蚕、蝉衣祛风外出,姜黄、大黄化瘀清泄,配以川芎、白芷、苍耳子、辛夷走窜通窍而收功,后以扶正固表以固外而防复发。

通窍活血汤(《医林改错》)

【组成用法】

赤芍一钱,川芎一钱,桃仁三钱研泥,红花三钱,老葱三根切碎,鲜姜三钱切碎,红枣七个去核,麝香绢包五厘,黄酒半斤。将前七味煎一盅,去滓,将麝香入酒内,再煎二沸,临卧服。

【原书主治】

瘀阻头面的头痛昏晕,或耳聋、脱发、面色青紫,或酒渣鼻,或白癜风,以及妇女干血痨、小儿疳积见肌肉消瘦、腹大青筋、潮热等。

【开玄特点】

本方活血开玄与香窜开玄、发散开玄相结合，为王清任所创制的名方，现多用治头面部瘀血为患之疾病，故而有医家认为，通窍活血汤所通之"窍"为脑窍、头面之窍。但在通窍活血汤所治之"头发脱落、眼疼白珠红、糟鼻子、耳聋年久、白癜风、紫癜风、紫印脸、青记脸如墨、牙疳、出气臭、妇女干劳、男子劳病、交节病作、小儿疳症"中可看出，本方主治不仅局限于头面之窍。原书中提及，可疗"皮里肉外，血瘀阻塞血路"之疾。故此窍当指交通皮里肉外血管的通络，自然也包括微观层次的玄府。其开玄特点为：

1. 麝香、黄酒、老葱、生姜协同开玄，通达上下、表里之血脉。麝香辛温走窜，能通诸窍，开经络，透肌骨。王清任云："通窍全凭好麝香"，但因麝香奇缺，药价昂贵，不少医家认为，可用白芷、细辛替代之，因二药亦有香窜之性，善上行而通关窍。关于黄酒，原书在通窍活血汤后注明："用酒半斤……方内黄酒各处分量不同，宁可多二两，不可少"，其"可以通行一身之表，引药至极高之分"，《本草纲目·二十五卷》记载：酒可"行药势……通血脉……润肌肤"，此处酒指米酒，即黄酒，在缺乏麝香时，尤应重视黄酒的运用。

2. 赤芍、川芎、桃仁、红花活血祛瘀，通过消除瘀血这一病理产物而间接开通玄府。

此外，通窍活血汤走而不守，多用耗气，方中红枣补气养血，力稍逊，如需久服，可配以黄芪之类，如《医林改错·通窍活血汤所治之症目·男子劳病》云："吃三付后，如果气弱，每日煎黄芪八钱，徐徐服之，一日完，此攻补兼施之法"。

【开玄举隅】

1. **脏躁**　患者，女，45 岁。月经前后不定，量多，有血块，头晕，目眩，烦躁，阵汗出，悲伤欲哭。自感全身有虫爬动，虫至头部即惊恐万状，心神不安，让人拳击头部，方能缓解。在常态下经常失眠，神色惶惶不安，按更年期综合征，给予"更年安""镇静药"疗效不显，由其夫陪同来院就诊。见舌质黯胖有紫点，脉细涩。证属气滞血瘀。处方：桃仁 12g，红花 9g，川芎 9g，丹参 15g，黄芪 15g，鸡血藤 20g，浮小麦 60g，大枣 12 枚，珍珠母 20g，菖蒲 12g，生姜片 6 片，甘草 12g，老葱 3 节，麝香 0.2g（冲）。经服 9 剂，上述主要症状全部消失，唯见乏困，心慌，以原方出入再服数剂而安，来院治疗肠胃病，方知原病未复发。［华北煤炭医学院学报，2006，8（4）：491］

按：脏躁症的治疗，一般采用甘麦大枣汤，药力缓和。本例患者瘀血证候明显，应属玄府郁闭，神机不遂，配合通窍活血汤去赤芍、黄酒，加菖蒲芳香开窍,黄芪、甘草、鸡血藤、丹参益气活血,珍珠母平肝潜阳,安神定惊,使玄府开通,神机运转则脏躁自愈。

2. 脱发 万某,男,19岁,于1982年2月间头发脱落,以后日渐加剧,经中医治疗,服用养血生发胶囊及补肾养血之剂不效,至1982年底,头发尽数脱光,1983年初在皮肤病医院治疗半年余,无明显好转。有手淫恶习,伴有腰膝酸软,头脑空虚,手足少力。1983年8月20日来诊。患者舌淡红,苔薄白,脉细涩。证属瘀血阻滞脉络,肾精亏损,血不营发。治拟先通窍活血,后填精补肾助其化源。并嘱其彻底戒除手淫恶习。处方:麝香0.12g,当归尾10g,赤芍10g,川芎10g,红花6g,桃仁10g,香附10g,石菖蒲10g,老葱7根,生姜3片。服上方12剂,头发开始生长,后再进填精补肾、益气养血之剂30剂,以助发长之源,1年后随访,头长满乌发,诸症消失。[江西中医药,1990,21(6):34]

按: 脱发一证,中医临证分为血虚风燥,气滞血瘀,肝肾不足等证型。本例伴有腰膝酸软,头脑空虚,手足少力,确有肾精亏损、血不营发之象,缘何补肾养血之剂不效?《医林改错》曰:"皮里肉外血瘀,阻塞血路,新血不能养发故发脱落。"从玄府理论分析,则涉及头皮玄府(包括毛囊、毛球、毛乳头等)闭塞,故治疗不仅养血活血,更要开玄启闭。通窍活血汤方中血药(赤芍、川芎、桃仁、红花)、香药(麝香)、风药(老葱、生姜)并用,开玄之力甚强,再加石菖蒲芳香开玄、香附理气开玄,使玄府开通,精血自能上营,故收良效。

3. 类风湿关节炎 熊某,男,16岁,学生。双手指关节红肿疼痛,屈伸困难已年余,西诊为类风湿关节炎,西药治疗无明显缓解。就诊时,两手指关节肿胀,疼痛难忍,晨起疼痛尤甚,不能活动,发热,近一周来双膝关节肿胀无力,时而跌倒。查血:类风湿因子(+),血沉80mm/h,苔薄白质黯,脉细涩,双手指关节红肿,触之痛甚。给患者配通窍活血汤加味3剂(川芎、地龙、制乳没、桃仁各30g,黄芪80g,当归、赤芍、乌梢蛇、僵蚕各60g,蜈蚣15条,麝香2g)做蜜丸,连续内服,并用外洗方熏洗(透骨草50g、老姜、老葱各30g),治疗3个月。于5月5日复诊时,双手指关节红肿痛消失,食欲转佳,体重增加。再用调理脾胃之法以巩固疗效,复查血沉正常,类风湿因子转阴。[湖北中医杂志,1992,14(95):16]

按: 类风湿关节炎迁延不愈,除考虑风寒湿合而为痹外,还需考虑"血停为瘀,湿凝为痰",瘀滞关节,痰留筋骨,痰瘀互结,玄府郁闭。加味通窍活血汤加入蜈蚣、乌梢蛇、地龙、僵蚕等虫类药物搜剔开玄,又用制乳没活血定痛,重用黄芪以补气开玄,结合外用药物熏洗开玄,收效甚捷。

安宫牛黄丸（《温病条辨》）

【组成用法】

牛黄一两，郁金一两，犀角①一两，黄连一两，朱砂一两，梅片二钱五分，麝香二钱五分，真珠五钱，山栀一两，雄黄一两，黄芩一两。为极细末，炼老蜜为丸，每丸一钱，金箔为衣，蜡护。脉虚者人参汤下，脉实者银花、薄荷汤下，每服一丸。大人病重体实者，日再服，甚至日三服；小儿服半丸，不知，再服半丸。

【原书主治】

太阴温病，发斑疹，神昏谵语；邪入心包，舌謇肢厥；温毒神昏谵语；手厥阴暑温，身热不恶寒，精神不了了，时时谵语；心疟，热多昏狂，谵语烦渴，舌赤中黄，脉弱而数，兼秽，舌浊，口气重；阳明温病，下痢谵语，阳明脉不实；阳明温病，斑疹，温痘，温疮，温毒，发黄，神昏谵语；吸受秽湿，三焦分布，热蒸头胀，身痛呕逆，小便不通，神识昏迷，舌白，渴不多饮；小儿风温痉，神昏谵语；小儿暑痉，神昏，以及飞尸卒厥，五痫中恶，大人小儿痉厥之因于热者，总属温病痰热为患，窍闭神昏。

【方论钩玄】

《温病条辨》："此芳香化秽浊而利诸窍，咸寒保肾水而安心体，苦寒通火腑而泻心用之方也。牛黄得日月之精，通心主之神。犀角主治百毒，邪鬼瘴气；真珠得太阴之精，而通神明，合犀角补水救火；郁金草之香，梅片木之香，雄黄石之香，麝香乃精血之香，合四香以为用，使闭固之邪热温毒深在厥阴之分者，一齐从内透出，而邪秽自消，神明可复也。黄连泻心火，栀子泻心与三焦之火，黄芩泻胆、肺之火，使邪火随诸香一齐俱散也。朱砂补心体，泻心用，合金箔坠痰而镇固，再合真珠、犀角为督战之主帅也。"

《中医治法与方剂》："牛黄擅长清心透热，利痰开窍，安神定惊，一药而兼三用，自是一方主帅。黄芩、黄连、山栀清气解毒，犀角凉血解毒，四药功专两清气血，消除病因。麝香无处不达，善开诸窍之闭；冰片行气化浊，能通津气之壅；郁金理气活血，可解气血之郁；雄黄劫痰解毒，可豁包膜之痰，凭借四药行气化痰之功，可以协助主药开窍醒神。金箔，金属也；朱砂，石类也；真珠，介类也，三药配入方中，可以协助主药清心安神。十二味药同用，能收清热解毒，行气利痰，开窍安神功效。"

---

① 已禁用。

【开玄特点】

安宫牛黄丸是中医经典名方,具有极强的清热解毒、镇惊开窍之功,主治热邪内陷、传入心包引起的高热不退、烦躁不安、神昏谵语、浊痰壅盛以及小儿惊风等症。吴鞠通认为,原方主治甚多,均属痰热为患,窍闭神昏。何秀山指出:"邪热内陷心络,郁蒸津液而为痰,迷漫心孔,即堵其神明出入之窍"(《重订通俗伤寒论》)。其所言"心孔",即是心之玄府。针对热陷痰阻、窍闭神昏,本方集清泄开玄、涤痰开玄、香窜开玄三法,运用开玄药物清心开窍为治疗之关键,其开玄药物主要为两类:

1. 清泄开玄　牛黄、犀角、黄连、黄芩、栀子。吴氏在该方方论中注云:此方"芳香化秽浊而利诸窍,咸寒保肾水而安心体,苦寒通火腑而泻心用之方也。"阳热怫郁则玄府闭密,犀角善入营血,清心、肝、胃三经火热,其气清香,清灵透发,寒而不遏,善透包络之邪热;黄连泻心火,栀子泻心与三焦之火,黄芩泻胆、肺之火,三味苦寒之品重在泻心包热毒,清泄火热,开通玄府,使邪火随诸香一齐俱散。

2. 香窜开玄　麝香、冰片、牛黄、雄黄。麝香辛温气香,入心脾经,走窜之性甚烈,善开窍通闭,为醒神回苏,治窍闭神昏之要药,又善活血通经,开经络之壅遏。牛黄苦凉清泄,芳香开玄,入心、肝经,善凉肝清心而息风止痉,且兼能定惊安神,清心祛痰,开窍醒神。如《温热经纬》曰:"草木之香,仅能达表,不能透里,必借牛黄幽香物性,乃能内透包络。"麝香、牛黄二味相协,体现清心开窍之旨,为本方至关重要的核心药物。此外,冰片、郁金芳香辟秽,通窍开闭,以增麝香、牛黄开窍醒神之效。

方中珍珠、金箔、朱砂、雄黄具有镇心安神,截毒化痰之功。此外,原书用法指出:"脉虚者,人参汤下",是为补虚开玄之法。又云:"脉实者,银花、薄荷汤下",是加强其清泄开玄之功。

随着中药基础研究及中医临床实践的深入,安宫牛黄丸的临床应用范围逐渐扩大,尤其在治疗内科急性期疾病中常用,如昏迷的苏醒、重症的抢救、急性期高热等。后世在安宫牛黄丸的基础上又研制了多种演化制剂,如清开灵、醒脑静注射液等,使原方的应用得到广泛延伸。从其开玄特点来看,麝香、冰片、牛黄等香窜开玄药与清泄开玄药同用,善于透达外邪,醒神开窍。临床运用此方,不必囿于神昏谵语,此方不仅对有神昏者可用,对有神昏先兆者更应早用,对神志清楚甚至无发热者,只要属于脑窍闭郁者,亦可使用。此外,安宫牛黄丸在外科、儿科、五官科、皮肤科等方面也有较多应用。

【开玄举隅】

1. 颅脑外伤 临床报道安宫牛黄丸口服治疗颅脑外伤 24 例,昏迷而不能口服者鼻饲,成人每次 1~2 丸,1 日 1 次;小儿每次半丸,1 日 1 次。7 天为 1 疗程,根据病情用药 1~3 个疗程。治疗中以神经营养药能量合剂、胞二磷胆碱或降低颅内压药物甘露醇为辅助。疗效评定根据 GLasgon 结局评定法。结果发现,经治疗后,对于其昏迷程度的减轻和苏醒作用有较好的疗效。有效率:睁眼活动为 87%,运动功能为 85.7%,语言功能为 83.3%,无效 3 例,本组无死亡。未发现毒副作用。[甘肃中医,1999,12(2):25]

按: 颅脑外伤引起的昏迷,属于中医的神昏窍闭之证,本研究应用安宫牛黄丸并辅以其他西药治疗颅脑损伤,取得较好促醒作用,体现了安宫牛黄丸开通脑玄府在治疗神昏窍闭方面的卓著功效和广泛使用的价值,在临床应用中具有广阔前景。

2. 脑梗死 李某,男,69 岁。因突然昏迷,右侧肢体偏瘫 3 小时入院。症见:神昏,右半身不遂,喉中痰鸣,呕吐暗红色涎沫 1 次,舌黯红,苔黄,脉弦。既往有高血压病史 5 年,3 年前曾患脑梗死,经治基本痊愈。体格检查:体温 37℃,脉搏 112 次/分,呼吸 20 次/分,血压 198/94mmHg。神志浅昏迷,双瞳孔等圆等大,对光反射存在,右鼻唇沟变浅,舌不能伸出。颈软,胸廓对称,双肺呼吸音粗,可闻 SM Ⅱ杂音,腹软,肝脾肋下未触及,肠鸣音正常,右侧上下肢肌力Ⅱ度,肌张力稍增高,左侧肌力、肌张力正常,右巴宾斯基征阳性,头颅磁共振(MRI)诊断为双颞叶、左顶叶脑梗死。中医诊断:中风(中脏腑)。西医诊断:①脑血栓形成;②高血压Ⅲ期。西医:入院头两天吸氧;10% 葡萄糖 500ml 加盐酸川芎嗪注射液 800mg 及能量合剂静脉滴注,连用 7 天;恢复期用药:复方血栓通胶囊、地奥心血康胶囊、卡托普利片、维生素 B$_1$ 片,均为常规用量。治宜清热开窍,涤痰息风。重用安宫牛黄丸,每日用 2 枚,分 4 次溶化灌服。连服 3 天,第 4 天患者神志清醒基本能对答,肌力恢复至Ⅳ度,从第 4 天开始减至每日 1 枚,分 2 次服,继服 3 天。以后中药内服,调理 3 周临床治愈出院。半年后随访,血压正常,坚持日常家务劳动。[河南中医,2003,12(2):25]

按: 中医学认为,高血压性中脏腑患者,风火相煽,痰瘀互阻,闭阻清窍为主要病机,急性期尤以邪实为主。从玄府学说角度认识,此即"阳热怫郁",安宫牛黄丸清热解毒,开窍醒神,功善开通闭塞之脑玄府,使热清火息,气血畅通,神明复用。

3. 脑膜炎后遗症 文某,男,29 岁。因反应迟钝,记忆力减退,四肢阵发性震颤 7 年,加重半年入院。患者于 7 年前患"急性脑膜炎",治疗后遗下手足震颤,反应迟钝,记忆力减退等症,生活不能自理。在香港多家医院治疗,用过中西药无效。近半年来,上述症状加重而来本院就诊。初诊时除上述症状外,尚有大便干结,口臭,舌淡红,苔白厚,脉弦滑。入院时查脑电图异常:Q 波为基本频率,调节调幅欠佳;散在稍多 5~7Hz,50~70μV θ 活动;过度换气,闪光试验,θ 活动明显增多。诊断:瘛疭、郁证(脑膜炎后遗症)。属肝郁脾虚,虚风内动,痰凝络阻,清窍不通。治疗:以疏肝解郁,化痰息风为主。方用四逆散、大定风珠加味,针刺手足厥阴经等经络穴位,治疗 1 周,效果不显。后加用安宫牛黄丸,每日 1 丸,分 2 次服。服药 5 天后出现疗效,震颤减少,反应稍好转,记忆力有所恢复;10 天后,诸症皆显著减轻;30 天后,精神良好,反应灵敏,记忆力恢复,四肢震颤消失。复查脑电图:呈界限性,脑功能明显改善。各生理常数正常,睡眠好,胃纳佳,二便如常,痊愈出院。[中国医药学报,1988,8(4):44]

4. 大脑发育不全　孙某,女,13 岁。患者为滞产、剖宫产患儿。产下时不会哭,发绀,全力抢救后幸存。长大后一直不会走路、站立,大小便失控。至七八岁时,常整晚不能入睡,有时白天坐着突然栽倒,时有手足抽动。曾延请泰国医生久治无效。11 岁时,又请 1 位有名的神经内科医生给其诊治,诊为"大脑发育不全",予服西药(具体不详,据其父母介绍,其中有镇静药、营养神经药物等)后,睡眠好转。近半年又请 1 位医生每周予以针灸两次,取神门、内关、足三里、三阴交等穴位。患者 2 年多来,赖服上述西药始能入睡,而余症毫无改善。赴诊时证见患者头颅小,营养尚佳,第二性征发育良好,目光不定,不辨亲疏,不能言语,遗大小便;不能站,坐不稳,1 年前月经初潮,3~4 月后续潮 1 次,至今未再来潮;纳可,眠差,舌红,苔薄白,脉细滑。诊断:痴证。属肝肾不足,痰迷心窍。治疗:以补益肝肾,化痰开窍为主,方用六味地黄丸加菟丝子、女贞子、珍珠末、羚羊角等,每日 1 剂。服药 2 周后,患者除精神较好外,余无明显改善。于是在上述汤剂基础上试加安宫牛黄丸,每天 1 丸。岂料自服安宫牛黄丸后,患者不仅睡眠转安,抽搐等症亦有好转。共服 20 丸后,停服上述西药睡眠仍佳,且逐渐能站立、迈步扶行,会哭会笑,见到父母每表现出高兴、亲近的样子,共服 1 个多月,所有症状均大为改观,排二便前亦有所表示。至此,考虑患者已服安宫丸 30 余丸,初步取效,暂予停服,并嘱原中药汤剂内加金戒指煮服,以加强重镇作用。但停安宫丸第 2 天,患者即不能入睡。5 天后,不仅眠差,精神亦差,表情呆板,无力行走。此时恢复使用安宫丸,诸症又随之好转。3 个月后,病情稳定,改为每日服安宫丸半粒,滋补肝肾方 1 剂,坚持治疗至今

已近半年,患儿各症均见稳步好转。[中国医药学报,1988,8(4):44]

按:安宫牛黄丸除可救治危重病证外,不少临床工作者还探索其在奇难杂症中的应用,案3及案4即为验例,对如何扩大安宫牛黄丸的应用范围,提供了参考。自古以来,安宫牛黄丸是救治高热惊厥,昏迷谵语之要药,不少医家认为:"半昏迷者不宜用安宫牛黄丸""神志尚清者,不可轻易给犀、羚、脑、麝之类香窜之品,以免引邪内陷"。但后来在临床实践中,逐渐认识到其不仅对有神昏先兆者应予早用;对症无发热或神志清楚者,只要病情需要开玄启闭,即可投之。

八味大发散(《眼科奇书》)

【组成用法】

麻茸(麻黄碾碎去粉,所剩之疏松而呈绒状者)一两或二两,蔓荆一两,藁本一两,北辛五钱或用一两(叶要去净),西羌活一两,北云风(北防风)一两,白芷梢二两,川芎一两,老姜一斤或用八两(连皮捣碎为引)。

【原书主治】

凡治男女大小,一切外障眼病,红肿不开,疼痛难忍,羞明怕日,不喜灯火,满眼红筋胬肉,多泪,或生翳子。用四味大发散或八味大发散,看症加减。初起服一剂或二剂,将陈寒散净,即可痊愈,永不再发。

【方论钩玄】

《石恩骏临证方药经验集》:"上方减后四味即四味大发散,二方方义同,力度有异。此方出自《眼科奇书》,凡眼泡红肿、睑缘赤烂、黑睛生翳等眼病,服此方常有奇效……此方全系祛风之药,且性多辛温,发汗解热镇痛之作用较为突出,味薄气轻,辛散宣通,既可行于内外,又可升降于上下,开通郁滞,通阳化气,具振奋人体气化之功,能力颇应现代药理之研究:扩张周围血管,改善微循环,或兴奋汗腺,具有抗细菌病毒与调节机体之功。故此方于气血脏腑经络、津液中正常运行,当有一定意义。八味者其力稍宏,然药性更全,更具流动之性,若不宜其力大,略减其量则可。石恩骏善用八味大发散,然极少单用,而于普通病证之中,不经意间以此方为佐使,取显著之疗效,特别常用于服寒凉药无效或反重者。"

【开玄特点】

本方为发散开玄法的典型代表,出自《眼科奇书》,书中云:"凡外障不论如何红肿,总是陈寒外束所致,用发散药,寒去则火自退。"认为外障眼病的病因病机是外寒闭表,内生郁火,或过用寒凉清热之品导致经络凝结不开。方中集大队辛温发散药物,用量甚重,宣称发散陈寒,实则皆有开通玄府之功,发散之力极强,川芎尚有理气活血开玄作用,蔓荆子疏风清热退赤,用治目赤肿痛、流泪、羞明、生眵,或生翳膜等外障眼病收效甚捷。以上诸疾,初看一派火热之象,细审却不尽然。正如《古今医鉴》所说:"世谓目病而痛,多由火热及血太过,窃谓目病固由火热,然外无风寒闭之,目亦不病,虽病亦不甚痛。盖人感风寒则腠理闭塞,火热不得外泄,故上行走窍而目病矣。散其外之风寒,则火热痛自止"。

从阳热怫郁、玄府闭密分析,本方之应用并不局限于寒邪郁闭,其发散开玄之力还可用于多种火热郁结所致外障眼病。盖肝开窍于目,性喜条达而恶抑郁。目赤肿痛之外障眼病因火热或加风之邪客目,郁而不得发者,如用寒凉以阻逆之,恐郁火内敛,不得散矣。八味大发散发散开玄之功,可使清窍之火热发散,郁闭开通,目疾自愈。

《眼科奇书》原方用量偏重,临床运用时不必拘泥,可视证情灵活变通。近代巴蜀名医补晓岚以本方加入附片、干姜、肉桂、天麻、茯苓、法半夏、酒大黄、泽泻等,谓之"补一大药汤"。在发散开玄基础上,增加附子、肉桂、干姜温阳开玄,半夏、茯苓涤痰开玄,酒大黄、泽泻通利开玄,多种开玄之法并举,赋予其新的意蕴。

【开玄举隅】

1. 急性结膜炎 杨某,男,40岁。患者因患眼疾,双目肿痛,羞明流泪,经某医院眼科诊为细菌性结膜炎。予抗生素治疗4天,疗效不佳。诊见:双目红肿,羞明流泪,眼眵多,舌红,苔黄腻,脉沉数。证属风、寒、湿邪侵袭,郁里化热,玄府不通,气机升降受阻。治宜发散风寒,宣达开闭,方用八味大发散加减。处方:麻绒、蔓荆子、羌活、川芎、防风、白芷梢、藁本各15g,牡丹皮12g,细辛、赤芍各10g,蝉蜕6g。每天1剂,水煎4次,浓缩至400ml,分4次口服。服1剂病去大半,2剂尽痊愈。[新中医,2007,39(12):47]

按:外障眼病以治风之法取效,体现"治火先治风"的思想。本案以八味大发散重在发散风寒而解郁热,开通玄府,导火外出,使"火出皮外汗津津",热随汗解。

2. 单纯疱疹病毒性角膜炎 陈某,女,42岁。主诉:两眼畏光流泪,视力减退1周。患者1周前因感冒恶寒发热2天,寒热退后,两眼畏光流泪,视物模糊。在某医院诊断为单纯疱疹病毒性角膜炎,经用氧氟沙星眼药水、阿昔洛韦眼药水交替治疗5天罔效。诊时检查,视力右0.4、左0.5,白睛轻度混赤,风轮中央有树枝样灰白色浸润,荧光素染色阳性。舌质淡红,苔薄白,脉浮紧。为风邪外袭,上攻于目,治宜辛温透表,退翳明目,予八味大发散3剂。二诊两眼刺激征明显减轻,风轮浸润部分吸收,上方有效,宗上方再进7剂。三诊眼部刺激征已消除,白睛红赤亦消除,风轮遗留薄翳,荧光素染色阴性,视力右0.8、左0.8。给予四物退翳汤10剂,以资巩固。[江西中医药,2001,32(4):37]

按:本案为风寒凝滞,脉无热象,则宜温散之法,选用辛温发散之品,如麻黄、羌活、荆芥、防风等,发散风寒,开通郁滞。龙之章在《蠢子医》中认为"眼科温散甚有理",八味大发散祛散风邪,能开通腠理,使气津畅行,用治风轮翳障收效甚捷。

3. 翼状胬肉　患者左眼生胬肉8年,近6个月来左眼发红,曾用润舒、氯霉素、妥布霉素滴眼液点眼治疗,效果不显。查:视力右眼0.4,左眼0.2,左眼内眦部球结膜局限充血,有胬肉生长,其头部伸入角膜缘内2mm,呈胶样隆起,体部肥厚。二便如常,舌质淡红,苔薄白略腻,脉象平和。方用八味大发散加减:麻黄10g,蔓荆子10g,藁本10g,细辛3g,羌活10g,防风10g,白芷15g,川芎10g,熟大黄10g,蝉蜕10g,蛇蜕10g,生姜5片(自备)。每日1剂,早晚分服。治疗2周,球结膜充血消退,胬肉头部、体部变薄。随访6个月未见胬肉发红增长。[河北中医,2009,31(4):593]

按:历代不少眼科名家均十分重视玄府闭塞的问题,但多偏重于"神无所用"所导致的内障眼病方面,而对外障眼病少有涉及。编者认为,《素问玄机原病式》中对"目赤肿痛,翳膜眦疡"等外障眼病的分析,是与"目昧不明"一起论述的,所谓"皆为热也",即指均为热气怫郁于目而玄府闭塞所致。本案以八味大发散开通玄府以消肿散结、退赤除翳,开通玄府以发越郁火,气津畅行则胬肉消退,亦体现了"开通玄府为治目之纲"的思想。

六神丸(《中国医学大辞典》)

【组成用法】

牛黄、雄黄、珍珠、麝香、冰片、蟾酥6味研末,酒化蟾酥为丸,以百草霜为衣而成。

【原书主治】

时邪、疔毒、烂喉、丹痧、喉风、喉痈、双单乳蛾、疔疮、对口、痈疽、发背、肠痈、腹疽、乳痈、乳岩,及一切无名肿毒。

【开玄特点】

雷氏六神丸是"雷允上诵芬堂"药铺方。1734年雷大升(字允上)在江苏苏州天库前开设雷允上诵芬堂药铺(即雷允上制药厂前身),根据六神丸古传秘方,在选料与加工上多次改进,治疗单双乳蛾、喉痹失音、痈疽疮疖、无名肿毒等症有良效,作为清热解毒、消肿止痛之名方,应用至今已有两百余年历史。

本方与安宫牛黄丸相比,麝香、冰片、牛黄、雄黄、珍珠等五味药物均相同,但缺少犀角、黄连、黄芩、栀子等清热解毒之品,而以蟾酥为本方所独有。张介宾认为:"蟾酥,味辛麻,性热,有毒"(《本草正》)。缪希雍云:"蟾酥,其味辛甘,气温散,能发散一切风火抑郁、大热痈肿之候,为拔疔散毒之神药"(《神农本草经疏》)。倪朱谟称其"能化解一切瘀郁壅滞诸疾"(《本草汇言》)。黄钰则谓"善开窍辟恶搜邪,惟诸闭证急救方中用之,以开其闭"(《本经便读》)。一般称本品以毒攻毒。综合诸家之说,蟾酥当为温散开通之峻药。与其余五药配合,除了强烈的香窜开玄、涤痰开玄作用外,尤以辛温发散开玄为其特色。目前均称六神丸清凉解毒或清热解毒,但方中蟾酥、麝香、雄黄皆为辛温之品,用于热毒蕴结之证,清热之力显然不足,当是"火郁发之""闭者开之"之法,通过开通玄府郁闭起到发散热毒作用。

由于本方有着良好的香窜开窍,解散热毒之功,除传统用治无名肿毒外,临床新用包括治疗暴发型脑炎合并呼吸衰竭、白血病、流行性出血热、肿瘤等重症疾病,投之往往效如桴鼓。除内服外,最为普遍的是研粉调敷外用,甚至自制成栓剂,更加切合临床内、外、妇等各科不同用药部位。

六神丸作为百年历史的中成药,在现代临床中可谓大放异彩。现在大量临床及实验研究已经证实,六神丸对多种恶性肿瘤有效。其抗肿瘤机制可能与抗肿瘤细胞增殖、诱导肿瘤细胞凋亡、抗血管生成、抗肿瘤转移、改善耐药性等有关。近年来药理学研究及临床研究发现,六神丸具有抗炎、镇痛、抗病毒、强心、增强免疫功能、抗癌等作用。

需要注意的是,六神丸临床应用时要严格掌握使用剂量及使用方法,以免过量中毒,大剂量应用应密切观察病情变化,外用时不可大面积或长期涂擦。还要注意六神丸的过敏反应,常表现为药疹,严重者会出现过敏性休克,需立即抢救。

【开玄举隅】

1. 流行性乙型脑炎合并呼吸衰竭　李某,男,1岁4个月。患儿发热、头痛、项强3日,经某区医院诊断为"乙型脑炎",收入院治疗。因突然发生呼吸困难,情势甚急,该院缺乏抢救条件,拟转送上级医院,但患儿家长不同意,遂请中医会诊。见患儿昏睡不醒,呼吸极度困难,呈抽泣状,抬肩撷肚,喉中高亢水鸡声响彻数十米外,唇口青紫,手足时作抽搐,身热反不甚(体温38.5℃),舌黯红,苔白腻,脉滑数。辨证属暑湿内郁,痰浊闭阻,急需豁痰开闭。乃予六神丸半支,嘱其母以稻草秆为之频频吹入喉中。约一刻钟后,患儿连连喷嚏数十声,喉中痰鸣消失,呼吸渐趋平稳,虽嗜睡而呼之能应,手足抽搐亦止,继以菖蒲郁金汤加减。处方:石菖蒲、郁金、山栀子、白芥子、连翘、竹叶各5g,滑石12g,石膏25g,细辛2g。另用六神丸45粒,分3次冲服。次日晨起往视,患儿神志清醒,呼吸如常,已能吮乳,体温37.5℃。其后以清热通络、健脾化湿之法调理旬余而痊愈出院。[新中医,1984,(10):12]

按:本案为编者早年在基层工作时主治。乙型脑炎合并呼吸衰竭,病情危重,西医束手,深夜请往会诊。本拟用至宝丹豁痰开窍,但当时缺药。情急之中想到家中有六神丸一盒,遂取来一试。数粒丸药吹喉,患儿喷嚏大作,顷刻转危为安,诸症迅速缓解。此中机制何在?曾经百思不得其解。后来接触到玄府理论,豁然释怀。从开通玄府认识,正是涌吐开玄之法。吹喉取嚏,张子和归入吐法,所谓"吐之令其条达也",对于上部的玄府闭塞,用之得当,可有救急回苏之功,真是"一吐之中,变态无穷"。现代药理研究表明,六神丸中麝香、蟾酥等药可兴奋呼吸中枢和血管运动中枢,并对支气管痉挛有松弛作用,也应是取效原因。本案堪称奇特,却非仅有个案。此后郭元仓报道,将24例暴发型乙型脑炎合并呼吸衰竭患者随机分为两组治疗,实验组在综合治疗基础上,鼻饲或口服六神丸,每日3次,每次20粒(小儿酌减),待呼吸改善后,继续巩固服药2天,对照组12例,单纯应用西药综合治疗。结果实验组治愈率91.6%,对照组治愈率66.6%。表明六神丸对治疗与预防乙型脑炎呼吸衰竭均有可靠作用。[辽宁中医杂志,1988,12(10):15]

2. 急性白血病 刘某,男,28岁。患者在外地诊断为急性白血病,于1986年9月住院。休检:体温37.7℃,脉搏86次/分钟;中度贫血貌,球结膜苍白,心尖区可闻I级收缩期杂音,余无异常所见。实验室检查:血红蛋白68g/L,白细胞0.7×10^9/L,血小板16×10^9/L。骨髓细胞检查报告:原始粒细胞75%;早幼粒细胞2%,中幼红细胞1%,晚幼红细胞1.5%;淋巴细胞20.5%,全片未查到巨核细胞。过氧化酶染色酶阳性反应。诊断为急性白血病。住院后给予六神丸每日150粒,分3次口服,抗感染、支持疗法等,住院期间突然从肛门排出稀水样便,膀胱无充盈,无尿,实验室查尿素氮、二氧化碳结合力、血肌酐均在正常范围,经从尿道推入造影剂诊断为尿道直肠瘘,考虑为白血病浸润所致。六神丸加量每日180粒,分3次口服,17日后患者每日排尿量50~100ml,以后尿量逐渐增加至1000ml,从肛门仍有少量尿液排出,服六神丸118天,于1987年1月24日经骨髓细胞检查为完全缓解。[中西医结合杂志,1989,(12):60]

按:中医学认为,白血病以温热邪毒为病因,邪毒入血伤髓是白血病发病的重要机制,祛除邪毒是白血病的重要治疗原则。从玄府学说分析,阳热炽盛,极易形成"阳热怫郁",玄府闭塞。因而在清热解毒的同时,开通闭塞之玄府,以利邪毒外出至关重要。六神丸集清热解毒与开通玄府于一身,清解力大,开发力强,故用于急性白血病热毒入髓与痰热瘀结之证,收效甚捷。

3.亚急性甲状腺炎　患者甲,女,36岁。自述平时工作繁忙,20天前有过"感冒",之后出现颈前结节并伴有疼痛,当地医院诊断为亚急性甲状腺炎,并给予泼尼松、布洛芬等治疗,疼痛有所缓解,但仍下午低热,最高37.6℃,多汗,纳差,眠差,肌肉酸痛等。来诊时发热,微恶寒,咽痛,左侧颈前疼痛,吞咽时加重,全身乏力、酸痛,纳差,月经量少,二便尚可,舌红,苔黄腻,脉滑数。中医诊断:瘿痈;辨证:热毒壅结。治法:清热解毒,散结消痈,行散气血。处方:①六神丸,每次10丸,每天3次,口服;②逍遥丸,每次8粒,每天3次,口服。服药1周后二诊,疼痛明显减轻,可以触碰,下午低热不明显,肌肉酸痛缓解,仍多汗。予上方继服5天。三诊颈前疼痛消失,诸症明显缓解,发热未现。体检:甲状腺较前明显缩小,可以触按,但仍稍许肿大,舌质淡红,苔稍黄,脉滑。处理:①停服六神丸;②继服逍遥丸,每次8粒,每天3次口服。随访3个月,未有不适。[中医临床研究,2014,6(32):67-68]

按:亚急性甲状腺炎属于中医"瘿病""瘿痈"等范畴,起病多由风温邪热袭表,热毒壅盛,灼伤津液,炼液为痰,痰阻气机,血行不畅,或气郁生痰,痰随气逆,终致玄府郁闭,气血痰热互结于颈前而发瘿瘤。六神丸开玄启闭,化痰散结,清解热毒,配合逍遥丸疏肝解郁,用治本病甚为合拍。

麝香保心丸(《中华人民共和国药典》)

【组成用法】

人工麝香,人参提取物,人工牛黄,肉桂,苏合香,蟾酥,冰片。口服。1次1~2丸,1日3次;或症状发作时服用。

【原书主治】

芳香温通,益气强心。用于气滞血瘀所致的胸痹,症见心前区疼痛、固定不移;心肌缺血所致的心绞痛、心肌梗死见上述证候者。

【方论钩玄】

《国家基本药物临床应用指南(中成药)》:"方中人工麝香活血化瘀,开窍止痛,为君药。人参益气行滞,肉桂温阳通脉,蟾酥开窍止痛,苏合香芳香温通,共为臣药,人工牛黄开窍醒神,冰片开窍止痛,共为佐药。诸药合用,共奏芳香温通,开窍止痛,益气强心之功。"

【开玄特点】

麝香保心丸源于宋代《太平惠民和剂局方》记载"治卒心痛"的苏合香丸。20世纪70年代一批科研、医疗、生产单位组成了科研攻关小组,历时8年,在苏合香丸的基础上进行组方及剂型的优化改良而研制成麝香保心丸。

麝香保心丸含:麝香6%、人参提取物27%、牛黄4%、肉桂24%、苏合香酯8%、蟾酥4%以及冰片19%。方中麝香、苏合香、冰片及蟾酥、牛黄香窜开玄,蟾酥更能搜剔开玄,牛黄又能清泄涤痰开玄,肉桂温通开玄,人参补虚开玄。其特点为:温清并用,以温为主,以清为辅;通补兼施,以通为主,以补为辅。通过解除痰浊瘀滞等病理产物的郁闭,畅达气液血脉精神的运行,可用于玄府郁闭引起的多种病症,不仅有治病之功,而且有防病之能。该方集香窜开玄、温通开玄、搜剔开玄、活血开玄、涤痰开玄、清泄开玄及补虚开玄等多方面作用于一身,是一个全方位开通玄府的理想药方。

【开玄举隅】

1. 心绞痛 对67例变异型心绞痛患者分别予以麝香保心丸或单硝酸异山梨酯治疗4周,观察血清一氧化氮(NO)含量和血清内皮素(ET)水平。结果显示,与单硝酸异山梨酯组相比,麝香保心丸组患者血清NO的表达水平明显提高,ET显著减少($P<0.05$)。2组临床症状改善的总有效率相似(分别为87.5%和87.1%),麝香保心丸能缓解冠心病变异型心绞痛的临床症状,改善其内皮功能。提示麝香保心丸的作用机制之一是通过增加NO抑制内皮素而介导的。动脉壁炎症是最重要的动脉粥样硬化致病因素之一,可激发冠状动脉血栓形成,造成动脉突然阻塞而发生急性冠状动脉综合征。[中成药,2004,26(增):82]

2. 心肌梗死 选取93例超高龄心肌梗死患者作为研究对象,对照组患者46例给予常规综合治疗,观察组患者47例在对照组基础上采用麝香保心丸进行治疗,比较两组患者临床疗效,治疗后心功能改善情况以及预后。结果发现,观察组患者治疗的总有效率明显高于对照组,差异有统计学意义($P<0.05$);观察组患者的左心室射血分数、每搏输出量、左心室舒张末期内径及6分钟步行试验距离结果均明显优于对照组,差异均有统计学意义(均$P<0.05$);观察组患者心绞痛频繁发作、心律失常、急性心肌梗死、心力衰竭发生率均明显低于对照组,差异均有统计学意义(均$P<0.05$)。提示麝香保心丸治疗超高龄心肌梗死患者临床效果显著,能明显改善其心功能以及预后,可作为超高龄心肌梗死患者的首选用药。[药物与临床,2016,(11):58-60]

3. 冠心病长期治疗 观察麝香保心丸长期口服或舌下含服治疗冠心病心

肌梗死后患者临床疗效 28 例。结果显示:治疗组 28 例中,心肌梗死后 1~5 年以上用麝香保心丸的患者生存达 4~13 年以上,有 1 例于 8 年后死亡。对照组 28 例心肌梗死后未长期应用麝香保心丸的患者生存达 2~10 年以上,有 4 例于 2~4 年死亡,二组差异十分明显($P<0.01$)。此外,30 例冠心病介入治疗后长期应用麝香保心丸,全部患者能有效缓解心绞痛的急性发作,显著减少心绞痛或胸闷、气急症状的复发,甚至起到预防不发作的作用,可改善心功能和提高生活质量。又对 39 例冠心病急性心肌梗死后患者进行康复治疗时给予麝香保心丸治疗,发现麝香保心丸有利于提高康复步行运动能力和完成康复程序的信心。提示冠心病心肌梗死后或介入治疗后以及急性心肌梗死后康复治疗期间,长期应用麝香保心丸均能取得较好的疗效。[中成药,2004,26(增):6-8]

按:20 年前,麝香保心丸的上市,主要作为心绞痛发作时缓解胸闷心痛、心肌梗死时的抢救用药,对于缓解心绞痛的快速疗效显著。随后的研究显示:麝香保心丸可预防心肌缺血,从而预防心绞痛的发作。

长期应用麝香保心丸治疗可降低冠心病心绞痛发生率,改善急性心肌梗死的预后,预防心绞痛等急性心肌缺血发作,改善心功能,改善患者的血管内皮功能,改善患者生活质量。长期服用后具有明显抑制心肌纤维化进展、保护受损血管内皮、抗动脉粥样硬化等多项作用,从而显示出多途径、多方位、多环节治疗冠心病的相关作用机制。

该方的研究成果突破了麝香等芳香开窍药只能暂用、不可久服的禁条。中国中西医结合学会心血管病专业委员会指出,此项研究更深层的意义是通过芳香温通类药物的临床应用,探索冠心病的研究方向,探索中西医结合的发展道路。这与开通玄府为治病之纲的理念相契合。

4. 眩晕 吴某,男,84 岁,眩晕发作 1 天,入坐车船,目不能视,失眠,有颈椎病史,舌质淡,有瘀点,脉弦,CT 示右侧基底处腔梗。给予血塞通静脉输液 1 天乏效。随予以麝香保心丸口服,1 日 3 次,每次 2 粒。服用 3 天后眩晕好转,嘱继续服用。[内蒙古中医药,2014,(30):33]

按:老年患者,有颈椎病与腔梗,发作眩晕,当属气虚血瘀,脑玄府郁闭。麝香保心丸药证合拍,自然收效显著。从玄府学说的角度来看,麝香保心丸作为一个全方位开通玄府的中药制剂,可适用于玄府郁闭引起的多种病症,远不限于心脏疾患。相关文献显示,该药现已扩大应用于急性脑梗死、血管性痴呆、慢性支气管炎和哮喘、急腹痛、偏头痛、慢性胃炎、妇女更年期综合征等多种病症,显示出十分广阔的拓展应用前景。

第五章

开通玄府运用举要

刘完素创立的玄府理论及开通玄府治疗法则，极富创新性与开拓性，为中医临床治疗与预防另辟蹊径，别开生面，具有十分广阔的拓展运用空间。基于玄府分布的广泛性和玄病存在的普遍性，原则上开通玄府之法可用于临床各科的各种病症以及养生保健之中。

据编者多年来的研究与实践体会，无论是未病还是已病，无论是防病还是治病，均离不开开通玄府的问题。玄府理论的实际应用，尤以在神机病证、火热病证、燥证、毒证、厥脱证及治未病中最富特色，颇能代表玄府学说的临床价值。本章试以开玄达神、开玄泻火、开玄润燥、开玄解毒、开玄救脱及开玄防病等方面作为例证，展示其独特的治疗理念与别开生面的治疗方法。

第一节　开玄防病

《素问·四气调神大论》曰："是故圣人不治已病治未病,不治已乱治未乱,此之谓也。"《灵枢·逆顺》说："上工治未病,不治已病"。治未病首先是防病,防止疾病的发生,使人不生病或少生病,方可健康长寿。这是中医学一个源远流长的预防医学思想。将玄府理论运用于治未病,通过开通玄府,畅达气血津液精神以预防疾病的发生,谓之开玄防病。

一、理论依据

养生保健一般多注重于"补",却不知"通"更为重要。人体健康以通为贵的思想源远流长。如《吕氏春秋·达郁》篇曰："凡人三百六十节,九窍、五藏、六府。肌肤欲其比也,血脉欲其通也,筋骨欲其固也,心志欲其和也,精气欲其行也。若此则病无所居,而恶无由生矣。病之留、恶之生也,精气郁也。"《素问·调经论》亦曰："五脏之道,皆出于经隧,以行血气。血气不和,百病乃变化而生",认为精气郁结,血气不和乃百病根源。《素问·至真要大论》提出："疏其血气,令其条达,而致和平。"《灵枢·平人绝谷》云："气得上下,五脏安定,血脉和利,精神乃居。"均认为疏通人体气血,使之运行流畅,通顺条达,无所不至,即可消除诸疾,促使机体阴阳气血平衡。东汉张仲景在《金匮要略·脏腑经络先后病脉证》中提出"若五脏元真通畅,人即安和",强调元真之气通畅是人体保持健康状态的基本条件,也是治愈疾病要达到的最终目的。

从玄府理论分析,上述经典著作中所说的"通",不仅是指人体经络、血脉的畅通,更是指密布人体上下内外的玄府窍道畅通。作为气血津液精神运行终末端的玄府,其开放通畅程度直接关系到气血精津液的渗灌及神机的运转,与人体的健康息息相关。可以认为,玄府畅通为健康之本,开通玄府郁闭、维护气血津液精神的畅通,在治未病中具有十分重要的意义。开通玄府不仅是治病之纲领,而且是防病之要法。丰富多彩的开通玄府方法,为预防疾病提供了众多的选项。开通玄府、促进气血津液流通的方法甚多,广而言之,各种外治方法乃至体育运动均有此功用,下面仅就药物内治之法举例说明。

二、运用举隅

(一)"有病无病,防风通圣"

《仁斋直指方论(附补遗)·诸风》:"夫圣人治未病之病,知未来之疾,此其良也。其中风者,必有先兆之证:觉大拇指及次指麻木不仁,或手足少力,或肌肉微掣者,此先兆也,三年内必有大风之至。经云:急则治其标,缓则治其本。宜调其营卫,先服八风散、愈风汤、天麻丸各一料为效,宜常服加减防风通圣散预防其病,则风疾不作而获其安矣。"

按:刘完素所制防风通圣散作为防病的良药,流传甚广。北方一些地区称之"春药"(春天的药),用于春天防病。每到立春时节,不少人家都要备几剂防风通圣散,作为全家春季"防疫"之药服用。故谚云"有病无病,防风通圣"。从元代易水学派医家罗天益《卫生宝鉴·春服宣药辨》中,可窥此法在当时的盛行情况。相传至今数百年来,在民间仍未中断应用,足见其成效。

分析防风通圣散组成,发表清热、泻下利湿、和血健脾,似显杂乱。不加化裁,老少同服,更与辨证论治原则不符,故历来质疑之声不断(包括《卫生宝鉴·春服宣药辨》)。从玄府学说认识,防风通圣散发散开玄、通下开玄、渗利开玄、清泄开玄并用,刘完素的本意无非是使"周身中外气血宣通",维持人体气血津液精神正常的升降出入状态,而达到预防百病的目的,正是"五脏元真通畅,人即安和"之意。

据《河间六书》记载,刘完素之开玄防病,不限于防风通圣散一方。如益元散与防风通圣散合方而成的双解散,刘氏提出:"设痊愈后,更宜常服,使病不再作,新病不生,并无过竟。无问岁数,乃平人常服之仙药也。"便是作为预防保健之通用药(书中亦指出"此药除孕妇及产后,月事经水过多,并泄泻者不宜服")。查书中众多方剂,被数次称作"仙药"者,仅有益元散、双解散两方,若非行之有效,怎能得刘氏如此推崇?不过这种用法,按常理确难为人接受。刘氏自己也承认:"此药(益元散)泛常多用,虽为效至大,俗以病异药同,将为妄行,反招侮慢。"不得已采取加入一些不同颜色的药物来变换外观,"主疗不殊,收效则一,俗目懵然,何能别此,可远妄侮,可显玄功,后之学人其究心焉。"(《伤寒直格》)

刘完素通过"防风通圣防百病"的成功范例将《黄帝内经》《金匮要略》以通防病的思想变成了现实,为后世指出了一条开通玄府、通畅元真以却病延年的有效途径。其独特学术经验值得深入发掘研究。

(二)防治兼备:补一大药汤

近代巴蜀名医补晓岚以八味大发散(麻黄、蔓荆子、藁本、细辛、羌活、防风、白芷、川芎、生姜)加入附片、干姜、肉桂、天麻、茯苓、法半夏、酒大黄、泽泻等,名为"补一大药汤"。功能温中补火,扶正祛邪,开通经络,活动气血,补肾益脾,消除痰湿,预防感冒,保健身体,适合各种人群饮用。据介绍,20世纪40年代,补一大药汤曾经风靡山城重庆,从上层社会到劳苦大众,莫不交口称誉。据称饮之可以舒经络,活气血,消外感,减疲劳,提精神,壮体力;对于劳累之人,见效尤其显著。1946年,重庆霍乱症流行,补一药房曾以此方熬制大锅汤,供大众饮用,起到良好预防作用。[重庆与世界,2013,(5):83-87]

按:此方在大队发散开玄药物基础上,增加附子、肉桂、干姜温阳开玄,半夏、茯苓涤痰开玄,酒大黄、泽泻通利开玄,形成多种开玄之法并举,全方位调节人体的意蕴。其用法亦如"有病无病,防风通圣"之意,平人可饮,病家宜服,有病治病,无病预防。是方与防风通圣散均为集多种开玄之法于一体、防治兼备之方,虽温凉有别,而开通无二,颇有异曲同工之妙。刘完素与补晓岚,一为寒凉派首领,一为火神派名家,看似水火不容,却在"疏其血气,令其条达,而致和平"上形成共识。内中意蕴,发人深思。

(三)冠心病的二级预防:麝香保心丸

冠心病的二级预防,是指对已患有冠心病者,控制其发展和防止并发症,减少患者由于疾病进展而引起的死亡、致残等严重后果。近年来诸多循证医学证据证实,长期服用麝香保心丸后具有明显抑制心肌纤维化进展、保护受损血管内皮、抗动脉粥样硬化等多项作用,从而显示出多途径、多方位、多环节治疗冠心病的相关作用机制。作为长期预防性用药,可遏制冠心病的多种病理进展,预防心绞痛等急性心肌缺血发作,改善心功能,改善患者的血管内皮功能,发生猝死、心肌梗死、需做手术或介入治疗的比例明显减少,有助于改善患者生活质量,对冠心病二级预防十分有益。这在冠心病的二级预防中,有着极其深刻的意义。[中国中医药报,2012-6-21(004)]

按:麝香保心丸源于宋代《太平惠民和剂局方》记载"治卒心痛"的苏合香丸。自20世纪70年代开始,经过历时8年的研究,在苏合香丸的基础上进行组方及剂型的优化改良而成。含有麝香、蟾酥、人参、牛黄、肉桂、苏合香、冰片等七味药物,芳香温通,益气强心,用于气滞血瘀所致的胸痹。该药最初是作为冠心病心绞痛急救药物而研发,随即发现其可预防心肌缺血,从而预防心绞痛的发作。该药不仅是缓解胸闷胸痛起效最快的中成药,而且是第一个具有促进缺血心肌血管新生作用的中成药,副作用小、安全性高,且长期用药安全可耐受,因而受到医学界高度重视。

该方用于冠心病二级预防的机制,现代药理学研究已从扩冠、强心、降低血液黏稠度、改善异常的血液流变学指征及抑制炎症反应等方面予以充分阐明,而在中医学却有难解之处。方中虽有人参、肉桂温阳益气,但麝香、蟾酥、苏合香、牛黄、冰片等辛香走窜之品难免有耗气伤阴之虞,本草诸书皆谓不可久服。然而临床众多长期服用麝香保心丸患者的现实却并非如此,传统中医药理论难以圆满解释。

从玄府学说分析,方中麝香、苏合香、冰片及蟾酥、牛黄香窜开玄,蟾酥更能搜剔开玄,牛黄又能涤痰开玄,肉桂温通开玄,人参补虚开玄,是一个全方位开通玄府的理想药方。本品在冠心病二级预防中的成效,正是开玄防病的一个典型案例,值得进一步深入研究。

第二节　开玄泻火

将玄府理论运用于火热病证的治疗,注重通过开郁通阳以清泻火热,谓之开玄泻火。此为刘完素创立玄府学说的主要出发点。火热病证包括外感与内伤两大部分,前者将在第六章温病一节进行介绍,在此仅就开玄泻火在内伤火热证中的运用作一论述。

一、理论依据

火热证候的形成,一般注重于阳盛则热,治以热者寒之,这是不全面的。从玄府学说认识,玄府闭塞,阳气郁遏而产生火热,是一个重要的环节。正如吴又可所说:"阳气通行,温养百骸;阳气壅闭,郁而为热……不论脏腑经络、表里上下、血分气分,一有所阻,即便发热,是知百病发热,皆由于壅郁,而火郁又根于气"(《温疫论·服寒剂反热》),这正是刘完素阳气怫郁产生火热的观点。《医碥》中曾将这类火热归纳为七种,即风寒郁热、饮食郁热、痰饮郁热、瘀血郁热、水湿郁热、肝气郁热、脾气郁热。它们的病因虽然各异,但在郁阻气机这个病理环节上却是一致的。由于阳气运行障碍而蓄积蕴聚,它们均存在某些局部的阳气壅盛状况;但从总体上来讲,阳气并未过盛有余。这是与阳盛所致火热的根本区别。

气郁与火热的关系,不仅在于郁能生火,而且在于火能致郁。刘完素《素问玄机原病式》中多次指出:"阳热发则郁""阳热易为郁结"。火性动而升散炎上,何以反致郁结? 这就是由于影响到"玄府"的缘故。"所谓热甚则腠理闭密而郁结也。如火炼物,热极相合,而不能相离,故热郁则闭塞而不通畅也"。热甚则"玄府"闭密而气机郁遏,气机郁遏又反过来促使火热更盛,从而形成火愈炽则郁愈甚、郁愈甚则火愈炽的恶性循环。可见火热与气郁关系十分密切。故何梦瑶为之总结说:"盖郁未有不为火者也,火未有不由郁者也。"(《医碥·杂症》)

基于阳气郁遏在火热病机中的重要地位,临床上如何使郁遏的阳气开通,便成为火热论治不容忽视的一个问题。一般说来,如阳热亢盛而郁结尚轻,运用寒凉清泻火热,郁结多能随之而解;但在郁结较甚的情况下,如玄府未得开通,则火热终难清除,便非单凭寒凉所能取效。此时开通玄府郁闭在所必须。

二、运用举隅

(一)发越郁火

郁火,为因郁而生火,或火为邪所郁,总以郁为主要矛盾。其要害在于玄府郁闭,火热内壅而不得张扬。因其气机郁阻,泄越无门,若径投寒凉,势必冰遏难解;必须以宣散发越为首务,主用辛温,俾郁开气达,则火热多能自散,或待郁解而热势显露,再改用寒凉清泻。代表方如升阳散火汤、八味大发散。

案例:岳某,女,38岁。自觉口、鼻、眼烧灼感,小便灼热色黄1月,伴头昏痛以头顶为甚,全身肌肉酸痛,不寐,疲乏,大便不爽,舌质红,苔薄白,脉沉细。辨证为郁热内伏、阴血不足,治以升阳散火、养阴安神。方药用升阳散火汤合酸枣仁汤加减:柴胡10g,升麻10g,羌活10g,独活10g,防风10g,葛根15g,太子参30g,白芍15g,酸枣仁15g,知母10g,黄柏10g,川牛膝15g,藁本10g,蔓荆子15g,川芎10g,甘草3g。水煎服,日1剂。服药3剂后,患者诉口、鼻、眼以及小便烧灼感基本消失,仍觉头顶昏晕,两侧太阳穴胀,眠差。宗前法,前方去藁本、川芎,加石决明、茺蔚子、桑寄生以滋肾平肝。再服4剂,诸症愈。[四川中医,2010,28(6):121-122]

按:头为诸阳之会,阳气不主上升,则空窍不利,头为之昏痛;阳气怫郁而为郁火,故见口鼻目发热、鼻干、大便不爽、小便黄热等症;阴血不足,血不养心,故不寐。方中以柴胡、升麻、羌活、独活、防风、葛根、藁本、蔓荆子等风药为主,发散开玄,疏散郁火,升发清阳,辅以酸枣仁汤养血安神,黄柏退虚热,使玄府畅通,郁开气达,而火热得除。

(二)开泄实火

实火为阳气有余,固以寒凉清泻为正治,但因火多兼郁,故开玄之品亦常不可少。如清肺热的麻杏石甘汤(麻黄)、清肝热的泻青丸(羌活、防风、川芎)、清胃热的泻黄散(防风)、清心热的导赤散(木通)等。这些如果不从开泄郁闭认识是难以理解的,如近代张山雷评泻青丸云:"芎归羌防温升太过,宁非煽其焰而助其威?"评泻黄散云:"防风实不可解……须知病是火热,安有升散以煽其焰之理?"(《小儿药证直诀笺正·诸方》)此说仅看到辛温升散之弊,而忽略其开通疏泄之功,未免千虑一失。大量临床实践资料表明,在实火施治中,于苦寒、甘寒之中,酌情伍以发散开玄、通利开玄,甚至温通开玄,确能增强泻火之效,而未见助热之弊。

案例:周某,男,42 岁。左侧下颌牙疼痛三日,痛剧时烦躁不宁,夜难安寐,常喜饮冷以缓疼痛,已注射青霉素、链霉素二日,并服去痛片等罔效。现左侧牙龈红肿,同侧面颊部亦肿,小便短赤,大便干燥,舌红苔黄厚,脉弦数有力。证属脾胃积热循经上犯,宜用寒凉清泄,佐以辛温开通,泻黄散加减。处方:藿香 10g,防风、栀子、白芷各 12g,细辛 5g,川芎、生大黄各 6g,石膏 30g,川椒2g。2 剂后疼痛减半,上方去大黄加知母 12g,续进 2 剂,肿痛消失。[新中医,1984,(10):9-12]

按:本例证属实火,石膏、栀子、生大黄寒凉清泄本为正治,配伍防风、白芷、细辛、藿香、川芎、川椒等温热之品发散温通开玄,明显增强了泻火消肿止痛之功。

(三)升散阴火

"阴火"也是一种郁火,唯其郁遏源于脾胃虚弱而气虚不运,证属本虚标实,临床表现为中虚气弱与火热内燔并见的矛盾状况。治疗既须辛温升散,又当甘温补中,火盛者亦可权宜用寒凉泻火治标,但总以温药补中升阳为主,故常称甘温除热或升阳泻火,实为发散开玄、补虚开玄与清泄开玄并用之法。代表方为补脾胃泻阴火升阳汤(柴胡、炙甘草、黄芪、苍术、羌活、升麻、人参、黄芩、黄连、石膏),《伤寒论》麻黄升麻汤亦可作如是观。

案例:阳某,女,35 岁。主诉:反复发热 2 月,复发 7 天。患者 3 年前曾患重症肝炎,经某医院治愈,但体质较差。两月前因劳累后突发高热,体温最高达 39.6℃。以为肝病复发,遂前往该院求治。经门诊收入住院,通过全面检查,实验室各项指标(包括血培养)均无异常,未能明确诊断,予西药对症治疗 10 余天后体温逐渐减退,出院返回泸州。7 天前因较长时间步行后又出现发热,连日来体温在 38.5~39.5℃波动不退,服用前述西药乏效,遂求中医诊治。诊见:发热,体温 39.3℃,不恶寒,无汗,头昏,体弱乏力,右侧季肋下疼痛不适,口微渴,不思饮,舌苔薄白微腻,脉细数无力。中医诊断:内伤发热,证属气阴两虚,阳热怫郁。治宜益气养阴,开郁泄热,方选麻黄升麻汤加减。药用:麻黄 12g,当归 12g,黄芩 12g,升麻 15g,天冬 15g,柴胡 30g,葛根 30g,石膏 30g,南沙参 30g,黄芪 25g,白芍 20g,玉竹 20g,甘草 6g。2 剂,每天 1 剂,水煎服。二诊:服药后发热消退,体温正常,自觉体倦乏力,咽喉不适(无红肿),右胁疼痛。守上方去石膏、天冬,麻黄改用 5g,加麦冬 18g,桔梗 12g,蒲公英 30g,2 剂,水煎服。三诊:胁痛消失,体温正常,精神转佳,用补中益气汤加减调理善后。1 年后电话随访,称一直没有再发热,体力增强,生活质量明显提高。[辽宁中医杂志,2017,44(1):33]

按:本案患者因患重病后正气受损,脾气不足,气机阻遏,怫郁化热,形成虚实夹杂的内伤发热,属于"阴火"范畴。麻黄升麻汤《伤寒论》中用于治疗厥阴病邪陷阳郁、上热下寒、正虚邪实之证。该方以麻黄升麻为名,且用量独重,重在发越郁阳,兼顾虚实寒热之混杂,与本案颇为合拍。故略予化裁(去桂枝、干姜、茯苓、白术,加柴胡、葛根、黄芪、南沙参),借用以开通玄府之闭塞,解散阳热之怫郁,兼顾气阴之损伤。方中以风药麻黄、升麻、柴胡、葛根发越郁阳,宣散郁热;黄芪、南沙参、甘草补中益气;当归、白芍、天冬、玉竹滋阴养血;石膏、黄芩直折其火。全方标本兼顾,补中有泻,升降相因,尤其麻黄开泄力甚强,使郁发的高热迅速消退,收到"一剂知、二剂已"的卓越效果。

(四)引归龙火

龙火系肾虚浮火,有阳虚阴虚之别。前者属阴盛阳浮之假火,以辛热救阳为正治;后者为阴虚阳浮之虚火,前人经验可于大队壮水药中加入少许辛热之品,"招之诱之,则相求同气,而虚阳无不归原矣",即所谓导龙入海、引火归原。从玄府理论认识,辛热引火的机理,不仅在于温元救阳,而且在于开郁通阳,故阳虚浮火可用,阴虚浮火亦可用。

关于阴虚火郁的问题,《医碥·杂症》中曾指出:"浓酒厚味,房劳损阴,以致火炎,似无关于郁,然亦必由不能运散乃然耳。"滋水降火之品,大多柔腻凝滞,不利于郁结开散,凡郁较甚者,略佐辛热,确实在所必须。临床对虚火喉痹,久服知柏地黄汤或八仙长寿汤乏效者,于方中酌加肉桂或制附片少许,常获良效。推而广之,对于阴血不足、虚火上炎之心烦、失眠,亦可在黄连阿胶汤或天王补心丹中加入肉桂少许,取其温通开玄以助心肾交通,亦为引火归原之意。

案例:刘某,男,37 岁。患慢性咽炎,在感冒、劳累时常发作。近 1 个月咽部红痛,喉中有痰难以咳出,口干喜冷饮,午后低热,并有口腔黏膜溃疡,大便溏薄,小便黄赤,舌苔薄,中光剥,舌质红,脉细弦。曾服用大剂量养阴生津、清热解毒方剂,一度好转,停药后症状更甚。此乃阴虚阳浮,虚火上炎。仿雷真君"引火汤"治之:生地黄、玄参各 30g,茯苓、天冬、麦冬各 15g,山茱萸、山药各 12g,白芥子、五味子各 6g,肉桂(后入)3g。用此方服 5 剂后咽痛、口干减轻,7 剂后咽痛平,低热退,口腔溃疡愈合。药停 2 个多月未复发。[河南中医,2012,32(7):799]

按:本案为阴虚阳浮,虚火上炎,治以养阴生津、清热解毒乏效,改用引火汤加减收功。分析取效原因,关键在于肉桂之温通开玄,起到了良好的增效作用。

第三节　开玄润燥

《杂病源流犀烛·燥病源流》云:"燥之为病,皆阳实阴虚,血液衰耗所致。"认为阴虚血亏是燥证的基本病机。一般治疗燥证多以"燥者濡之"为法,采用滋阴润燥之品,收效不尽如人意。将玄府理论运用于燥证的治疗,通过开通玄府、布散津液以润燥,谓之开玄润燥。

一、理论依据

燥分外燥与内燥,成因不同,性质则一,皆为津液失于濡润。然失润机理,又分两途:一是津液亏虚,容量不足,无以润之;二是津本不虚,输布障碍,难以润之。《素问玄机原病式·六气为病》论燥气:"冬月甚而暑月衰,寒能收敛,腠理闭密,无汗而燥,故病甚也;热则皮肤纵缓,腠理疏通而汗润,故病衰也。"由此可见,虽秋气主燥,但天凉收敛,阳气不达,实为凉燥之根本。所以凉燥之形成乃是腠理闭塞,气液涩滞,运行不利而致。至于内燥,因玄府郁闭,津液不畅所致者更为多见。即使津液亏虚引起的燥证,由于玄府缺乏津液的濡养,也会造成涩滞不畅。可见玄府郁闭普遍存在于各种燥证之中,是一个不可忽视的病理环节。

喻嘉言《医门法律·伤燥门》云："凡治燥病,不深达治燥之旨,但用润剂润燥,只名粗工。"被后世公认为治燥准则。而刘完素在论消渴治法时早已指出："除肠胃燥热之甚,济人身津液之衰,使道路散而不结,津液生而不枯,气血利而不涩,则病日已。散结濡枯利涩,为治消渴妙谛,亦治万病之准绳也"(《三消论》)。说明开通玄府郁闭,畅达津液运行,使之输布流畅,是燥证治疗的重要内容。

二、运用举隅

(一)消渴

消渴一病,书称阴虚为本,燥热为标,多以滋阴润燥立法。刘完素提出应"使道路散而不结""气血利而不涩",临证注重辛味药的运用。《素问·藏气法时论》曰："肾苦燥,急食辛以润之。开腠理,致津液,通气也。"辛何以能润?正是在于能开腠理、致津液而使气液宣通。

案例:昔有消渴者,日饮数斗,刘完素以生姜自然汁一盆,置之密室中,具罌杓于其间,使其人入室,从而锁其门,病患渴甚,不得已而饮之,饮尽渴减。(《续名医类案·消渴》)

按:刘完素以姜汁之辛温发散开通玄府、流畅气液而达到止渴的效果,示人以开玄润燥之法,发人深省。

(二)干燥综合征

干燥综合征是以累及唾液腺、泪腺等全身外分泌腺为主的自身免疫性疾病,常以明显的口干、眼干、肤干、便秘、反复发作的腮腺肿大及关节疼痛等为主要临床表现,属中医燥证、燥痹范畴。

目前中医治疗干燥综合征多采用滋阴润燥之法,效果有待提高。刘完素云："诸涩枯涸,干劲皴揭,皆属于燥。涩,物湿则滑泽,干则涩滞……或麻者,亦由涩也,由水液衰少而燥涩,气行壅滞,而不得滑泽通利,气强攻冲而为麻也……俗方治麻病,多用乌、附者,令气行之甚,以故转麻。因之冲开道路,以得通利,药气尽则平,气行通而麻愈也"(《素问玄机原病式·六气为病》),认为通气活血,开通道路亦是治燥的重要法则。临床上有长期服用滋润方药乏效者,参以或者改用开玄润燥治法,或可收意外之效。

案例:某患,女性,52岁。主诉:双目干涩4年,加重1个月。伴有口舌干燥,舌面有裂纹,牙齿发黑干枯,偶有口腔溃疡,鼻腔干燥无涕,阴道干燥,分泌物减少。经当地医院检查,血沉为55mm/h,血清抗SSA抗体(+),抗SSB抗体(+)。

唇腺活检:小涎腺织有淋巴细胞浸润,淋巴滤泡形成。诊断为"干燥综合征"。刻诊:神疲乏力,耳鸣,失眠,舌淡苔少而干,脉沉弱无力。中医诊断:燥证。治以滋补肝肾,养阴润燥,方用杞菊地黄汤加五味子、女贞子、旱莲草、沙参、玉竹等。先后服用14付,疗效仍不佳。再诊:见患者有神疲乏力,舌淡,脉沉弱无力,周身畏寒,手足厥冷,腰膝酸软,喜热饮食等表现,乃肾阳不足之征。因少阴阳气不足,阴寒凝结,不能化生津液,阳气虚衰,鼓动无力,无从布散转输津液,致使诸燥遂成。故治以麻黄细辛附子汤,3付,小试其效。三诊:双目、口鼻干燥稍有缓解,神疲乏力明显缓解,脉象较前略有力。继用麻黄细辛附子汤5付,显效,诸燥之证大减,神疲乏力消失,脉亦有力。后用金匮肾气丸善后。[国医论坛,2010,25(3):104]

按:此案以麻黄细辛附子汤治疗干燥综合征,可谓以燥治燥,应是法外之法。前投杞菊地黄汤加味乏效,表明其燥并非津亏失润。三诊辨为阳虚寒凝,津液不布,麻黄细辛附子汤发散温通并举,开玄布津润燥,收效甚捷。

(三)干眼症

干眼症是由泪液分泌减少或其他原因引起泪膜稳定性低,而导致眼表损害为特征的一组疾病的总称,临床以眼干、视疲劳、异物感为主要特征。随着智能手机、电脑等电子产品的普及,近年来干眼症呈现不断上升的趋势。治疗手段繁多,但疗效常不明显,严重者需长期使用人工泪液维持。中医眼科称本病为"白涩症""干涩昏花症""神水将枯症",属于燥证范畴。一般认为,肝肾阴虚,津液不足是本病发生的主要原因。阴血亏虚,津液匮乏,则泪液生化之源不足,泪液生成减少,目失泪水濡润而生燥导致干眼症的发生。通常以滋阴生津,养肝明目为治则。近年来屡有报道从玄府论治,有助于提高临床治疗效果。

案例:杜某,女,45岁,2010年11月2日就诊。患者1年前无明显原因出现双眼发红,伴异物感,干涩不适,易疲劳。经某医院眼科检查后诊断为双眼干眼症,予人工泪液、玻璃酸钠眼药水点眼后症状缓解。近3月复发,干涩不适加重,再用前药效果欠佳。故来院寻求中药治疗。患者双眼结膜轻度充血,视力正常,但不耐久视,夜寐不安,舌红苔薄白腻,脉弦细。证属风邪郁阻,津液不布,治宜祛风开玄,布津润燥,祛风舒目汤加减:麻黄10g,葛根30g,柴胡15g,菊花10g,蝉蜕10g,黄芪20g,当归12g,白芍25g,石菖蒲10g,牡蛎25g,甘草6g。服用3剂后自觉症状有所减轻,继续治疗半月后病情基本缓解,改用眼舒颗粒调理巩固。[中华中医药杂志,2014,29(1):168-170]

按: 干眼症与用眼不当关系密切,其发病应不离玄府郁闭的因素,宜从玄府论治。目为上窍,"高巅之上,唯风药可到",本例以麻黄、柴胡、葛根、菊花、蝉蜕等风药发散开玄为主,配合黄芪、当归、白芍等益气养血之品,收到良好的润燥效果。

第四节 开 玄 解 毒

玄府郁闭酿生邪毒是玄府病变的极端表现,开通玄府对毒症的治疗具有特殊意义。通过各种开通玄府方法治疗毒邪为患,谓之开玄解毒或开玄排毒。

一、理论依据

从玄府理论分析,玄府郁闭既是邪毒伤人要害的一环,又是毒邪内生的重要基础。欲解邪毒,须开玄府。因此开通玄府在毒症的治疗中是至关重要的。

传统中医对毒症的治疗往往采用一些峻猛甚至有毒之品,通常称为"以毒攻毒",其实这是一种肤浅的说法。以蟾酥为例,虽有毒性,施治却并非利用其毒。《本草汇言·蟾酥》谓:"蟾酥,通行十二经络、藏府、膜原、溪谷、关节诸处。蟾酥,疗疳积,消臌胀,解疔毒之药也。能化解一切瘀郁壅滞诸疾,如积毒、积块、积胀、内疔痈肿之证,有攻毒拔毒之功也。"明确指出其解毒攻毒之功,乃是在于"通行十二经络、藏府、膜原""化解一切瘀郁壅滞"。又如蜈蚣,本草诸书记载辛温有毒,临床应用亦多称以毒攻毒。其实本品在虫体干燥或炮制过程中,其所含毒性蛋白多已分解变性,并非依靠其毒性发挥治疗作用。叶天士云:"蠕动之物,松透病根""虫蚁疏逐,以搜剔络中混处之邪"使"血无凝著,气可宣通"。蜈蚣的攻毒散结功用,应是其"凡气血凝聚之处皆能开之"的搜剔之力。至于败毒散,其败毒机理,全在于发散开玄。正如清代何景才所说:"余治疮科,每自初起至未见通脓之先,或下部阴阳结滞、湿郁不通等患,用以荆防败毒散,移深居浅,转重为轻,多功少害,绵溃肿毒不可缺也……发散助气,则能败毒散邪也。毒邪乃阳气之贼,表气通则毒邪难入,阳气盛而毒邪自减。"[《外科明隐集·仙方活命饮、神授卫生汤不如荆防败毒散论》]

由于毒邪致病具有骤发性烈、败坏形体、复杂善变、顽固难愈等特点,治疗甚为棘手,历代解毒排毒方药,往往是数种开玄方法并用,多管齐下,协同增效,以求取得较好的效果。

二、运用举隅

(一)疔毒

疔疮是一类急性化脓性感染的疾病。主要是因致病性细菌侵犯软组织所致,若治疗不及时或措施不当即可形成脓毒败血症。中医认为本病主要是由火热之毒内侵,留聚于皮肉之间,使经络阻滞,热壅血瘀,肉腐成脓所致。故临床治疗多首重清热解毒。但实践表明,发散开玄、香窜开玄等法尤不可少。

案例:白庄韩炉匠一女,颧骨疔毒。初如粟米,头焦僵暗,傍肿水亮。毒黄已走,肿至咽喉,昏睡不醒,势至垂危。连投七星剑汤,加桔梗、防风、银花、连翘、花粉、菖蒲、茯神、荆芥,服后见汗,神清渐效。外涂蟾酥丸面,兑南星、皂角,肿亦消解。次见微脓将愈,又被外风袭染,普面宣浮,复投散风活血之剂缓安。[《外科明隐集·医案录汇卷上》]

按:此为清·何景才疔毒验案之一。疔毒之患,失治误治,毒黄走散,危机四伏。七星剑汤(《外科正宗》方:麻黄,苍耳子,野菊花,豨莶草,蚤休,紫花地丁,半枝莲)为外科名方,发散开玄与清热解毒并用,配合蟾酥丸香窜开玄,治疗毒效果卓著。方中麻黄一味,开玄排毒之功至伟。何氏指出:"疔毒之患,邪由外受,勾引内毒外发,毒邪兼染,则为凝滞,总系阴阳乖变,逆于肉脉之分。麻黄能发里中之表,逐邪出散。邪既漫散,毒无所附,血脉得通,汁水时流,毒自患孔随汁水而泻。毒既解释,阳气便盛,脓从气化,欲其不愈,无所得也。麻黄虽是致热之剂,性能由内直发于外,邪从腠理逐出,其热决无傍伤之虑,兼之解毒之药,而有何害?"[《外科明隐集·疔毒邪盛勿畏麻黄论》]

(二)浆细胞性乳腺炎

浆细胞性乳腺炎是以乳腺导管扩张和浆细胞浸润为病变基础的慢性非细菌性乳腺炎症。本病以乳腺导管为中心,乳腺导管上皮异常分泌、分泌物淤滞、导管阻塞是该病发生的病理基础。中医认为,本病多因冲任失调,乳络失和,痰瘀阻络成块;痰瘀内阻复加外感邪毒,痰瘀毒互结,郁久化热,热胜肉腐而为脓肿,破溃成漏。内服清热解毒收效甚微,而开通透毒之法却常有意外之效。

案例:蟾蜍皮治疗浆细胞性乳腺炎 32 例。方法:取当地野生活蟾蜍皮,剥下挑破表面腺体颗粒,将蟾蜍皮表面贴敷在经过常规消毒的瘘管皮肤上,外盖紫草油纱条,再覆以无菌纱布固定,2~3 天换药 1 次,直至瘘管愈合,肿块消散,疼痛消失。治疗结果:本组共治疗 32 例,均经冰冻切片病理学或细胞学穿刺确诊。其中,换药 1 次瘘管愈合者 9 例,换药 2 次愈合者 16 例,换药 3 次而愈者 4

例;3次以上换药不愈视为无效者3例。[中医外治杂志,2003,12(2):53]

按:本组32例患者使用蟾蜍皮外敷治疗该病,意在用蟾蜍耳后和皮肤分泌的白色浆液,即蟾酥。蟾酥辛温香窜,拔毒攻毒、消肿止痛,收效甚佳,彰显开玄解毒之功。

(三)带状疱疹

本病中医称"缠腰火丹",一般认为与风、湿、热、邪有关,多由湿热内蕴,感受毒邪,湿热毒邪互相搏结,壅滞肌肤为患,通常以清热泻火、解毒除湿、活血通络为治疗大法。由于毒邪容易入络留滞,造成神经痛后遗症长久不愈,故除了清泄开玄、通下开玄、活血开玄外,搜剔开玄排毒之法尤为重要。

案例:陈某,男,75岁。患者于1周前自觉左胸背部灼热、疼痛,起小片红斑,上有小丘疹,疼痛不适,日渐加重来诊。查体:自沿胸4、5肋间神经分布区可见呈带状分布的簇集的绿豆大小的水疱,疱壁紧张,疱液清亮,基底皮肤潮红、水肿,左腋下淋巴结肿大。中医诊断:蛇串疮。辨证为湿热内蕴,兼感毒邪,湿热火毒循经外发,治以蜈蚣解毒活血汤:蜈蚣2条,茵陈30g,栀子10g,板蓝根30g,黄芩10g,赤芍15g,制乳香、没药各6g,延胡索10g,生苡仁30g,柴胡10g,泽泻15g,生大黄6g(后下)。另用炉甘石洗剂加青黛散涂搽。服药2剂,前胸部水疱干涸、结痂,疼痛减轻大半,夜能安睡,大便已畅。服药4剂,皮损全部结痂,疼痛消失。前方生大黄改为3g,继服4剂,痂皮全部脱落,诸症悉平。[北京中医药大学学报,1997,20(4):69]

按:蜈蚣解毒活血汤包含清泄开玄(板蓝根、栀子、黄芩)、通利开玄(生大黄、泽泻、苡仁、茵陈)、活血开玄(赤芍、乳香、没药、延胡索)、发散开玄(柴胡)等多种开通方法,而以蜈蚣之搜剔开玄为首,共臻开玄排毒之功。

(四)慢性肾衰竭

慢性肾衰竭(CRF)是指各种原因造成的慢性进行性肾实质损害,终末期即为尿毒症。中医认为,慢性肾衰同时存在"虚、浊、瘀、毒"四大病理变化,脾肾双亏,气血不足为其本,浊毒内蕴,湿瘀互结为其标。从玄府理论认识,肾玄府闭塞贯穿始终。治疗需补泄同施,标本兼顾,多管齐下,方能取得良好效果。

案例:李某,男,29岁。乏力5~6年,头痛3天就诊。症见乏力,头痛,纳差食少,腰酸膝软,舌质淡黯,苔薄,脉弦。5年前外院肾穿刺病理示"局灶性节段性肾小球硬化症"。血压:150/85mmHg,血肌酐171μmol/L,尿素氮13.7mmol/L。西医诊断:慢性肾衰竭(慢性肾病2期);中医辨病为虚劳,辨证为脾肾亏虚,治予清降法。药用:生黄芪、玉米须、槐米、煅龙骨、煅牡蛎各30g,生大黄(后下)12g,土茯苓15g,菊花、钩藤(后下)、丹参、苍术、狗脊、郁金各10g、地龙、莪术、川芎各8g,全蝎2g。水煎服,每日1剂。随症加减服用半年有余,肾功能检查示血肌酐波动在118~130μmol/L,病情平稳。[安徽中医学院学报,2010,29(6):36–37]

按:此例脾肾失调是发病之本,浊毒瘀血蕴结为致病之标。治疗上以清降法为主,标本兼顾。方中生大黄通下开玄,玉米须、土茯苓渗利开玄,地龙、全蝎搜剔开玄,丹参、郁金、莪术、川芎活血开玄,药症相合,疗效显著。

第五节 开玄达神

刘完素玄府学说的创立,为以神志病为代表的各种神机病变的诊治提供了新的理论依据,开拓了一条新的思路。将玄府理论运用于神机失用病证的治疗,通过开通玄府以运转神机,畅达神用,谓之开玄达神。

一、理论依据

神机的活动依赖于气血津液等营养物质的充养,并随气血津液沿玄府之道而升降出入、循环往返。玄府一旦发生病变,通道作用不能维持,气血津液升降出入障碍,神机的运转也必将受到影响。神机失用,是玄府郁闭所致的重要病理变化之一。玄府郁闭,影响到神机的运行,可以导致神无所用而不遂其机的种种病变。《素问玄机原病式》中列举了目无所见,耳无所闻,鼻不闻臭,舌不知味,筋痿骨痹,皮肤不仁,以及遗尿不禁、暴病暴死等多种病变,认识别具一格。

以眼病为例,刘完素之前,历来认为"肝肾之气充则精彩光明,肝肾之气乏则昏矇运眩"(《仁斋直指方·眼目》),治疗目昏目盲多以补益肝肾为法,效果不尽如人意。受刘氏玄府理论启发,逐渐认识到目中玄府作为气血津液精神上注瞳神的枢纽,与十二经脉、三百六十五络,共同构成精明的传导通路,在视觉活动中具有十分重要的意义。如经络畅达,玄府通利,则水火精华灌注而目明;经络涩滞,玄府闭密,则营卫精神郁遏而目昏。故眼科青盲、云雾移睛、圆翳内障、绿风内障等症,均须注重开郁滞、通玄府之治。如视神经萎缩,属中医青盲内障范畴,若单以补益肝肾明目为治,往往收效甚微;酌情加入麝香、全蝎、细辛、麻黄、柴胡等香窜、搜剔、发散之品以开通玄府、畅达神光,常有助于提高治疗效果。

近年来,开玄达神之法已经逐渐由眼科推广到头面五官乃至儿科、男科等诸多病症,尤其在脑病及某些危急重症的治疗中显示出重要的指导价值。

二、运用举隅

(一)抑郁症

抑郁症属中医郁证、百合病、不寐、奔豚气等病范畴,中医对抑郁症病机的认识多从心、肝、肾、脾、脑入手,兼涉他脏,治疗上以疏肝、养心、健脾、壮阳为多。从玄府理论认识,各种因素导致玄府郁闭,使气液流通不足,渗灌减弱,神机运转低下,则表现为机能减弱、兴奋不足的一派征象,见精神倦怠,精神不振,表情呆滞、淡漠,情绪低落,失眠,或食欲减退、腹胀等诸多抑郁症的临床表现。开通玄府、流通气液、畅达神机,应是治疗抑郁症的关键。

案例: 李某,女,39岁。近半年来神情忧郁,少言寡语,对日常生活丧失兴趣,在外院诊断为抑郁症,曾服西药抗抑郁药及多种中药效果不明显,特来诊治。就诊时患者面色无华,目光呆滞,少言懒动,反应迟钝,自述头晕胸闷,不思饮食,困倦多寐,腰膝酸软,下肢发凉,大便稀溏。舌质淡,苔白腻,脉弦滑无力。辨证属肝郁脾虚,痰湿阻滞,治宜疏肝健脾,化痰除湿。观其所服处方,多系逍遥散、二陈汤之类加减,收效不佳,宜加风药辛散通阳,开通玄府,增强疗效。处方:柴胡12g,香附12g,白术15g,半夏12g,陈皮9g,茯苓20g,石菖蒲12g,麻黄12g,桂枝12g,细辛9g,羌活12g,白芷12g,炙甘草6g。服5剂,自加生姜10g,水煎服。二诊:服药后上述症状减轻,饮食稍增。自述有时觉得提不起气。上方去柴胡、香附,加红参9g、黄芪30g,继服5剂。三诊:服药后精神明显好转。嘱患者抗抑郁西药逐渐减量,上方加减继续服用。2月后来电告知已停用西药,症状基本消除,改用中药制作丸剂调理。[中医杂志,2013,54(21):1872-1873]

按: 本例取效的关键在于加用麻黄、桂枝、细辛、羌活、白芷、生姜等风药。风药气味轻薄,轻扬宣通升散,可内可外,如春木之生发特性,开宣郁结、调畅气机作用显著。正所谓"诸风药升发阳气,入肝经以滋肝胆之用,是令阳气生,上出于阴分。"与其他理气药相比,风药辛散走窜,能开启玄府、开发郁结、通畅三焦之气机,振奋全身之阳气,使津液通达,营卫和调,血流畅行,神机运转,在抑郁症的治疗中能发挥独特的作用。

(二)重症肌无力症

重症肌无力属于中医"痿证"范畴,目前治疗多按照《灵枢·本神》所言"脾气虚则四肢不用",并遵从"治痿者独取阳明"之说,从大补脾胃之气着手,效果不尽如人意。从玄府理论认识,本病肌肉未见萎缩而软弱无力,关键在于经隧不畅,玄府郁闭,神机不遂,以致神机失用而出现肌肉痿弱无力,故治疗不单要补,更重在通。开通玄府,畅达神机,在本病治疗中具有重要意义。

案例:张某,女,17 岁,2009 年 12 月 7 日初诊。患者于 2008 年 6 月无明显诱因出现眼睑下垂,睁眼有疲劳感,视物时抬头皱额,目珠转动失灵。在当地诊断为眼肌型重症肌无力,曾服用补中益气中药及泼尼松、肌苷、维生素 B 等,症状略有缓解,但不稳定,泼尼松已经服至每日 8 片,不能减量。患者双眼平视前方时,上睑缘遮盖瞳孔约 1/3,伴畏寒肢冷,神疲懒言,舌淡、苔白,脉细弱。证属阳虚气弱,玄府闭塞,神机不遂。治宜温阳益气,通玄达神,自拟通玄起痿汤加减。处方:炙黄芪 30g,党参 30g,麸炒白术 12g,当归 12g,炮附片 15g,麻黄 10g,细辛 10g,葛根 40g,防风 10g,炙甘草 6g,水煎服。另用炙马钱子粉 0.3g(装胶囊)吞服,每日 1 次,西药照常服用。1 周后自觉诸症明显减轻,遂将炮附片加至 20g,麻黄加至 12g,马钱子加至 0.6g,再进 10 剂后,精神好转,纳食增加,双上眼睑略能自主抬起。将麻黄加至 15g,马钱子加至 0.75g,同时嘱其开始逐渐减少泼尼松用量。治疗 3 个月后,眼睑已不遮盖瞳孔,全身症状消除,泼尼松减至 4 片。将汤剂方去附子加肉桂,制为丸剂(共研细末,水泛为丸),每次 9g,每日 3 次。半年后眼睑下垂基本消失,目珠转动自如,泼尼松、马钱子均已停用,未见反弹。后又继续巩固治疗 2 个月,达到临床治愈。2011 年 12 月电话随访,患者不再服药且无复发。[中医杂志,2014,55(6):464-466]

按:本案方中集中了多种开玄之法:麻黄、细辛、葛根、防风发散开玄,附片温通开玄,马钱子搜剔开玄,黄芪、党参、炙甘草益气开玄,诸药配合,具有很强的开通玄府作用,并能增强黄芪、党参等药物补益中气的作用。患者服药后玄府畅通,阳气升发,神机运转,则眼肌痿软自消。

(三)遗尿

遗尿一病,历来从肾虚论治,补肾固摄,或效或不效。近三十年来陆续有报道,麻黄单味或复方用于本病效果甚著,且有药理实验证实。然而从中医理论难以圆满解释。其实刘完素早已指出:"热甚客于肾部,干于足厥阴之经,廷孔郁结极甚,而气血不能宣通,则痿痹而神无所用。故液渗入膀胱而旋溺遗失,不能收禁也。"(《素问玄机原病式·六气为病》)从开通玄府,畅达神机认识麻黄治疗遗尿机理,可谓顺理成章。

案例:李某,男,8 岁。来诊时其母代诉患儿自小睡中遗尿至今,曾服中药,但效果都不能持久,患儿精神抑郁,形体较消瘦,易于疲乏,经常叫腰腿酸软无力,舌胖,苔白,脉弱。辨证为肾气阳虚,拟温肾补气,益智缩泉。药用:附片 5g,党参 15g,五味子、益智仁、菟丝子各 10g,菖蒲、远志、桑螵蛸各 6g,乌药 3g,狗脊、覆盆子各 8g,每日 1 剂,连服六日,二煎早晚服用。药后精神体力有所好转,腰腿酸软消除,唯睡中遗尿不减,继服原方 20 余剂,但睡中遗尿如故。原方加入麻黄 6g(先煎去沫)。服药七剂后又来复诊,述七日中有四日未遗尿。继服半月,遗尿止。一年后,未见复发。[湖北中医杂志,1995,17(1):18]

按:此例前用温肾补气无效,加入麻黄而建功,可见其增效作用显著。麻黄入足太阳膀胱经,开通膀胱玄府郁结,神机得以运转为用,故遗尿止。

(四)阳痿

阳痿之病,通常从补肾壮阳论治,从临床应用情况看,许多患者并不相宜。自 1981 年陈玉梅在《中医杂志》报道以"亢痿灵"(蜈蚣、当归、白芍、甘草)治疗该病 737 例,近期治愈率高达 88.9% 后,临床广有运用。如肖相如编著的《阳痿治疗集锦》一书中,13 个证候类型有 10 个以蜈蚣作为基本方药,可见其作用不可低估。究其机理,盖即王节斋所谓"宣其抑郁,通其志意,则阳气立舒,而其痿自起矣"(《冯氏锦囊秘录·杂症大小合参卷十四》引)。从玄府学说分析,应当归功于蜈蚣开通玄府,畅达气血津液精神之故。

案例:患者,男,35 岁。主诉:反复阴茎勃而不坚、维持时间短 3 年。患者 3 年来无明显诱因出现阴茎勃起不坚,伴有性欲下降,查男性激素均在正常范围内。刻下:自觉腰膝酸软,性欲减退,阴茎勃起不坚。婚前曾有频繁自慰史,同房后小腹刺痛,胸胁满闷,阴囊潮湿,自诉近 3 年来心理压力大,夫妻关系不融洽,喜食辛辣之品,舌边紫黯,苔黄腻,脉弦滑。中医诊断:阳痿,辨证:血瘀湿热,化热生风。治法:祛风活血,清热利湿。处方:北柴胡 10g,羌活 10g,防风 10g,川芎 15g,薄荷 6g,水蛭 6g,蜈蚣 3g,桂枝 12g,葛根 30g,升麻 6g。14 剂,水煎服。嘱其服药期间放松心情,忌辛辣之品,控制好血糖。二诊时,患者诉勃起功能及心情明显好转,性功能正常,腰膝酸软等其他不适均明显改善,舌淡红,苔薄黄,脉滑数。三诊在前方的基础上加白芷 15g、蒺藜 10g、苍术 10g。后电话随访患者性功能正常,无其他不适。[中医杂志,2014,55(21):1886-1887]

按:方中柴胡、羌活、防风、川芎、薄荷、桂枝、葛根、升麻及白芷、蒺藜等均为风药,发散开玄;蜈蚣、水蛭为虫药,搜剔开玄。本例未用一味补肾壮阳药而治愈阳痿,足见开玄达神之效。

(五)昏迷

案例:王某之母,62 岁。某县医院诊为"肺心病心衰并发脑危象,急性肾功能衰竭",病危出院准备后事。诊见患者深昏迷,痰声拽锯,颈脉动甚,腹肿如鼓,脐凸胸平,下肢烂肿如泥。唇、舌、指甲青紫,苔白厚腻,六脉散乱。摸其下三部则沉实有力,询知患痰喘31年,此次因外感风寒,引发暴喘。住院7日,始终无汗,已2日无尿,视其唇指青紫,心衰之端倪已露。寒饮久伏于中,复感外寒,阴寒充斥内外,蔽阻神明。拟破格救心汤平剂与小青龙汤合方化裁,温里寒,开表闭,涤痰醒神为治:附子30g,麻黄、桂枝、赤芍、干姜、细辛、五味子、菖蒲、郁金、葶苈子(包)、炙甘草各10g,生半夏、茯苓各30g,麝香0.3g(冲),竹沥60g(对入),姜汁1小盅(对入)。鲜生姜10大片,大枣10枚,1剂。二诊:服后得汗,大便1次,随即苏醒。小便甚多,一日夜约3000ml以上。腹部及下肢肿胀,已消七八,足背出现皱纹,脐凸亦消。嘱原方再进1剂。后数日遇于街头,已全好。[孙其新主编.李可医论专辑[M].人民军医出版社,2013:6]

按:本例肺心病心衰并发脑危象,急性肾功能衰竭,阴水泛滥、唇甲青紫等亡阳先兆已露,破格救心汤合小青龙汤加减,温通开玄、发散开玄、涤痰开玄、香窜开玄、渗利开玄、活血开玄等多法并用,一经投用,得汗与便,随即苏醒。李可先生认为,本方治疗重度心衰水肿,及肾衰无尿,能于一日之间,十去其八,出乎意料。事后揣摩,除本方温阳消阴,蒸动膀胱气化,茯苓利水之外,得力于麻黄一味,提壶揭盖,开宣肺闭,肺气开则水道通,尿量迅速增多,水肿迅速消退而愈。

第六节 开 玄 救 脱

玄府学说认为,玄府郁闭为百病之根,即使精气外脱之厥脱证亦无例外,治疗亦不离开通玄府之法。将玄府理论运用于厥脱证的治疗,认为该病同样存在玄府闭塞的问题,治疗须在补气回阳固脱中适当配合开通玄府之法,以提高救治厥脱的成功率,谓之开玄救脱,亦称开闭固脱。

一、理论阐释

厥脱证,指邪毒内陷、或内伤脏气、或亡津失血所致的气血逆乱、正气耗脱的一类危重急症病证。临床以手足厥冷,大汗淋漓,脉微欲绝,神志烦躁、淡漠、甚至昏昧为主要表现,相当于现代医学中的休克。虽然厥与脱是两种不同的病证,但密切联系。厥为脱之轻证,脱为厥之变证,两者常并,难以截然分开。

　　厥脱证临床表现为一派气脱、血脱、亡阴、亡阳、阴阳离绝等危象，一般多从益气固脱、回阳救逆、增液复脉等法救治，收效未必尽如人意。从玄府理论分析，脱证并非仅是精气的外脱，同时常兼有邪气的内闭。在许多情况下，脱实际是由闭所引起，表现症状虽是精气外脱，内在本质却是玄府郁闭。如感染性休克，多见于温病发展过程中，其脱证往往与痉厥、闭证密切相关，要害即在于热邪炽盛、玄府闭密，以致阳气不能达于四末则厥，津血不能濡养筋脉则痉，如心经玄府闭密，神机无以出入为用则昏谵而闭。如正气进一步损伤，郁闭亦进一步加甚，以至表里不通，上下不并，阴阳不相维系，则可造成血脉内闭、精气外脱的危候，即所谓"阴阳离决，精气乃绝"。据此，治疗上就不能单纯补虚固脱，而应重视开通郁闭。

　　有学者对感染性休克进行了深入的研究，认为感染性休克的重症多表现为中医的内闭外脱证，从而突破传统以固脱为主的抗休克思路，拟定开闭固脱为治疗大法，极大地丰富了中医治疗休克的方法，并提高了临床疗效。现代医学研究的结果亦表明微循环障碍是休克发生发展的基本环节，治疗则强调恢复微循环血流灌注，与开通玄府的观点颇相类似。[中国危重病急救医学，1997，9(12)：713-715]

　　古代一些治疗厥脱的名方，早已注意到开通郁闭的问题。如《伤寒论》用于回阳救逆的四逆汤、通脉四逆汤、白通汤等，即已含有破阴寒凝滞、通阳气郁闭之意。方中主药附子，既是温补回阳主帅，又是温通开玄要药。《伤寒六书》回阳救急汤(人参、茯苓、白术、甘草、陈皮、半夏、肉桂、附子、干姜、生姜、麝香)更以参、附、桂与麝香同用，《医林改错》急救回阳汤以参、附、姜、草与桃、红同用等，均属此类。近半个世纪来国内运用枳实、青皮等注射液抗休克的成功，标志着中医治疗休克已由补法走向通补并用。

二、运用举隅

(一)流行性出血热休克

　　当代学者通过对流行性出血热休克的研究，认为其休克初期多表现为疫毒深入内陷，耗伤正气，导致气阴欲脱，继而发展为阴气与阳气俱衰，至重度休克(难治性休克)则多为内闭外脱，即瘀、热、湿毒互结闭阻于内，正气大量耗伤而脱于外，终致阴竭阳亡，阴阳离决而死亡。研究资料统计显示，单纯的脱证较少见，而邪欲闭(或已闭)和正欲脱(或已脱)之证更多见，故本病的病理主要为内闭外脱。《证治心得·脱》指出："内闭外脱一证，乃缘脏腑之窒塞，而不尽乎元气之虚脱也",因此治疗宜以开闭固脱作为治疗大法。开闭,即是开通玄府闭塞,乃针对邪闭而设,邪去则闭开,闭开则正安;固脱,则为正脱而设。二法相辅相成,缺一不可。

案例1: 万兰清等以中医开闭固脱法(参麦注射液或参附注射液,配合牛珀至宝丹等)为主,配合西医液体疗法治疗流行性出血热休克100例(治疗组),并与单纯西药治疗45例(对照组)作对比。结果:治疗组显效率为74.00%,总有效率为94.00%;对照组显效率为44.40%,总有效率为75.56%。两组比较,均有非常显著性差异(P 均<0.01)。在血压回升与稳定、厥脱改善、症情稳定以及肾功能恢复等方面,治疗组都明显优于对照组(P<0.05~0.01)。[中西医结合实用临床急救,1996,3(4):151-154]

案例2: 皮业庆等采用静脉注射致死量灭活大肠杆菌的方法,造成大鼠不可逆内毒素休克,观察中药开闭复方(牛珀至宝丹)对其骨骼肌微循环的保护作用。结果显示:开闭复方能明显改善骨骼肌微循环,能显著减轻重症内毒素休克的发生发展,延长动物存活时间,提高存活率,与临床观察结果一致。本结果为临床应用中药开闭复方抢救重症感染性休克提供了实验依据。[中国中医急症,1995,54(1):17-19]

按: 以上两例开闭固脱均使用牛珀至宝丹(又名"717"微丸,成分为水牛角、羚羊角、郁金、琥珀、连翘、石菖蒲、蟾酥、玳瑁、当门子、血竭、藏红花、桂枝、丹皮、大黄)。从玄府理论分析,包含香窜开玄、清泄开玄、通下开玄、活血开玄等法,用于感染性休克的治疗,突破了传统以固脱法为主的抗休克治法,极大地丰富了中医治疗休克的方法,并提高了临床疗效。

(二)肺性脑病

肺性脑病是由于机体缺氧与二氧化碳潴留所引起的意识障碍,临床主要表现为昏迷、痉厥等。有研究指出,内闭外脱是肺性脑病发病机理的基本环节,内闭指阴邪阻闭,外脱指阳气外脱。阳气外脱是先由肺阳虚衰渐及脾肾阳衰,后至心阳暴脱;同时由于阳不化阴,使阴邪内闭。阴邪包括:痰饮、瘀血、浊气,肺脾肾阳衰,水液输布失常,化生痰饮;阳气虚衰不能鼓动血行,而成瘀,血瘀与痰搏结,内扰于肺。开闭固脱为本病的基本治法。

案例: 洪广祥等观察肺性脑病50例,其中30例在西药对症治疗的同时结合中医开闭固脱法(红参、熟附子、青皮、陈皮、槟榔、生大黄、石菖蒲各10g,郁金、草苗子、卫矛、牡荆子各15g,黄芪20g。随症加减),总有效率达95.67%,治疗组疗效明显优于西药对照组。对照组死亡率明显高于治疗组。[实用中医

药杂志,1983,(1):11-12]

按:内闭外脱是肺性脑病发病机理的基本环节,开闭固脱为本病的基本治法,方中附子温通开玄,生大黄通下开玄,石菖蒲香窜开玄,青皮、陈皮、槟榔、郁金、卫矛、牡荆子等理气活血开玄,与红参、黄芪之大补元气配合,共臻开玄救脱之功。

(三)急性心肌梗死

急性心肌梗死是冠状动脉急性、持续性缺血缺氧所引起的心肌坏死,可并发心律失常、休克或心力衰竭,常可危及生命。本病属中医学"真心痛"范畴,《黄帝内经》有"朝发夕死"的记述。病势凶险,危在顷刻,当分秒必争,紧急救治。

当代名家李可经40年反复临床验证研制的破格救心汤,在救治各类型心衰垂危急症方面取得重大突破,正是体现了开闭固脱之法。

案例:查某,60岁,1982年正月初六急诊,经县医院心电图确诊为冠心病月余。14时心绞痛发作,含化硝酸甘油片缓解。18时许,绞痛再发,含剂及亚硝酸甘油吸入无效。内科会诊拟诊急性心梗,患者面青惨,唇甲青紫,大汗而喘、肢冷、神情恐怖,脉大无伦(120次/分),舌边青瘀,舌苔灰腻厚,急与上法针药并施,约10分钟痛止,患者高年,肾阳久亏于下,劳倦内伤,又过食肥甘,致痰浊瘀血,阻塞胸膈,真心痛重症,且亡阳厥脱诸症毕见。速投破格救心汤大剂变方:附子150g,高丽参、五灵脂各15g,瓜蒌30g(酒泡),薤白15g,丹参45g,檀降香、砂仁各10g,山萸肉90g,生龙牡、活磁石、郁金、桂枝尖、桃仁、细辛各15g,莱菔子30g(生炒各半),炙草60g,麝香0.5g,三七粉10g(分冲),2剂。加冷水2000ml,文火煎煮取600ml,3次分服,2小时1次,昼夜连服。20时10分,服第一次药后一刻钟汗敛喘定,四肢回温,安然入睡。至正月初七上午6时,10小时内共服药2剂,用附子300g,诸症均退,舌上瘀斑退净。为疏培元固本散一料治本(三七,琥珀,高丽参,胎盘,藏红花,黄毛茸等),追访10年未发。[孙其新主编.李可医论专辑[M].人民军医出版社,2013:8-9]

按:此为李可运用破格救心汤救治急性心梗的典型病例之一。从玄府理论分析,方中以参、附、龙、牡、磁石、山萸肉救阳敛阴固脱,红参、五灵脂同用,益气化瘀,融解血凝,瓜蒌、薤白、莱菔子涤痰开玄,丹参、郁金、桃仁、三七活血开玄,尤其是大剂量附子及细辛、桂枝温通开玄,麝香香窜开玄,开闭固脱,效果卓著。其破格之处,不仅在于附子之超大剂量,而且在于大汗亡阳厥脱之用麝香,均突破传统禁忌。李可称:余以上法加减进退,治心绞痛百余例,心梗及后遗症12例均愈。

第六章

玄府理论临床各科应用与研究

　　玄府理论由眼科推向其他各科，仅有短短十余年的历史，却发展迅速，成效卓著，硕果累累，显示出勃勃生机。综观这些年来玄府理论在临床各科的应用与研究，可以归纳为以下三个特点。一是普适性广，不论是内、外、妇、儿、耳鼻喉等各科，还是心脑血管、呼吸、消化、泌尿、骨骼、血液、内分泌等各系统疾病，玄府理论均大有用武之地。二是亲和性好，很容易融入各个脏腑组织结构之中，建立起脑玄府、心玄府、肺玄府、肝玄府、肾玄府、骨玄府、鼻玄府、耳玄府等一系列二级玄府概念，并提出了与诸多现代微观结构分别对应的假说，形成了不少相关科研课题，起到了活跃学术气氛、激发创新思维的作用。三是实用性强，从玄府论治某些专科的疑难病症明显提高了治疗效果，显示出这一理论极高的临床应用价值。

　　本章选取迄今公开发表的部分资料按科别作一简介，用以反映玄府学说在临床各科的应用与研究概况。读者从中可窥其一斑。尽管认识才刚刚起步，各科发展也不均衡，但是可以预料，随着时间的推移，研究的加深，应用的扩大，必将涌现出更多更好的成果，促进玄府学说的全面深入发展。

第一节　温　　病

一、温病与玄府概说

"热病用河间"，温病学派的形成与发展离不开刘完素的"火热论"与"玄府论"。通过对刘完素相关著述的梳理，不难发现其中已经形成了一套独特的热病辨治体系，即病因是火，病机为"热气怫郁，玄府闭密"，病位在"玄府"，治法为宣、清、通同用开玄泄热。刘完素认为"阳气怫郁不能畅通，则为热也""或热甚郁结不能开通者，法当辛苦寒药下之，热退结散而无郁结也。"创造性地将辛温解表之治变革为辛凉之法，更适宜于火热病情，为后世温病治疗学的形成与发展奠定了基础。刘氏指出："表热服石膏、知母、甘草、滑石、葱、豉之类寒药，汗出而解者；及热病半在表，半在里，服小柴胡汤寒药，能令汗出而愈者；热甚服大柴胡汤下之，更甚者，小承气汤、调胃承气汤、大承气汤下之……但怫热郁结，复得开通，则热蒸而作汗也。"（《素问玄机原病式·六气为病》）文中虽然没有明确提出温病卫气营血的病理变化过程，但究其所述，与叶天士总结的"在卫汗之可也，到气才可清气"（《温热论》）的温病治疗大法何其相似！

"在卫汗之可也"，实指辛凉解表。观热病初起，刘完素以"怫热郁结"为立论基础，认为外感热病的病机在于热邪郁结，玄府闭塞，卫气闭阻不行，热邪不得发散而表里俱热，主张宣、清、通三法并用，开通玄府，辛凉解表及表里双解由是应运而生。后世温病学家叶天士的"在表初用辛凉轻剂"，吴鞠通所创制辛凉透解的方剂银翘散、桑菊饮，陈平伯的凉解表邪法，药用薄荷、前胡、杏仁、桑叶，均是遵循本法。

"到气才可清气"，气分是人体邪热炽盛，正气不虚，邪正交争剧烈的阶段。气分无形邪热炽盛，此证治在刘完素理论中已具雏形，后世选用白虎汤，以辛寒之品解"阳气怫郁"之气分大热，怫热郁结，复得开通，病自能痊；其次刘完素认为表证已解，但里热郁结、汗出热不退者可用下法，认为下法不唯在下燥屎，又可下其内热郁结，具有通下开玄之功，为后世温病学家应用下法治疗温病开了先河。如吴又可善用大黄治温疫、吴鞠通的五承气汤皆是对此的继承与发扬。

至于"凉血散血"，在温病极期，热毒炽盛，血热妄行，以凉血散血为治疗大法。刘完素认为"诸见血无寒,衄血、下血、吐血、溺血皆属于热""热甚则血有余而妄行""阳热怫郁,干于足阳明而上,热甚,则血妄行为鼻衄……热客下焦,而大小便血也",其治主以寒凉,如泻火降逆之大金花丸,或虚热性质之血证者用甘寒之生地黄散,以养阴清热而止血;病机着眼于"郁热""玄府郁闭";治疗则是清热凉血以开玄府。后世温病学家治疗出血及斑疹,以犀角地黄汤为代表方剂。该方实是对刘完素玄府理论的应用与发展。热、燥、瘀是玄府闭塞之因,亦是其果,而本方之"凉血散血"则是玄府病变治疗总则"复其开合,贵于通利"的具体体现。

故热病之本在于阳热怫郁,其治在于开通玄府。而玄府之宣通并不仅仅局限于发汗,其法甚多,诸如利尿、化湿、通便、化痰、祛瘀等。如某些温病初期郁闭较重者,辛凉清解之力尚不足以祛邪外出,少予辛温之品,温通开郁,使腠理开泄,邪随汗出而解,即所谓"火郁发之"。这里辛温并不仅为反佐之义,更在于加大辛散开通之力。同理,诸芳香透窍、风药升散、虫药搜剔皆可灵活运用,广开渠路,多途径解散玄府之郁闭,使邪去热解而正安。

二、温病玄府理论运用举隅

(一)风温初起

某男,21岁,学生。患者平素常低热,周身不适,复外感风寒。1周之前经他医诊治,与补中益气汤加减7剂,服后身热不适,体温37.3℃。未及7剂则出现高热,伴寒战,无汗,咽喉肿痛,口渴甚。3天前就诊于某三甲医院,查血:白细胞12×10^{12}/L,输抗生素3天后高热仍持续不退,遂来就诊。刻下症:高热,无汗,伴寒战,体温>39℃,头痛,面赤,鼻气热,咳嗽,咽喉肿痛,口唇干燥,烦渴引饮,大便干燥,舌红,苔白稍剥,脉浮数大。查:颌下淋巴结肿大,咽红。辨证属外感风温,卫气同病。治以辛凉疏卫,清热解毒,疏利少阳。方药:金银花15g,连翘15g,淡豆豉10g,薄荷10g(后下),荆芥10g,板蓝根15g,桔梗10g,僵蚕10g,柴胡10g,葛根12g,黄芩10g,芦根30g,生石膏30g,青蒿10g,杏仁10g,竹叶10g,紫菀10g,生甘草6g。6剂,水煎服。复诊诉药后1日即汗出高热退,但仍恶寒,咳嗽,咽喉肿痛,口干渴欲引。与银翘散加柴胡、黄芩,去生石膏加防风等善后,7剂药尽痊愈。[中国中医药现代远程教育,2013,11(18):117]

按:国医大师李士懋在《温病求索》一书中指出,温病的实质为郁热,与刘完素"阳气怫郁"说一脉相承。外感风温高热由感受外来的风温邪气,邪郁肺卫,肺卫玄府闭塞,郁而不解,入里化热,或由素体阳盛,复感风温邪气致玄府郁闭等引起。邪在肺卫时,发热不甚,宜银翘散轻清开玄,宣肺透邪,使邪从表出。但本病邪热已入阳明,银翘散清热之力不足。治疗时在银翘散基础上重加生石膏以大彻阳明之热,同时配合柴胡、葛根、防风、僵蚕等品以清透结合,目的皆是复玄府之通利。生石膏其性虽寒,但其味辛,配伍轻清透散之银翘散则无寒凉冰伏之弊,并使邪热由气分透出卫分而解,实有开通气分玄府之妙。

(二)温病过用寒凉

赵绍琴治一老妪,年近八旬,时值春令,感冒初起,发热恶寒。咳嗽痰鸣,其女儿为某医院中医大夫,开始即用抗生素,热势不退,继以金银花、连翘、大青叶、板蓝根各 50g,重剂辛凉清解之方。病人服后,不仅热势不减,竟大便稀水,神志不清,周身浮肿。诊之曰:舌白苔腻,质红,脉弦数而沉涩。此因过服寒凉,热遏于内,肺气不宣,肃降失职,咳喘因作,寒凉戕伤脾阳,三焦不畅,泄泻如水,当温解寒凝,宣畅气机,令内闭之邪仍从肺卫而解,用宣阳化湿疏解之法。药用荆芥炭、苏叶、茯苓、葛根、黄连各 10g,灶心土 30g,防风 6g。1 剂神清泄止,2 剂遍体小汗出,肿消而愈。[中医药学刊,2006,24(9):1607]

按:此温病初起,虽金银花、连翘用量过大,也会遏阻气机。玄府闭塞,气机受阻,邪热下趋于肠,则大便稀水。热邪无外达之机,郁热内扰,神志不清。三焦不畅,周身浮肿而作。治疗首先应宣阳气,开寒凝以畅气机,药如荆芥、防风、苏叶之类;升阳气且清肠热,药如葛根、黄连;培中宫以利湿邪,药如灶心土、茯苓之类。寒凝散,玄府开,阳气宣,气机畅,自然可微汗出而愈。

三、现代研究概况

(一)开通玄府治疗湿热证的临床研究

苏丽湘在对岭南上呼吸道病毒感染湿热证的疗效观察及机理研究中,以刘完素"火热论"为其理论基础,把外感热病的基本病理变化概括为热气怫郁,玄府闭密。认为岭南呼吸道病毒感染病因多夹湿邪,外湿与内湿同气相求,两湿相合而为病。湿热相合,气蕴不透,枢机不利,则外不能畅达腠理玄府,郁滞肌腠皮肤,卫气阻而不宣;内不能通行脏腑上下,升降之机乖违,致熏蒸弥漫,蒙上流下,三焦证候俱见。治疗上运用开通玄府之法,复其通利而获效。以蒿芩清胆汤治之,具有退热时间短、起效快、总体证候改善明显之优势。蒿芩清胆汤的组方正适于岭南上呼吸道病毒感染湿热证候特点,治疗上遵循分消湿热的原则,运用宣上、畅中、渗下的三焦分治法,同时重视恢复脾胃气机升降功能,如此胆气疏泄正常,枢机运转,三焦通畅,升降自如,正是玄府复通之象,故而疗效显著[苏丽湘.蒿芩清胆汤治疗上呼吸道病毒感染湿热证的疗效观察及机理研究[D].广州:广州中医药大学,2010:18-38]。

(二)开通玄府抗流行性感冒病毒实验研究

吴振起在其正交设计银翘散及其性味分组提取物抗流行性感冒病毒实验研究中,提出银翘散组方具有辛凉透表的重要特点。方中牛蒡子,辛苦性寒,于升浮之中亦有清降之性,能外散其热,内泄其毒;薄荷,辛以发散,凉以清热,以茎叶入药,升浮宣散,善清肺卫之风热;二者配伍使用,辛宣郁结,凉可清热,启玄府而畅三焦,透邪达表,外出而解,相关实验亦印证了此点。该实验以小鼠肺组织匀浆血凝滴度为指标,结果发现银翘散降低血凝滴度的必要因素有连翘、金银花、牛蒡子、荆芥穗、竹叶、生甘草、桔梗、薄荷($P<0.05$),而淡豆豉的作用不明显($P>0.05$)。在该研究中,连翘、金银花、竹叶、生甘草、牛蒡子、薄荷高剂量时,效果好。前四者中药药性甘寒或苦寒,是同一类中药,属清热解毒;后二者药性辛凉,疏散风热,属辛凉解表;研究还发现连翘与金银花、牛蒡子,牛蒡子与薄荷有交互作用($P<0.05$)。荆芥穗辛温透散,属辛温解表药,是主要因素,但用药低为优,与桔梗及连翘有交互作用($P<0.05$),从药味-疗效角度体现了刘完素所谓的"热甚则腠理闭密而郁结也。如火炼物,热极相合而不能相离,故热郁则闭塞而不通畅也"(《素问玄机原病式·六气为病》)。外感六淫可导致玄府郁闭,亦可化生火热,此郁与火又互为因果。玄府郁闭,郁久化热,因郁而致火。郁与火互为因果,热甚可致郁结,郁而化火,火盛郁更盛,郁盛火益盛,如此恶性循环,周而复始。药用辛宣使玄府复得开通,郁热可解,而寒凉清热又能缓玄府之闭塞,相辅相成。[吴振起.银翘散及其性味分组提取物对流感病毒感染诱导细胞凋亡作用的实验研究[D].沈阳:辽宁中医药大学,2008:16-29]

第二节 眼 病

一、眼玄府概说

眼为人体视觉器官,其能明视万物,辨别颜色,有赖于气血之充养。《灵枢·大感论》曰:"五脏六腑之精气皆上注于目而为之精。"眼为肝之窍,《黄帝内经》提出:"肝受血而能视""肝气通于目,肝和则目能辨五色"。

刘完素在《素问玄机原病式·六气为病》中指出："目之玄府闭小，如隔帘视物之象也，或视如蝇翼者，玄府有所闭合者也……"首次提出了目中玄府与视觉活动的密切关系。《审视瑶函》所谓"通光脉道"，《眼科阐微》所谓"通明孔窍""通灵之窍"，均是指此而言。目中玄府开通则营卫流行、经络疏通、气血畅达、神光发越，目视正常。若因外邪侵袭、七情失调、饮食劳倦所伤、气血津液失养均可影响眼中玄府正常的畅通，导致玄府闭塞，升降出入障碍，精血津液不能顺利上注于目，神光无以发越，则精气郁遏、神机不遂，导致各种眼病的发生。

基于玄府郁闭在各种目病病机中的重要地位，开通玄府便成为眼科临床一个独特而十分重要的治法。近四十年来，经过众多眼科医家的不断探索，开通玄府之法的运用已由青盲等内障眼病扩大到多种外障眼病，尤其是在不少疑难眼病的治疗中发挥了重要的指导作用，充分显示出该学说在眼科临床的卓越价值。正是基于这一事实，玄府学说在眼科领域得到了一致的认可，被列为与五轮八廓学说、肝窍学说并列的中医眼科三大理论支柱。

二、眼玄府运用举隅

(一)暴风客热

石某，男，25 岁。患者双眼发红，自觉异物感一周。晨起有较多黄色分泌物，曾用阿昔洛韦、左氧氟沙星滴眼液等滴眼治疗，效果不显。查见：视力正常，双眼球结膜充血，少量球结膜下出血。二便如常，舌质淡红，苔薄白，脉象平和。西医诊断：急性结膜炎。中医诊断：暴风客热。治宜祛风清热，散邪通络。方选八味大发散加减：麻黄 10g，蔓荆子 10g，藁本 10g，细辛 3g，羌活 10g，防风 10g，白芷 15g，川芎 10g，桑白皮 10g，生姜 5 片（自备）。每日 1 剂，早晚分服。3 日后复诊，双眼异物感缓解，无分泌物，查双眼球结膜略充血。继服原方 2 剂痊愈。［河北中医，2009，31（4）：593-594］

按：暴风客热相当于现代医学之急性结膜炎。证见胞睑红肿，白睛红赤，眵多胶结，羞明流泪。本病多为外感风热之邪引起，风热毒邪，侵袭于目，风热相搏，白睛玄府闭塞，致暴发赤肿。本方诸药合用，不仅使风邪得以外散，玄府得以畅通，热邪亦赖之以宣通。白睛属五轮中的气轮，内应于肺，故加桑白皮清肺泻热。

(二)干眼症

李某，男，30 岁。2 个月前眼部出现干涩、疲劳，伴异物感，双眼时有发红。曾予玻璃酸钠眼药水、人工泪液等药物治疗，初用自觉症状有所好转，但随后双眼干涩加重。查:双眼视力均为 0.8,结膜充血,角膜上皮点状脱落,FL 染色(+),眼后段(−),Schirmer 法测定双眼<10mm/5min。舌质红,苔薄,脉细。西医诊断:干眼症;中医诊断:神水将枯(玄府瘀滞)。治以宣通玄府、养阴生津。处方:南沙参、北沙参各 12g,石斛 12g,麦门冬 12g,地肤子 12g,蚕砂(包)12g,熟地黄 12g,枸杞子 12g,黄精 12g,巴戟天 12g,乌梅 12g,紫苏 12g,石菖蒲(包)10g,浮萍 12g,西河柳 12g,千里光 12g。用法:嘱患者先汤药蒸汽熏目,然后内服。上方服 7 剂后,双眼干涩症状好转,无异物感。上方加生黄芪 15g,再服 7 剂。三诊:患者双眼干涩明显好转,眼疲劳减轻。检查:双眼视力均为 1.0,双眼结膜无充血,角膜上皮无脱落,FL 染色(−),眼后段(−)。Schirmer 法测定右眼 12mm/5min,左眼 9mm/5min,原方再服 14 剂后,诸症消失。[西部中医药,2011,24(7):33−34]

按:干眼症通常以滋阴生津,养肝明目为治,收效不尽如人意。从五轮与玄府学说分析,白睛属肺,结膜位于白睛表层,则结膜上皮中的杯状细胞、副泪腺和开口于颞上穿隆部的泪腺均属于玄府,故泪腺分泌减少的中医病机为肺阴不足,玄府郁滞,津液不输,郁久化热,伤津耗气。在养阴基础上采用宣通眼部玄府之法,可起润泽之良效。方中除南沙参、北沙参、石斛、麦门冬、熟地黄、枸杞子、黄精、乌梅等养阴生津、酸甘化阴外,浮萍、西河柳、石菖蒲、紫苏等开玄布津,相得益彰,共奏宣通玄府,养阴生津之效。

(三)视神经萎缩

患者,男,27 岁。双眼视力下降 1 年余,经某医院检查,视力右眼 0.05,左眼 0.01,未做结论,给予眼明注射液、胎盘组织浆注射液、肌苷片、维生素 B_1 口服,无明显效果。查眼底见双眼视神经乳头色淡,边界清楚,黄斑中心凹光反射消失,双眼周边视野基本正常,有比较中心暗点,舌苔薄黄,脉沉细。诊断为双眼视神经萎缩。证属中医"青盲内障"范畴,治宜滋水涵木,活血开窍。拟驻景丸方加减。楮实子 25g,菟丝子 25g,茺蔚子 18g,木瓜 15g,枸杞子 15g,丹参 25g,生三七粉 5g(冲服),麝香 0.6g(冲服),服上方药视力增至右眼 0.5,左眼 0.8,服药 1 个月后视力增至右眼 0.5,左眼 0.9,双眼黄斑中心凹反射恢复,中心暗点消失,服药 100 天后,视力右眼 1.2,左眼 1.0,双眼视盘除颞侧色淡外,余未查见异常。[中华现代眼科学杂志,2005,2(9):840−841]

按:《灵枢·大惑论》云:"五脏六腑之精气,皆上注于目而为之精。"青盲内障缘于脏腑精气不能上注于目,神光无以发越而无所见,究其原因,一是肾虚精气不足,二是玄府闭塞,精气不通,治宜通补兼施。方中楮实子、菟丝子、枸杞子补益肾精,茺蔚子、丹参、三七活血开玄,特别是麝香一味,香窜开玄力量极强,诸药合用,目中玄府开通,脏腑精气上达,神光得以发越,视力自可恢复。

(四)双眼急性横断性视神经炎

孟某,女,44 岁。主诉:双眼突发视物不见 10 天。起病第 2 天双眼黑矇,伴有眼球转动痛,某医院诊断为"双眼急性球后视神经炎",给予糖皮质激素并合抗病毒药物、神经营养药等治疗无效。检查:双眼视力无光感,瞳孔直径约 6~7ram,直接、间接对光反射均消失,双眼视盘潮红,隆起约 3D,边缘不清。磁共振:双眼视神经、视交叉增粗,异常强化,考虑视神经炎可能性。诊断:双眼横断性视神经炎。此病为心肝火盛,郁结玄府而精神气液不能升降出入所致暴盲,方用丹栀逍遥散合龙胆泻肝汤(牡丹皮、炒栀子、银柴胡、当归、炒白术、炒白芍、龙胆草、黄芩、生地黄、车前子、丹参、川芎、羚羊角粉等)清肝泻火、疏利玄府郁结,另服牛黄清心丸,辅助神经营养药及改善微循环药、硫唑嘌呤、雷公藤片等治疗。二诊:双颞侧有光感,双眼已无胀痛及转动痛,大便稍溏,眼底视盘边界尚清,已无明显隆起,色潮红。心肝火郁病势已减,方用桃红四物汤加减:桃仁、红花、当归、赤芍、生地黄、川芎、地龙、夏枯草、丹参、葛根、牡丹皮,辅以龙胆泻肝丸治疗。三诊:双眼指数 /15cm,光定位恢复,眼底:视盘边尚清,色稍淡,全身无明显异常症状,考虑心肝火盛已平,肝肾之精气已伤,改用益精升阴敛聚瞳神治法,用明目地黄丸加夏枯草、银柴胡、生黄芪、蜈蚣等。四诊:出院前检查:双眼视力 0.02,双眼瞳孔直径 5ram,对光反应稍迟钝,眼底:视盘边界尚清,色苍白,余尚可。矫正视力:右:0.15,左:0.2。F-VEP 检查:双眼已引出波形。[中医杂志,2008,49(7):586]

按:本案为双眼急性横断性视神经炎,用甲基强的松龙冲击治疗无效。分析患者发病前劳心劳力,内伤于神,正如《素问玄机原病式》所说:"六欲七情为道之患,属火故也""暴病暴死,火性急速故也",特点急而烈,伤而重,暴盲于顷刻,使人有玄微莫测之困惑。实为心、肝热郁,玄府闭塞暴病,精神、气液、血脉不通所致。辨证施治,首选加味逍遥饮合龙胆泻肝汤,配以牛黄清心丸清心泻肝,以解玄府热郁,使神气出入升降通利;继以桃红四物汤疏利气液血脉;后以益精升阴,敛聚瞳神之法,用明目地黄丸方加味。

三、现代研究概况

(一)眼玄府理论研究

王明杰认为目中玄府即是存在于眼目中的众多微细孔道,与头目上的经络系统共同构成了真气、真血、真水、真精的运行通道及神光的传导通络。可以泛指眼中泪小管、巩膜静脉窦、滤帘、脉络膜、视网膜和视神经,尤其是视网膜之视细胞和神经传导系统等微观结构。作为人体气血津液精神上注于目的枢纽,目中玄府在视觉活动中具有十分重要的意义。如经络畅达、玄府通利,则气血灌注、神光发越而目明;如经络涩滞、玄府闭密,则精气郁遏、神机不遂而目昏。因此,目中玄府可称为精明之枢。从玄府学说来看,各种眼病的基本病机,均在于目之玄府闭塞。玄府开通,则营卫流行、气血畅达,神光发越,目视正常;玄府闭塞,则升降出入障碍,精血津液不能顺利上注于目,神光无以发越,目病由生。目中玄府郁闭可以概括房水循环障碍、眼部血管微循环障碍与视神经的缺血缺氧性损害等多种病理改变,举凡目赤肿胀,碜涩疼痛,羞明、眵多流泪,胞重难睁,大眦脓漏,胬肉攀睛、胞睑下垂等外障眼病的基本病机,与视瞻昏渺、云雾移睛、视正反斜、五风内障、青盲、暴盲等内障眼病一样,都存在玄府郁闭的问题。在此基础上提出了"开通玄府为治目之纲"的学术见解,认为不仅内障眼病必须开通玄府以明目增视,而且外障眼病亦需开通玄府以消肿散结、退赤除翳。[中华中医药杂志,2014,29(1):168-170]

(二)眼玄府临床研究

李小丹等观察麻黄宣通玄府治疗视频相关性干眼症的临床疗效。方法:将视频相关性干眼症的患者72例(144只眼),采取单纯随机分组对照的方法将受试患者分成薄冰凉雾剂1组(药物组成:薄荷、冰片、麻黄)和薄冰凉雾剂2组(药物组成:薄荷、冰片),每组36例(72只眼)。分别在治疗前、治疗2周后对两组各主观症状(干涩、异物感、烧灼感、畏光、视疲劳)及客观指标(泪膜破裂时间、泪液分泌试验、角膜染色)进行观察记录,再将治疗前后两组各时间点的资料进行统计学分析。结果薄冰凉雾剂1组治疗前后在各主观症状评分、泪膜破裂时间、泪液分泌量、角膜染色方面的差异均有统计学意义($P<0.05$)。薄冰凉雾剂2组治疗前后各主观症状评分、角膜染色方面的差异具有统计学意义($P<0.05$),在泪液分泌量、泪膜破裂时间方面的差异无统计学意义($P>0.05$)。薄冰凉雾剂1组总有效率为80.56%,高于薄冰凉雾剂2组的45.83%($P<0.05$)。结论:局部中药雾化治疗干眼症是可行的,增加麻黄的薄冰凉雾剂治疗干眼症是优效的。[中国中医急症,2017,26(2):308-310]

(三)眼玄府实验研究

高健生认为变态反应性结膜炎(AC)中医病机为"寒热相搏",予以川椒方

（蛇床子、防风、荆芥、知母、地肤子、川椒、川芎等）治疗。通过 AC 小鼠模型方法，观察川椒方对肥大细胞（MC）脱颗粒过程的影响，发现川椒方能够稳定肥大细胞、抑制其脱颗粒，影响肥大细胞脱颗粒过程中 AKT、ERK、p38、JNK 磷酸化水平。川椒方能有效改善 AC 急性期各项症状，并能减轻晚期细胞反应带来的损伤。不仅避免了局部用药对眼表微环境的影响和严重的眼部并发症，而且对患者常合并的变应性鼻炎、哮喘等其他系统的变应性疾病症状起到改善作用。方中地肤子、蛇床子为君药，地肤子清热利湿，祛风止痒，蛇床子祛风湿、止痒，抗变态反应，抑制肥大细胞脱颗粒；荆芥、防风为臣药，辛散轻扬，上行头面，善治头面诸疾，协助君药祛风止痒；知母清热不伤正；佐以温热药川椒，寒热并用可防止阴阳格拒，又能引火下行，止痒明目，现代药理研究提示川椒能快速抑制 I 型变态反应；川芎辛香升散，上行头目，助主药祛风、热、湿，诸药合用，疏风清热祛湿止痒，解玄府之湿郁，取得良好疗效。［中国中医眼科杂志，2010，29（2）：17-19］

第三节 脑 病

一、脑玄府概说

脑为元神之府，人神之所居，《医易一理》曰："头居人身之高巅，人神之所居，十二经脉三百六十五络之气血皆汇集于头"。作为藏象理论中的微观结构，脑内玄府甚丰，气液流通最旺，血气渗灌最多。在不息的气液流通、血气渗灌过程中，脑之神机藉此不断地升降出入，上下纵横，多维传递，激发意识思维感情，传达感觉动作指令，构成了丰富多彩的"神机化"。

脑为"清窍之府"，贵在清灵通利。脑内玄府一旦郁闭，气滞于脑，可导致气、血、津、液、精、神的升降出入障碍，轻者出现头闷、头晕、目胀、目眩等症；气郁化火，耗气伤津，则会出现头胀头痛、面红目赤、目胀目昏或视歧昏瞀、耳鸣耳胀、口干咽燥、烦躁易怒、失眠多梦、便秘溲赤等症。病变进一步发展，玄府闭塞而神机不遂，则可导致中风偏瘫。从玄府理论认识，虚、火、风、痰、瘀虽为中风病最常见的病理因素，但其发病的基础和关键是玄府闭塞。此外，脑玄府郁闭导致的神机运转失常还是健忘、痴呆、癫狂、抑郁症等多种脑病的基本病机。开通玄府是治疗此类脑病的基本治则，常用芳香开窍的麝香、冰片，或大辛大热之附子、肉桂开通玄府郁闭,不仅醒脑开窍、恢复神机,且可兼顾化痰、活血、息风止痉、恢复气液流通,一举多得。现代药理研究证明,芳香开窍药麝香、冰片能很快透过血脑屏障,减轻脑缺血缺氧及脑水肿,改善神经功能等,可谓开通玄府之体现。

二、脑玄府运用举隅

(一)脑出血

某男,56岁。头痛、眩晕、恶心,生气致神志不清,左侧半身不遂,发病1小时送医院,入院检查血压180/110mmHg,左瞳孔散大,意识不清,呼之不应,牙关紧闭,膝肘僵硬,四肢痉挛,角弓反张,全身寒战。CT示:脑基底节出血20ml,诊为脑出血伴重度昏迷。经止血、脱水、抗炎、降颅压、人工冬眠、物理降温等治10天,昏迷加重,咳嗽气促。会诊见患者昏迷不醒,四肢痉挛,角弓反张,手足凉,脉沉紧。诊为脑出血,属中脏腑闭证。追述病史,平素血压高,后因抢救输入大量液体,阴长阳消,阴寒收引,肺失宣降,脑窍玄府郁闭,遂减少液体输入,急用小续命汤:制附子(先煎)75g,黄芪120g,麻黄、防己、人参各15g,黄芩10g,肉桂、白芍各15g,川芎20g,杏仁、炙甘草各15g,防风20g,生姜15g,水煎300ml,3次/天,胃管注入。连用3天后,双眼睁开,患体肢软,抽搐停止,尿量增加,全身汗出,继服上药20付。复查头部磁共振,出血面积缩小,密度减低。仍用吸氧、鼻饲小续命汤治疗,60天后痊愈出院。1年后随访,与常人无异。[实用中医内科杂志,2014,29(4):16-17]

按: 小续命汤治疗中风病,千百年来运用于临床证实确有疗效。方中麻黄、防风、川芎、生姜等风药配合大辛大热之附子、肉桂,开通脑玄府闭塞,宣发阳气,畅达神机,恢复气血津液正常运行。用于中风病,不论脑出血、脑梗死,均有良好效果。

(二)老年性痴呆

常富业等用醒脑散(由附子、川芎、泽泻、栀子、白花蛇舌草、蔓荆子、夏枯草、决明子、石菖蒲、远志等组成)治疗老年性痴呆。根据国际通用诊断标准,随机分成两组:观察组以醒脑散治疗2~3个疗程;对照组用石杉碱甲治疗。用智力状态量表(MMSE)、日常生活能力量表(ADL)和长谷川痴呆量表(HDS)的积分变化判断两组的总疗效和各组治疗前、后疗效。结果显示MMSE的评分观察组总有效率为88.1%,对照组总有效率为91.4%,两组间无显著性差异($P > 0.05$),两组治疗前后MMSE、HDS积分均显著增加($P<0.01$),ADL积分

显著降低(P<0.01),但组间比较无显著性差异(P > 0.05)。[天津中医药,2008,25(5):367]

按:玄府郁滞,气液不通,气机郁结、津停为痰、血滞为瘀,众邪蕴结,蕴久成毒,浊毒阻脑,神机运转受阻,构成了痴呆发病的基本病机。醒脑散是在王永炎院士治疗痴呆经验的基础上创制的以开通玄府,流通气液,泄浊解毒立法的痴呆专方。方中附子辛热开通玄府,川芎辛温行气活血,泽泻淡渗分利,加速气液流通,以消除瘀滞浊气,栀子解除热气郁滞,白花蛇舌草解毒郁之气,蔓荆子、夏枯草、决明子解肝气之郁,通利脑之玄府,石菖蒲、远志祛痰行滞,开心气,利脑气。临床研究证明该方对老年性痴呆的治疗具有可靠的效果,值得进一步研究。

(三)椎基底动脉供血不足

某女,77岁。眩晕反复发作年余,经颅多普勒检查,示脑动脉硬化并单侧椎基底动脉流速减低,西医诊断为椎基底动脉供血不足。近日眩晕加重,站立不稳,神疲短气,胸闷不适,咳泡沫痰,纳差便溏,舌淡苔白微腻,脉沉细。中医诊断:眩晕。辨证:中气不足,痰瘀阻络。治法:益气活血,化痰通络。处方:黄芪30g,当归12g,葛根30g,天麻15g,白术12g,法半夏12g,鸡血藤30g,土鳖虫10g,僵蚕10g,防风10g,酒川芎12g,羌活10g,白芍25g,生牡蛎30g,炙甘草6g,3剂,水煎服,每日1剂。二诊:眩晕明显减轻,精神转佳,继服3剂。三诊:眩晕基本控制,上方以鳖甲易牡蛎、半夏曲易法半夏,5剂,制水丸服用(每次9g,每日3次)。一月后患者家属来电话称服丸药后眩晕未再发作,要求继续制作水丸调理巩固。[中华中医药杂志,2016,31(8):3136-3137]

按:椎-基底动脉供血不足性眩晕是临床常见病、多发病。王明杰教授据多年临床,总结其病机关键为玄府萎闭,络阻风动,治疗上倡用风药、虫药开玄通络,息风定眩。不论脑动脉硬化还是颈椎病所致,都能在不同程度上缓解眩晕症状,控制病情发展,如同时配合其他疗法运用,收效更佳。本案患者年事已高,脾虚日久,升清无力,清阳不能上达头面,头面失养则眩晕。精微不足,脑之玄府失养,气血津液流通道路门户渐渐衰萎闭阻,津凝成痰,血滞成瘀,痰瘀阻滞,风气内动,进一步加剧眩晕,且反复发作,经年不愈,日渐加重。治以自拟天虫定眩饮加减。方中黄芪、白术、半夏健脾除湿,当归、鸡血藤、白芍养血活血,葛根、天麻、防风、川芎、羌活等风药辛散轻扬,宣通气血,与虫药僵蚕、土鳖虫等走窜之品相配,开通玄府,流通气血津液,以消凝痰败瘀,且可引诸补益之药上达头面,解除眩晕症状效果显著。

三、现代研究概况

(一)脑玄府理论研究

董丽等对脑玄府的实质进行了初步探讨,认为血脑屏障可能是脑之玄府玄奥精深内涵的一种表现。血脑屏障由毛细血管内皮细胞、内皮细胞间的紧密连接体及基底膜等构成,数以亿计,广泛存在于脑组织中,是人体三大屏障之一,具有维持中枢神经系统内环境稳态的作用。血脑屏障位于血液与中枢神经系统的神经组织之间,既是脑组织与外界(血循环)联系的开合关口,也是脑毛细血管与神经组织之间的物质调节界面,对血液中物质的进或出均有一定的限制和选择,能一定程度阻挡血循环中的有害物质进入脑内,同时将脑内有害或代谢产物排出脑外,延缓或调节血循环与脑组织之间的物质交换,是血液与中枢神经系统的神经组织之间进行物质交换、信息交流的微观通道。因此,血脑屏障以结构的完整、开阖通利正常为基础,物质交换为前提,保证中枢神经系统正常功能(信息的传递与调节等)的发挥,维持人之言语、运动、书写、思维功能等。这与中医学中玄府流通气液、运转神机功能有某些类似之处。[中医杂志,2013,54(22):1969-1971]

(二)脑玄府实验研究

1. 开通玄府对大鼠实验性脑出血脑水肿的效应研究　常富业等研究以开通玄府、利水解毒法组方的利开灵(泽泻、石菖蒲、半边莲、桂枝等)对实验性大鼠脑出血脑水肿的效应,并初步探讨其作用机制。采用胶原酶/肝素尾状核注射法制备脑出血脑水肿模型,观察大鼠神经行为、脑系数、脑含水量及脑组织钠、钾、钙的含量变化。结果:利开灵能有效改善大鼠神经功能缺损及脑水肿的程度。降低不同时相的脑血管通透性、脑组织含水量,调整钠、钾、钙含量。与模型组、单纯利水解毒法组方的利开组及醒脑开窍组方的安宫牛黄丸组比较,在不同时相有显著性差异($P<0.05$ 或 $P<0.01$)。结论:以开通玄府、利水解毒法组方的利开灵对急性脑出血大鼠脑水肿有可靠干预效应。[中华中医药学刊,2005,23(10):1784-1788]

2. 通腑法开通玄府对实验大鼠脑缺血再灌注损伤的影响　胡建芳采用大脑中动脉阻塞模型,发现急性脑缺血再灌注损伤时存在 AQP-4mRNA 基因表达的上调,于12小时即明显升高,3天时达高峰,7天时基本恢复正常,考虑可能与缺血性脑水肿的形成密切相关,给予通腑醒神胶囊干预,证实通过开通玄府能够调节缺血再灌注损伤后 AQP-4mRNA 表达的失衡状态,减轻缺血后脑水肿,其调节 AQP-4mRNA 基因的异常表达可能是通腑法开通玄府治疗缺血性中风的分子机制之一。因此推测玄府与神经细胞膜上通道蛋白(如 AQP-4 等)之间可能存在共同的实质内涵。通腑醒神胶囊由广东省中医院脑病中心根据多年的临床实践研制而成,由番泻叶、虎杖、人工牛黄、天竺黄、瓜蒌仁等药物组成,以番泻叶、虎杖为君药,番泻叶通腑泻下,虎杖活血化瘀、化痰解毒,又有泻下作用,与番泻叶合用具有协同之功;人工牛黄、天竺黄息风豁痰、开窍醒神为臣药;瓜蒌仁润肠化痰,诸药合用,使壅滞之邪气得以迅速清泻,逆乱之气血得以纠正,共奏通腑醒神、豁痰开窍、开通玄府之功。[上海中医药杂志,2008,11(42):78-81][时珍国医国药,2009,7(20):1779-1781]

3. 祛风通窍开玄对实验大鼠血管性痴呆的作用研究　白雪等以祛风通窍方(麻黄、葛根、水蛭、地龙、全蝎、灵芝、石菖蒲等)进行血管性痴呆(VD)模型大鼠的实验研究,发现祛风通窍方对海马神经元细胞有保护作用,能够改善血流性质,增加脑灌注,以降低 VD 及其危险因素发生率,并存在一定量效关系。同时对 VD 大鼠线粒体功能具有一定的保护作用,可能与其改善 VD 大鼠线粒体环氧化酶(COX)活性,增加 COX Ⅱ mRNA 的表达有关。还可明显改善血管性痴呆大鼠海马 CA 1 区锥体细胞形态及额叶皮层神经元线粒体的超微结构。祛风通窍方为王明杰教授经验方。方中麻黄、葛根为君,通玄府,散精气;水蛭、地龙、全蝎为臣,可搜风通络,通玄府;佐灵芝益气扶正,滋补五脏;石菖蒲为使,开窍宁神,取其清轻流动之性,引药直达脑窍。诸药合用,共奏祛风通窍、活血化瘀、滋补促智的功效。[泸州医学院学报,2013,36(5):436-439][辽宁中医杂志,2015,42(6):1367-1369]

第四节　心　　病

一、心玄府概说

心为神之主,脉之宗,起着主宰生命活动的作用,《素问·邪客》曰:"心者,五脏六腑之大主也,精神之所舍也",有"君主之官"(《素问·灵兰秘典论》)之称。心主血脉,与脉管直接相连,血盈于内。因此,"心 - 血 - 脉"共同组成了人体内的血液循环系统,心气是推动血液在脉中运行的动力。心玄府为广泛分布于心、心脉各部的微观结构,是心内气血流通、神机运转出入的微观通路。心气充沛,心之玄府畅通,血脉通利,则心的生理功能得以正常发挥,一方面气血津液得以周营全身,发挥营养滋润作用;另一方面,心神出入往复畅达,主宰并调控各脏腑生理活动、精神情志以及整个人体的生命活动,保证其协调运行。

若外邪侵袭、痰浊蒙蔽、气血瘀阻,令心玄府闭塞;或气血精气衰竭,导致心玄府失养自闭,使心失去正常的生理功用,导致气血不利,血流瘀滞,不通则痛,症见心前区疼痛、甚则痛彻左肩背、咽喉等部位,伴心悸、怔忡、汗出,甚则猝死。或气液不能宣通,血不利则为水,留于肌肤,则见水肿;水积肠间,成痰成饮,可见腹水;上干于肺,则生胸水,喘息倚背、咳吐涎痰等;日久水病累及气血,血行迟缓则留滞留瘀,则血络不通,见胸闷、膻中隐隐作痛,舌质紫黯,舌下脉络迂曲等。或心神运转不畅,或神机受扰,见精神萎靡不振、健忘、郁郁寡欢、失眠、心悸、痴呆、癫狂等多种病证;或神机不遂,气血运行逆乱,见厥脱、不省人事,甚则神机失运,神离人去。

开通玄府在心病治疗中具有重要意义,临床可用芳香开窍类药,如麝香、冰片、石菖蒲等走窜开通玄府、开启心窍;或风药如麻黄、防风、细辛、葛根等轻宣灵动、发散开玄;或活血化瘀类药如当归、川芎、红花等开通玄府、畅达血脉;或虫药如全蝎、蜈蚣、地龙等深入经隧、搜剔开玄;或温热药如附片、干姜、肉桂等温通开玄、强心扶阳;配合补益心气之品补虚开玄,使之气血宣通,精微物质渗灌,神机出入如常,则心康体健。

二、心玄府运用举隅

(一)胸痹心痛

李某,女,64岁。冠心病史5年,平素常感心悸胸闷,自服"硝酸甘油"能缓解症状。近两日因外出受凉后自觉心悸胸闷加重,胸膺部时时有刺痛之感,服用"硝酸甘油"缓解不明显,伴身重乏力,舌黯淡,有瘀点,苔薄中根部略黄,脉沉细弦。当辨胸痹心痛,患者素来气血津液运行不畅,加之外感风邪,风寒之邪入里,导致玄府闭塞,气滞血瘀,心失所养。处以防风汤加减:防风10g,麻黄4g,桂枝3g,葛根30g,当归10g,茯苓12g,蜈蚣(研末冲服)1条,全蝎(研末冲服)3g,甘草6g,2剂。二诊时患者微微汗出,自觉身重减轻,胸闷略减,胸膺部发作刺痛的次数减少。处方去麻黄,加羌活10g,蜈蚣2条,4剂。三诊自觉诸症减轻,唯稍动则感汗出,爬楼后感胸闷不适。当辨:表证已祛,去防风;

心气不足之证明显,加太子参20g加强补益心气之品。5剂后,患者后随访基本已恢复平时情况,且"硝酸甘油"用量也较以前减少。[首都医药,2005,23：41—42]

按:本病患者素有气血津液在心之玄府的运行不畅,加之外感风邪,风寒之邪入里,进一步影响了气血精微物质的流通,导致玄府闭塞,气滞血瘀,心失所养。本病反复发作,病邪沉痼,若用常规活血化瘀的药物只能针对病理产物,而对玄府闭塞深层次矛盾则难起疗效。故选用防风汤加减,以麻黄、防风、桂枝等"风药"开通玄府、解郁行滞。并配伍蜈蚣、全蝎等虫类药物搜剔经络,攻冲走窜,协助开通心之玄府。加入太子参补益心气,诸药相得益彰,则病证缓解如常。

(二)心悸、厥脱

王某,男,42岁。患者平素心悸健忘,少寐多梦,半年前因劳累后突然出现心悸加重(176次/分),气短欲脱,头汗如珠,四肢厥冷,当地医院抢救,诊断为:心律失常伴心源性休克,经治疗好转,但心悸、厥脱反复间歇性发作。就诊时再次发作心悸,持续3小时之久,症见神疲乏力,言语低微,大汗淋漓,四肢凉至肘节,舌淡红,苔薄白,脉沉细弱数。辨证为气阴两虚,阳气虚脱,立投生脉散合参附汤:红参25g,麦冬25g,五味子25g,附子12g,急煎,顿服后,心悸好转,四肢渐温,继服2剂后,精神明显好转,但乏力、气短,续以炙甘草汤加减:炙甘草30g,红参25g,麦冬25g,枸杞子20g,桂枝10g,生地20g,阿胶15g(冲服),红枣15枚,与前方交替服用。4日后,诸症皆减,停前方,续用炙甘草汤加减。[实用医学杂志,1986,(5):41]

按:本例心之玄府密闭,神机无以出入为用。发作时心气虚至极,心阳之气无以达于四末则厥,立即予以生脉散合参附汤顿服,方中附子大辛大热血肉之品,温通心阳,开通心之玄府郁闭,回阳救逆,红参大补心气,益气固脱,两者寓补于通,补而不腻,气血流通,周营全身,故心悸好转,四肢渐温,缓解后予以炙甘草汤加减,阴阳双补,方中辛温之桂枝,开通玄府,精微物质得以渗灌,神机运转如常,疾病自瘥。

(三)急性心衰

张某,男,28岁。患者从事牧羊3年,传染布鲁氏杆菌病1年半,迁延失治,心、肝、肾实质损害。1999年4月3日,突发心衰,紧急住入省医院,诊断:全心扩大,室性期前收缩,心功能Ⅳ级,心衰Ⅲ度;胸腔积液;大动脉病变,肝功能损害,低蛋白血症。经5日救治无效,4月8日早8时病危,邀李可老中医作最后挽救。诊见患者端坐呼吸,频咳暴喘,喉间痰鸣辘辘,呕吐涎沫;面色灰暗,神情委顿,似睡似醒,声若蚊蚋,唇指紫黯,胸痛彻背;全身凹陷性水肿,脐凸胸平,睾丸水肿,尿少,日夜约150ml;厌食,食入则胀急欲死,日仅喝点稀粥;憎寒无汗,亦无涕泪;脉促,114 次/分,频见雀啄;舌紫黯,满布紫黑瘀斑。病人气息奄奄,口不能言,时时有心跳骤停之险。急投以大剂破格救心汤合麻黄附子细辛汤、瓜蒌薤白白酒汤、丹参饮加减:附子200g,干姜、炙甘草各60g,高丽参30g(另炖),五灵脂30g,山萸肉120g,生龙牡、活磁石、煅紫石英、瓜蒌各30g,薤白15g,白酒100g,丹参30g,檀香、降香、砂仁、企边桂各10g,桂枝、白术各30g,茯苓45g,猪苓、泽泻各15g,桃仁、杏仁各15g,麻黄、细辛各10g,鲜生姜30g,大枣12枚,麝香1g(分冲);煎汤,对入参汁,3次分服,3 小时1 次,日夜连服3 剂。当日服第1 次后,头部见汗,喘咳顿减;服2 次后,全身得畅汗,小便大增,日夜达3000ml 以上,水肿消去十之七八,次日进食面条1 碗,起床托炕沿来回散步,面色由灰暗转红润,脉沉弱82 次/分,雀啄脉消失,脱险。[李可.李可老中医急危重症疑难病经验专辑[M].太原:山西科学技术出版社,2006:11]

按:此例因感冒而突发心衰,邪盛正衰,气息奄奄。从玄府理论分析,不仅有心玄府之闭塞,而且表里三焦玄府均已郁闭,以致气血津液瘀滞,神机不遂,病情危笃。李可老中医急投大剂破格救心汤合麻黄附子细辛汤,温通、发散、香窜多药合用,多法并施,以开通表里玄府之闭塞,得汗后转危为安;更合五苓散、瓜蒌薤白白酒汤、丹参饮等利水、涤痰、活血开玄,得尿水肿而除。如此全身玄府得通,气液得行,邪随汗尿得解。李可自按云:"历来视汗法为小技,病至奄奄一息,汗法似无用武之地。殊不知,此际妥施汗法切中病机,常常扭转败局,救人性命,汗法之妙,竟有起死回生之效!"

三、现代研究概况

1.冠状动脉介入术后无复流现象与心玄府郁闭 董丽等以"络病-玄府"理论为切入点,探讨PCI(经皮冠状动脉介入治疗)术后无复流现象的实质。PCI 术后无复流属于微循环障碍,无复流的发生与微血管结构和功能完整性的损伤、血小板激活、微栓子栓塞、氧自由基损伤等多种因素有关。胸痹(冠心病)为"经年宿病",乃由"经脉继及络脉,病必在络",而无复流现象更是"久病入络",由经入络,由气及血,发展为心络病变。玄府是络脉之门户,可代络脉行使其功能,玄府开阖正常,则气血精微传输得以周流不息。一旦络脉细急或阻滞,玄府闭塞,将"气失宣通,津液不布,血行瘀滞,神无所用"。认为心络病乃气与血失调,无复流现象的病机可概括为"毒、滞、虚",其中"毒"为痰瘀痹阻,玄府闭塞;"虚"为玄府空虚,心络失养;"滞"为心络拘急,玄府不利。而以"瘀阻"为其中心环节,导致玄府闭塞,心失所养,虚实夹杂,临床表现以"久、瘀(痛)、顽、杂"为其特点。采用解毒通玄、补虚通玄、理气通玄、活血以开通玄府等治法,达到心络气血阴阳调和之目的,为PCI术后无复流的防治提供一种新的思路。[中医杂志,2016,57(23):2008-2016]

2. 心衰病机与玄府气液说探讨　郑玲玲等从"脏腑 - 气液 - 玄府"探讨心衰之病机。认为玄府为气液出入升降道路之门户,为气血渗灌的微观场所,与心衰存在"阳化气,阴成形"的联系。在心衰的疾病演变过程中,心气虚是心衰发病的识动因素,贯穿病程始终。心气虚衰,则玄府开阖疲惫,通利滞涩,渗灌气血津液的微观循环通路不畅,气行郁结,血滞留瘀,为饮为痰。玄府之道闭塞不通,不能正常渗灌气血,则脏腑失养,亦影响脏腑功能。玄府开阖不利,气液失宣,即出现心衰常见的隐性水肿状态,聚于胸膜,则见胸腔积液;聚于胃肠,则出现腹胀纳差、恶心呕吐等;甚则水饮凌心,玄府运转神机失调,出现神志昏聩等。而心衰之水肿则是三焦、脏腑玄府郁闭,气液流通失常的结果。针对心衰涉及脏腑相关的气化失调,玄府闭塞,气液难以宣化,不仅兼顾微观辨证,更注重代谢通道开阖问题。提出从"脏腑 - 气液 - 玄府"论心衰,治则既要"化气"以助脏腑气化,促使痰、饮、水、湿、浊、毒、瘀等"变有形为无形",宣通气液,以助其流通畅利;又须兼顾微观之玄府开阖得力,使气血津液宣通。[辽宁中医杂志,2014,41(10):2088-2089]

第五节　肺　　病

一、肺玄府概说

肺位于胸腔,左右各一。其气主宣降,其功能主气司呼吸,调节一身之气之运行;疏通体内水液的输布、运行和排泄;朝百脉以助心行血,治理全身之气血津液。肺玄府为遍及肺系的微观结构,是构成肺系外及皮毛、内入肺脏的微观通路。肺玄府畅通,一方面机体气血津液等物质在体内正常输布、渗灌、转化,另一方面促进完善肺之宣发肃降的生理特点,协调完成肺主气、朝百脉的生理功能。故肺之玄府开阖正常是其调节一身之气血津液正常流通和肺的生理功能正常发挥的重要条件。

肺为华盖、为娇脏，外感六淫从口鼻、皮毛而入，首先犯肺，使肺玄府闭郁，肺气宣降失司，气血津液流通不畅，见鼻塞、恶寒发热、胸闷、喘息气促等；或肺朝百脉不利，失于助心行血，见咳嗽、气短、面色苍白、形体瘦削、神疲、头晕等；病进则肺失于主治节功能，血瘀水停，症见唇色青紫、咳嗽胸痛、吐痰、喘息不能平卧、水肿、心悸等。治法上结合肺之宣降特点，注重以"宣、散、透"开通肺之玄府郁闭，恢复肺玄府开阖及肺之气血屏障功能，使津液得以宣通，闭阻之气血可重新得以互换。如玄府开阖失司，表证明显，当宣透以调玄；玄府闭阻，气血郁而化热，当清透以调玄；玄府闭阻，气机升降出入失常，当通透以调玄。用药上，多采用辛味药，以辛散透表、开通畅达，调节玄府开阖。[中医杂志，2016，57（16）：1433-1435]

二、肺玄府运用举隅

（一）急性黄疸

张某，男，62岁。时值隆冬兴修水利而汗出当风，复淋雨，适夜恶寒而栗，身痛，时作干咳，小便点滴，一夜之间全身皮肤黄染如橘，舌苔黄而薄腻，脉浮紧而弦。药用净麻黄12g，嫩桂枝12g，光杏仁12g，炙甘草6g，绵茵陈10g。服二帖表解，尿畅，黄疸消失。[国医论坛，1986，（2）：24]

按：古代医家多认为黄疸以湿为关键，治疗倡"利其小便"（《金匮要略·黄疸病脉证并治》）的原则。该患者辨为伤寒表实之阳黄证。因风寒湿邪束表，肺失宣降，肺玄府流通气液之水道不通，气滞水停，郁而化热，交蒸于肌肤所致。方用麻黄汤辛温发散，开通肺卫之玄府，使气液流通，邪从汗解；加茵陈解郁利湿以退黄，使邪从尿而除。

（二）急性肾小球肾炎

刘某，男，9岁。2年前因脸面突然浮肿，某医院诊为"急性肾小球肾炎"，经西药治疗半月，证情反复。近2日诸症加重，脸面浮肿，喘咳无痰，心烦不宁，小便不利，阵阵恶寒，舌淡胖，苔白腻，脉浮紧。药用麻黄6g，桂枝6g，杏仁6g，炙草3g，白茅根10g，蝉蜕5g。2剂小便通利，诸症减轻；续服3剂，诸症若失。后用四君子汤加生黄芪调理周余收功。追访1年来未见复作。[国医论坛，1986，（2）：24]

按：水肿的基本病机是肺失宣降通调，脾失转输，肾失开阖，膀胱气化失常,导致体内水液潴留,泛溢肌肤。该患者症见脸面浮肿,小便不利,恶寒,喘咳,脉浮紧,辨为风水泛滥之水肿。因冬季风寒当令,外邪束表,肺失宣降,肺玄府流通气液之水道不通,气液不行,水泛肌肤所致。方用麻黄汤辛散宣通,开宣肺气,畅达玄府,疏通水道,加白茅根、蝉蜕增强疏风利尿之功。

(三)慢性支气管炎

梁某,男,58岁。慢性支气管炎病史11年,2日前天气变化不慎受凉,见咳嗽、咳痰,痰黄白质稠、量多、易咳出,胸闷,气喘,恶寒,汗出不畅,大便稍干结,小便正常;舌质红黯,舌苔黄,略厚腻;舌底脉络色紫、迂曲,中度怒张;脉浮取弦,按之软滑。查体:桶状胸,肺部听诊两肺均可闻及哮鸣音,两下肺可闻少许湿啰音。血常规:白细胞 12.1×10^{12}/L,中性粒细胞89%;胸部X线检查:两肺透亮度增高,两肺纹理增粗、紊乱。诊断:慢性支气管炎急性发作;阻塞性肺气肿。辨证:风寒侵袭,玄府郁闭,肺失宣肃,痰瘀阻络。拟方:败酱草20g、鱼腥草30g、薏苡仁30g、赤芍12g、枇杷叶25g、桃仁15g、浙贝10g、海浮石10g、甘草5g、细辛2g、麻黄6g、杏仁10g,水煎服,每日服4~5次。连服4剂后咳嗽及咳痰均明显减轻,胸闷、恶寒等症状缓解。上方去麻黄、细辛,败酱草和鱼腥草各减10g,加黄芪15g、制附子3g、五味子3g。连服10剂,随访1年无复发。[内蒙古中医药,2009,12-13]

按: 谭海川认为肺、脾、肾三脏功能失常,痰湿内蕴、肺络瘀滞、玄府郁闭为慢性支气管炎的主要病理基础,其急性发作期则由外感六淫,加重玄府郁闭。玄府气机升降出入失常,肺失其宣肃之功能,故咳嗽、气喘发生或加重。方中始用麻黄、细辛发散、走串通络,开通玄府;后加附子小剂量使用,取其通阳行络开玄府之功能,阳虚盛则加大剂量以祛被寒邪郁闭之经络,但痰浊壅盛者慎用;结合桃仁、赤芍活血化瘀,浙贝清化郁痰,海浮石可以降热痰、软结张、消顽痰;薏苡仁健脾渗湿;枇杷叶宣降肺气;败酱草和鱼腥草清肺之湿热之毒,还可以活血化瘀;诸药合用有化痰通络,开通玄府,扶正祛邪之功效。

三、现代研究概况

(一)肺玄府理论研究

陆鹏等对肺玄府的实质进行了探讨,认为玄府结构的门户特性,与肺为华盖相似,肺脏亦是沟通外界与机体的重要门户,肺系之玄府可能对应皮肤汗孔及肺之气血屏障。肺气血屏障又称肺泡毛细血管屏障,由肺泡表面液体层、I型肺泡细胞与基膜、薄层结缔组织、毛细血管基膜与内皮等组成,是肺泡与肺毛细血管紧密相连的组织结构,此结构细微而数以亿计,广泛分布于肺组织中,是肺泡与毛细血管进行气体交换的场所。气血屏障的结构、分布与玄府相似,并且在气血互渗的认识上相吻合,可能为肺玄府的结构基础。因此,玄府开阖正常,气血可通过气血屏障完成互换,从而为机体供氧,并带出毛细血管中的代谢废物。同时,玄府正常开阖可阻挡有害物质进入体液循环,阻止毛细血管内液体透过气血屏障进入肺泡而发生病变。[中医杂志,2016,57(16):1433-1435]

(二)肺玄府临床研究

谭海川运用通络开玄府法治疗慢性支气管炎的临床观察,以薏苡附子败酱散加减治疗72例慢性支气管炎患者,其中男性43例,女性29例,年龄46~78岁,病程3~27年。基本方:黄芪15g,制附子3g,败酱草20g,鱼腥草30g,细辛3g,薏苡仁30g,赤芍12g,枇杷叶25g,五味子4g,桃仁15g,浙贝10g,浮海石10g,甘草5g。煎水约500ml,日服4~6次,首次服药100ml,以后每次服50~60ml,饭后45~80分钟服1次。每2~3小时服1次最佳。加减:急性发作咳甚时加麻黄、杏仁;以燥痰为主加瓜蒌仁;湿痰为主加半夏、茯苓;肾阳虚明显的加大附子用量,另加肉桂、仙灵脾;肺之阳气虚甚者加干姜;咳嗽不止,身体虚弱的加仙鹤草;久郁化热者加黄芩。迁延期加用冬虫夏草3~4条,隔水炖服,每周1次。结果显示:临床控制38例,显效18例,好转15例,无效1例,总有效率98.6%。随访1年,临床控制的38例患者未再复发。结果表明:薏苡附子败酱散化痰祛瘀,通络开玄府为主,辅以调节脏腑,对慢性支气管炎具有较好的疗效。[内蒙古中医药,2009,28(12):12-13]

(三)肺玄府实验研究

杨晗等认为对肺纤维化的治疗,以宣通玄府气机、布散津液、化痰行瘀、祛邪生新为基本治则,以补阳还五汤为主方加减,经长期临床观察和实验研究,取得较好疗效。为探讨补阳还五汤抗肺纤维化的可能分子机制,杨晗等对此进行了相关实验研究,以博莱霉素(BLM)致肺纤维化大鼠为评价载体,将研究靶点定位于链接肺内致纤维化作用与促增殖作用的 TGF-β/Smad/ERK 信号通路,采用分子生物学等研究技术和手段,考察补阳还五汤对模型大鼠肺指数、肺泡炎症、肺纤维程度以及 TGF-β_1、TβR I、TβR II、Smads 蛋白、ERK1/2、p-ERK表达的影响。结果显示补阳还五汤能较好地控制模型大鼠肺指数的增长,可有效抑制模型大鼠肺泡炎症及肺纤维化程度,降低血清纤维化指标 PC III、IV-C、HA、LN 等含量,抑制 TβR I、TβR II、Smad3、Collagen I、TGF-β_1mRNA、Smad3mRNA、ERK1/2、p-ERK 蛋白在病肺组织中的过度表达,促进 Smad7 以及 Smad7mRNA 的活性。结果表明补阳还五汤对 BLM 所致大鼠肺纤维化有一定的治疗作用,其机制与调控 TGF-β₁/Smad 介导的致纤维化作用及 TGF-β₁/ERK 通路介导的促增殖作用有关。体现宣通玄府气机、布散津液、化痰行瘀、祛邪生新法的治疗意义。[杨晗.基于 TGF-β/Smad/ERK 信号转导通路的补阳还五汤拮抗肺纤维化机制研究[D].成都:成都中医药大学,2013]

第六节 肝 病

一、肝玄府概说

肝位于腹部,横膈之下,其性主动、主升,喜条达而恶抑郁;其功主疏泄、藏血,司一身气血津液的疏通、畅达。肝体阴用阳,所贮藏之阴血,所疏用之阳气,必经其遍布于肝内玄府之道开阖流通,才能发挥其功用,调节全身气机、疏通气血出入,进而调节精神情志活动、津液的运行输布、脾胃气机的升降、胆汁的分泌排泄以及生殖机能活动等。所以,肝内玄府之道畅达流通,维持气机不息的运转,既是肝藏血、主疏泄生理功能的基础,也是肝性调达舒畅的保证,更是全身脏腑气血津液正常运行的重要条件。

肝喜条达而恶抑郁,凡外感六淫、内伤七情、饮食劳倦均易导致肝气疏泄失调,气机抑郁不舒,玄府郁闭。肝内玄府一旦郁闭失于畅通,必然影响到气血津液精神的流行运转,导致气机逆乱,精神情志变异、消化功能障碍等一系列病变。一般而言,肝玄府闭郁,首先会引起气机郁结,表现为善太息、情志不舒、胁肋少腹胀满,走窜不定,嗳气吞酸,甚则腹胀便溏,咽部异物感或颈部瘿瘤,或少腹肿块,女子月经不调、痛经以及乳房肿块等。进而气郁会造成其他诸郁,气阻血瘀,津液不行,停滞腹中,而成腹水,或凝而为痰,气郁、血瘀、痰凝夹杂为患,则成癥瘕积聚。或气郁不疏,导致脾胃气机升降失调、胆汁郁结,见食欲不振、胃纳呆滞、腹胀腹泻等症。因此,在临床辨证治疗之时,顺应肝玄府的流通之性,配合开通玄府将有助于提高疗效。

二、肝玄府运用举隅

(一)非酒精性脂肪肝

乔成安以加减逍遥散(柴胡、当归、白芍、白术、山楂、丹参、茯苓各 15g,薄荷 6g,炙甘草 3g)随症化裁治疗非酒精性脂肪肝,肝区胀痛明显者加延胡索、佛手;泄泻加扁豆、陈皮;腰膝酸软加桑寄生、川断;头晕、头胀加菊花;便秘加大黄 5g(后下);倦怠乏力加党参、黄芪;食欲减退加焦三仙;伴胁肋刺痛者加金钱草、川楝子。4 周为 1 疗程,3 个疗程,结果显示,逍遥散加减治疗非酒精性脂肪肝的综合疗效、肝功能和血脂的改善均明显优于对照组(口服护肝片、熊去氧胆酸)。[陕西中医,2010,31(9):1118-1119]

按:非酒精性脂肪肝多为饮食不节、过逸少劳而引发。饮食不节,脾胃内伤,壅滞中焦,反克肝木,肝气怫郁,玄府闭塞。逍遥散为疏肝健脾而立,方中柴胡、薄荷辛散宣通,善于开启肝玄府之闭郁;炒白术、茯苓解中焦之壅滞,肝脾并治,用于肝气不舒、脾胃虚弱而致的脂肪肝疗效较好。

(二)病毒性肝炎

老中医步玉如治疗 1 例慢性活动性肝炎患者,症见胁肋疼痛,伴有头晕、目眩、神疲乏力、口干、纳差、腹胀、失眠、多梦、腰痛、潮热,面青微紫,舌红,脉弦,中空略芤,肝功能时好时坏,前医先后用疏肝理气、调和肝脾、柔肝止痛、活血化瘀等法,疗效不明显,步玉如以滑氏补肝散:炒枣仁 10g,熟地 12g,白术 10g,当归 10g,山茱萸 10g,山药 10g,川芎 3g,木瓜 3g,独活 3g,五味子 2g,补肾健脾、养血柔肝。三剂后诸症稍减,胁痛如故,再服 3 剂后,久治不愈的胁痛消失,二月后痊愈,肝功能恢复正常。[上海中医药杂志,1984,18(12):33]

按:湿热疫毒客于肝,玄府闭郁,条畅失达,血行受阻,滞而为瘀,湿热疫毒、血瘀、气郁夹杂,成为病毒性肝炎的基本病机。佐以风药,性轻开泄,疏通玄府郁闭,可切中病机。本案独活辛温发散,似与肝病无涉,去掉则疗效不佳,加用后则疗效大增,乃因其能开通玄府,方获良好疗效。

(三)肝囊肿

何任教授治疗 1 女性肝囊肿老年患者,患肝多发性囊肿 9 年,逐年增大,右腹部胀痛加重,纳谷日减,形体消瘦,疲乏,恶心,口干燥,苔薄,舌色黯,脉弦涩。体检:上腹部有局限性隆起,可触及 15cm×18cm 大小的囊性肿块,表面光滑,有囊肿感,无腹水,巩膜无黄染,锁骨上淋巴结无肿大。B 超示:肝脏明显增大,形态失常,表面不光整,肝内多个囊性暗区占位区,最大 16cm×17cm,囊肿边界下达脐下,其余 2~3cm 不等。何任教授认为,此证为气滞血瘀,积久成肿,癥瘕为患,以《金匮要略》桂枝茯苓丸加减,活血化瘀,消癥散积,处方:桂枝 9g,茯苓 15g,牡丹皮 9g,赤芍 15g,白芍 15g,桃仁 15g,八月扎 9g,制香附 9g,槟榔 9g,炙鳖甲 12g(先煎),炙甘草 6g。服 21 剂后,胀痛、恶心症状消失,

前方去槟榔,加党参15g,制成丸剂续服四月。复查B超:肝脏基本正常。[浙江中医学学院报,1997,21(4):1-2]

按:肝囊肿多系痰湿内生,肝内玄府壅阻,气血不畅,积久而成积,触之碍手,中医辨证为癥瘕积聚。桂枝茯苓丸为治疗癥瘕专方,一直沿用至今,病案中以桂枝合茯苓温化痰湿,桃仁、赤芍活血化瘀,桂枝、香附开玄府之郁滞,以槟榔开浊化痰,又可助行气活血,患者服药后玄府通达,气血津液畅行,则肝囊肿自消。

三、现代研究概况

(一)肝玄府理论研究

黄文强等认为肝玄府作为分布于肝体的微小结构,是肝生理功能的结构基础。肝调节血液与津液的互化、双向流动,或精血的藏与溢,或渗灌组织,或濡肝体,体现"体阴"之性;肝气深入其内,再分层次地升降出入,肝气舒畅,充肝以"用阳",均是通过肝内玄府进行的。现代医学研究表明肝窦内皮细胞窗孔构成的肝筛结构是窦周间隙内外进行物质交换的微观通道,据此认为肝窦内皮细胞窗孔构成的肝筛结构与肝内玄府在结构层次上的微观性、物质交换与信息交流的通道性等方面具有共同内涵,肝窦内皮细胞窗口构成的肝筛结构可能是肝主疏泄调节气机及精微的超微结构。提出"肝玄府"与肝筛窗孔结构相关假说,为肝玄府实质的研究提供新的思路。[中医杂志,2012,53(11):901-908]

(二)肝玄府实验研究

黄文强等采用50%四氯化碳油剂皮下注射法制备肝纤维化模型,见大鼠精神萎靡、性情急躁,肝脏质地偏硬,表面有粗颗粒,部分有囊肿,包膜变厚,呈灰黄色,肝细胞结构破坏,排列紊乱,弥漫性轻-中度水肿,中央静脉周围肝细胞中-重度脂肪变性,小叶内纤维细胞及纤维组织增生,电镜下见肝细胞细胞膜破裂,胞浆组织坏死。而运用风药组(防风12g、白芷12g、羌活12g)、下瘀血汤组(大黄10g、桃仁10g、土鳖虫6g)治疗4周后大鼠肝脏颜色变浅,质地变硬,体积略大,表面仅有细小颗粒,边缘尖锐整齐,肝细胞轻度水肿,轻度脂肪变性,少见纤维增生,未见假小叶生成,肝细胞细胞膜较完整,胞浆内少量线粒体肿胀、核膜无弯曲,相应HPC-Ⅲ(血清Ⅲ型前胶原)、HA(血清透明质酸)、Col Ⅳ-C(血清Ⅳ型胶原)、FN(血清纤维粘连蛋白)等评价肝纤维化的各项指标均有改善,均较模型组明显降低($P<0.01$)。结果表明风药组和活血化瘀的

下瘀血汤组均有比较好的抗肝纤维化作用。提示防风、白芷、羌活等风药通过开通玄府,恢复气血津液流通,使阻塞的肝络畅通、气滞血瘀得解,在一定程度上起了类似于"活血化瘀"的功效,对大鼠肝纤维化有较好的抑制作用。[辽宁中医杂志,2013,1(40):584-585]

第七节　肾　病

一、肾玄府概说

肾位于腰部,脊柱两侧,左右各一。其生理功能为藏精,主水液,主纳气,主一身阴阳。如《素问·六节藏象论》曰:"肾者,主蛰,封藏之本,精之处也。"《素问·逆调论》曰:"肾者水藏,主津液。"为脏腑阴阳之本,生命之源。玄府作为遍布人体的微观结构基础,肾中玄府结构的通利对维持肾的生理功能有着重要作用。肾玄府开阖功能正常则肾精闭藏,水液疏利,气机调畅,阴阳平衡。

肾病早期多因风邪侵袭,或夹寒、夹热、夹湿,太阳少阴同病而致玄府郁闭;而后病情迁延反复致病机复杂化,因实致虚或本虚标实,兼夹痰热、瘀血等病理因素,加重玄府郁闭。肾中玄府郁闭,开阖失司,导致气液流通不利,泛溢肌肤引发水肿;或导致肾失封藏,精微不固而下泄,出现滑胎、精泄、或尿液浑浊。

治疗上首应辛散开通,宣行气液,以辛味之药开通玄府,此所谓"辛以通玄"。辛味药行气、祛风、胜湿、活血,切中肾玄府郁闭的病理因素诸如风、湿、瘀等,亦能开通肾玄府。其次,肾病多虚,肾玄府开阖不利亦可由肾气亏虚所致,因此补肾固玄法亦为治疗玄府郁闭的本虚标实证之要。此外,由于肾主生殖的生理功能,肾玄府理论对调控肾-天癸-冲任-胞宫月经生殖轴也具有理论与临床意义。以玄府理论为依据治疗女性月经疾病,尤其是妇科疑难杂症,收效颇佳。

二、肾玄府运用举隅

(一)急性肾炎性蛋白尿

曲某,男,12岁。初诊,自诉昨日突然颜面浮肿,晨起为甚,夜间双脚浮肿,小便不利,色红如茶,身困乏力。尿检:红细胞满视野,白细胞10~20个/高倍镜视野,尿蛋白(++)。舌红苔薄白,脉浮滑数。处方:越婢汤合麻黄连翘赤小豆汤加减,5剂,水煎服。二诊:浮肿略消,小便量增,原方加桑白皮15g、金银花20g,再进7剂。三诊:浮肿基本消退,尿检:红细胞0~2个/高倍镜视野,蛋白(+)。上方加丹参20g,继服7剂,诸症告愈,随访1年,未见反复。[甘肃中医学院学报,2001,18(4):24-26]

按:本案例虽未直接提及玄府理论,但就其处方用药无不体现开通玄府的治法。越婢汤中以麻黄为代表的风药是开玄要药,其作用除了取宣肺散气、通调水道之意,还有通府开玄之功,以起到解表消肿、开玄利水的功效。《医方集解》谓越婢汤曰:此足太阳药也,风水在肌肤之间,用麻黄之辛热以泻肺;石膏之甘寒以清胃;甘草佐之,使风水从毛孔中出;又以姜枣为使,调和营卫,不使其太发散耗津液也。此即通过调节汗孔(玄府)营卫来发汗利水。以越婢汤为代表的方剂用辛味药开玄通府,正符"开鬼门,洁净府"的中医治法理论。

(二)慢性肾炎蛋白尿

赵文景等用虫类药配合验方加味补肾利湿汤观察对慢性肾小球肾炎蛋白尿的疗效及安全性。对照组和治疗组各32例。对照组用加味补肾利湿汤,组方:熟地黄20g,黄芪20g,当归10g,石韦20g,白术10g,土茯苓20g,土大黄20g。治疗组在加味补肾利湿汤基础上加用龟甲15g、蝉蜕15g、僵蚕6g、水蛭3g、全蝎3g、地龙15g、穿山甲6g。治疗后2组在24小时尿蛋白定量及蛋白尿疗效上治疗组结果优于对照组,且差异有统计学意义($P<0.05$),2组病例在安全性上均达标。[北京中医药,2014,33(3):179-181,183]

按:蛋白质属中医学所谓"精微物质",慢性肾脏病的病因是由于肾气亏虚、肾玄府开阖不利以致精微不固下泄,病机特点属本虚标实。慢性肾炎病程较长,缠绵难愈,久病必瘀,玄府开合失司,故慢性肾炎蛋白尿的患者往往存在肾络瘀滞、玄府萎闭的病机特点,唯用虫类药才能逐瘀通络,开玄剔邪。

(三)糖尿病肾病

杜小静等以玄府理论为基础,采用"宣开玄府、清热泄浊"法治疗早期糖尿病肾病,在常规综合治疗基础上,予治疗组"糖肾清宣"合剂口服,组方为:炙麻黄3g,防风15g,川芎15g,葛根20g,黄连9g,黄柏9g,黄芪30g,生地15g,栀子6g,泽泻12g,酒大黄3g,五味子6g;对照组予贝那普利10mg,日一次,口服。结果显示治疗后,中医证候总积分、治疗前后24小时尿蛋白、尿微量白蛋白、临床综合疗效的组间有显著差异($P<0.05$)。[时珍国医国药,2016,27(6):1426-1428]

按：玄府闭塞是肾病发病的起始环节，邪气袭表，玄府首当其冲，气机郁滞，气血不畅，可蕴热、化火、酿毒。即刘完素所谓"悉由热气怫郁，玄府闭密而致气液、血脉、荣卫、精神不能升降出入故也"。刘氏用药重在用辛热开发玄府郁结，本方中麻黄辛温发散，其"气味轻清，能彻上彻下，彻内彻外，故在里则使精血津液流通，在表则使骨节肌肉毛窍不闭"，取其辛窜之力来散"热气怫郁"，是治疗玄府病变的要药；防风禀性轻灵，上行下达，走而不守，其性温散，既能开发肤表玄府，又能助络中热毒透散于外；黄连、黄柏、栀子清热燥湿泻火解毒，大黄、泽泻清热利湿泄浊，五味子酸敛防麻黄辛散太过。整方以宣开玄府、清热泄浊的治法为要，切合消渴病的病机，辨证施治。

三、现代研究概况

（一）肾玄府理论研究

1. "肾玄府－足细胞裂隙隔膜"假说 韩世盛等认为肾足细胞裂隙隔膜可能是玄府在肾脏中的超微结构之一，提出"肾玄府－足细胞裂隙隔膜"假说。肾小球脏层上皮细胞又称足细胞，黏附于肾小球基底膜外表面，相邻足突之间彼此交错形成指状交叉，谓之滤过裂隙，由直径约 30~40nm 铰链状裂孔隔膜（slit diaphragm, SD）形成黏附连接。认为肾玄府与足细胞 SD 存在孔径样形态、通利开阖的特性、流通与转导滤过作用以及病变表现等方面的高度相关性。这一认识为中医药治疗肾病蛋白尿提供了新的理论依据。[上海中医药杂志，2013，47（12）：28-30]。

2. 糖尿病肾病与玄府理论的现代研究 杨辰华提出糖尿病肾病（DN）病变在肾，病位在玄府的病机理论。认为肾小球滤过膜在结构上的微观性、功能上的通透性，尤其是滤过膜上无数的大小不等的窗孔裂隙、网状结构，这些特点与玄府结构功能极其相似。DN 病理病程演变过程与肾玄府郁滞、瘀阻、损伤、衰竭的病理变化相符。因此，DN 早期以尿浊为主，病机以肾中玄府郁闭不通，虚中夹实为主；DN 临床期以水肿为主，肾之玄府闭阻，虚实夹杂互现；DN 晚期以关格为主，肾之玄府痿闭不用，正虚偏重。[广州中医药大学学报，2013，31（3）：476-478]

3. 天癸与玄府理论的现代研究 肾为先天之本，主人体生长发育生殖，天癸是源于先天、肾本脏所藏之阴精，待肾精、肾气充盛到一定程度时体内出现的具有促进人体生长、发育、生殖的精微物质。谢秀超等指出，天癸要发挥其正常功能，必须要通过一定通道和动力作用于相应靶点，而玄府可能是天癸运行之道,玄府之气可能是天癸运行之力,玄府郁闭是天癸失常的基本病机,亦可能是月经疾病的根本病机之一,开通玄府法是治疗天癸病变的基本大法,亦是妇科最基本的治法。这将为临床治疗原发性闭经、不孕、多囊卵巢综合征、卵巢早衰等妇科疑难杂症提供新的思路。[中国中医基础医学杂志,2015,11(10):1215-1217]

(二)肾玄府临床研究

杜小静等将 96 例早期糖尿病肾病患者随机分为治疗组和对照组,观察"宣开玄府、清热泄浊"法对早期糖尿病肾病患者的临床疗效。对照组给予贝那普利治疗,治疗组给予糖肾清宣合剂(炙麻黄 3g,防风 15g,川芎 15g,葛根 20g,黄连 9g,黄柏 9g,黄芪 30g,生地 15g,栀子 6g,泽泻 12g,酒大黄 3g,五味子 6g)口服。观察治疗前后两组空腹血糖、餐后 2 小时血糖、糖化血红蛋白、24 小时尿蛋白、尿微量白蛋白及中医证候积分变化。结果:治疗组在改善中医证候积分方面优于对照组($P<0.05$),在改善 24 小时尿蛋白、尿微量白蛋白方面优于对照组($P<0.05$)。研究表明:糖肾清宣合剂不但可以改善中医证候,还能显著降低早期糖尿病肾病患者 24 小时尿蛋白、尿微量白蛋白。采用"宣开玄府、清热泄浊"法治疗早期糖尿病肾病,疗效显著。[广州中医药大学学报,2014,31(3):476-478]

第八节　骨　　病

一、骨玄府概说

骨为奇恒之腑,是人体主要的承重和运动器官,其刚柔并济之性,构成一个全身性的框架,使五脏六腑、脑、髓、脉、胆、女子胞皆能于此框架之内得以包容护卫。骨之玄府是广泛分布于骨组织中的微观通道,通过骨玄府的输布渗灌,精神气血津液,循行往复于骨腔、骨髓、骨质、骨膜等骨内外之间,从而使骨内外组织得以充养。正如《类经·经络类》指出:"脏腑筋骨居于内,必赖营气以资之,经脉以疏之。"

外感六淫、内伤七情、跌打损伤或长期慢性劳损等各种致病因素,皆可使骨组织结构发生失养、毁损、衰萎、堵塞而导致玄府失用,最终发为骨病。其治疗当重视开通骨玄府的闭塞,以恢复伤处气血津液的流通,采取补益气血、填精补髓以养玄,祛毒化瘀以开玄的思路,遵从"以通为补,通补结合"的原则。目前临床上常用的补肾填精、益气活血、化瘀泄浊、舒筋通络等治法及手法推拿、针灸、熏洗、离子导入等治疗手段,分别具有某些间接或直接开通玄府作用,从不同的阶段及角度解决了骨玄府失养或毁损的问题。常用药物有如麻黄、秦艽开达骨膝玄府,驱逐内在沉寒;蜈蚣、地龙等钻络搜剔,直开玄府;另外兼以化湿、逐痰、祛瘀等药物扫除玄府中之障碍,狗骨、黄芪、续断、淫羊藿等各从气血精津液荣养玄府使其维持正常形态而通利,皆为开通玄府,开发郁结之再现。

二、骨玄府运用举隅

(一)骨不连并发骨髓炎

某男,36岁,因胫骨下1/3处骨折,在某医院手术治疗后,刀口感染化脓,大面积深度溃烂,日久不愈,诊断为骨不连并发骨髓炎。患者坚决不同意截肢,于2012年2月就诊。症见小腿肿胀、色紫黯,下段可见约20cm×30cm大小的溃烂面,深至骨骼,创口处可见变色的骨骼和黑色的钢板。经过详细检查后,确定内、外兼治的治疗方案。

外治先用青黛、黄柏、苍术、金银花、连翘、蒲公英、紫花地丁等清热解毒药煎水清洗创面。后取蒲公英、紫花地丁、马齿苋、黄柏、败酱草、白及、白芍、乳香、没药、大黄、白芷、青蒿、三七、藏红花等活血化瘀、清热解毒之品,研粉末外敷。最后,在药粉上面再敷纯中药制剂药膏(补骨脂、续断、狗脊、鹿角胶、三七等)接骨续筋,促进骨愈合,局部每5天换药1次。

内治口服汤剂和药酒进行全身调整。汤剂(熟地黄、鹿角胶、茯苓、白术、白芍、当归、补骨脂、肉苁蓉、怀牛膝、枸杞子、冬虫夏草、山茱萸、土鳖虫、西洋参、鳖甲等)每日2次,饭后口服,1周后改成水丸。药酒(续断、骨碎补、煅狗脊、黄芪、人参、淫羊藿、鹿角胶、三七、冬虫夏草、西洋参等米酒浸泡)每次25ml,每日3次,饭前10分钟口服。治疗2周小腿消肿、肤色正常。经连续两个半月治疗,患者彻底痊愈。[中医药学报,2013,41(5):111-112]

按: 骨病不能单纯治骨,须遵循"骨病非为仅治骨,开玄通气堪先锋,调理肝胆并脾肾,壮骨益精髓亦生"[中医药学报,2013,41(5):111-112]的治疗大法。该患者病久身体虚弱,治疗上既在局部以三七、藏红花、当归等活血开玄以除瘀毒,以金银花、连翘、蒲公英等清热开玄以除热毒;又以口服汤剂健脾利湿、益气补血、滋补肝肾,药酒活血化瘀、接骨续筋以治本。内外兼治去腐生肌,瘀血消散,气血得荣,血液循环得到改善,有利于肌肉、骨骼生长,以促进骨折愈合。

(二)股骨头坏死

某女,38岁。诉双髋疼痛半年,加重1个月。因经常在室外冷水劳作,半年前渐见双髋关节冷痛、沉重伴双膝亦痛,髋膝活动不利,痛处肿胀,遇冷痛剧,昼轻夜重,酸困乏力,畏寒无汗,口不渴,喜热饮。他院诊为股骨头坏死,经服用泼尼松、去痛片等治疗无效。近1月觉症加重,遂来求诊。舌质淡黯,苔白腻,脉沉紧。遂拟经方麻黄附子细辛汤合乌头汤方化裁:麻黄、杜仲、桂枝各10g,制附片(先煎)6g,细辛、全蝎(研冲)、制川乌(先煎)、制草乌(先煎)各5g,黄芪、白芍各35g,炙甘草、狗脊、川牛膝、怀牛膝、桑寄生各15g,蜂蜜(兑服)150g,蜈蚣2条(研冲),徐长卿20g。日1剂,水煎服。连服20剂,诸症大减,继以上方出入,治疗3月病愈。[浙江中医杂志2010,45(12):905]

按:股骨头缺血性坏死的治疗常采用补益气血、滋补肝肾、活血化瘀、化湿涤痰等法,但效果不太理想。有研究认为,其原因在于玄府不得开通则诸药不能通达病处。骨玄府至微至深,所治药物若非有透窜之性者,则莫能入其骨分。故临床上需有意识加强对骨玄府的开通,既可引诸药直达病所,亦可以通为补,直荡其邪。本案中除用麻黄、桂枝、细辛等经典风药开玄之外,更以钻络搜剔之虫药蜈蚣、全蝎通络搜风开玄,真可谓经方开玄之集成案例。

(三)老年性骨质疏松症

某男,65岁。全身疼痛不适3年余,手足虚浮7个月余。现全身疼痛,夜间为甚,难以入睡,手足虚浮。近3个月来症状加重,行动困难、自觉四肢骨痛隐隐、伴有麻木感、口淡不渴,舌淡润,苔薄白,脉沉细而弦。血尿常规、抗"O"均无异常。X线片示:胸骨、胸椎、腰椎骨质疏松。此为"骨繇",治宜和解少阳,针刺阳陵泉、环跳、悬钟、京门,施以小幅度快速提插捻转,平补平泻,每穴1分钟,以有麻胀感为佳,每天1次,10次为1个疗程,疗程间休息3天。中药予以小柴胡汤加减:北柴胡12g,人参6g,酒黄芩10g,煅龙骨30g,煅牡蛎30g,炙甘草5g,大枣4枚,生姜9g。治疗2个疗程二诊:疼痛大减,手足虚浮消失,活动改善,续用上法。三诊:已经治疗5个疗程,骨疼转轻微,已可自行户外活动,但不能快步及连续长时行走,效不更法。四诊:已经治疗10个疗程,全身疼痛消失,活动如常人,嘱其适度锻炼,门诊随访,遂停止治疗。[中医临床研究.2015,7(6):3-4]

按:此案无论针灸方案及内服中药皆从"少阳主骨"而治,从"少阳为枢"

调治少阳经气着手,使其功能正常。柴胡、生姜为风药,既振奋少阳春升之气,也善开骨中玄府;黄芩为苦药,以其清苦走骨。配合针刺开通玄府,畅达气血津液的运行,对全身骨骼强度加以影响,骨玄府逐渐恢复正常而气血滑利,进而骨骼能得以濡养,故经治疗能承重转侧自如。

(四) 骨髓炎

刘某,男,5 岁。右足背漫肿疼痛两月余。两月前右足背逐渐肿胀酸痛,边界不清,活动欠利,曾在某医院摄片诊断为骨髓炎(片示:右足第三、四跖骨骨皮质明显增厚,骨膜及周围软组织肿胀),应用青霉素等抗生素治疗月余无效。刻诊:第三、四跖骨处肿痛拒按,面色少华,四末欠温,舌淡红,苔薄滑,脉沉细微涩。症乃因寒滞脉络,附骨着筋,发为附骨阴疽。治当散寒通滞、温络活血,阳和汤化裁:当归、白芥子、熟地、炮姜炭、川牛膝各 5g,肉桂 4g,麻黄、细辛各 1.5g,甘草 3g。另冲和膏外敷。治疗近 20 日后复诊:肿消大半,骨痛不甚,原方加乳香、没药各 5g。外治同前。半月后,骨肿消失,患足如常。摄片复查示骨髓炎基本痊愈。[安徽中医学院学报,1984,(2):44]

按:该患既为寒滞脉络、附着筋骨而成,故取炮姜、肉桂、细辛温经和阳,当归、熟地温补营血,麻黄、白芥子通阳化滞、消肿散结,牛膝引药下行,直达病所。正如《外科证治全书》所云:"阴疽之形……非麻黄不能开其腠理,非肉桂、炮姜不能解其寒凝。腠理一开,寒凝一解,气血流行,则患随消矣。"如是,骨之玄府,筋之玄府,肉之玄府,肌之玄府,皮之玄府,则莫不应之而开。沉寒得消而筋骨复暖而通。

三、现代研究概况

(一) 骨玄府理论研究

江花等对骨玄府实质进行了探讨,提出哈弗氏系统管道 – 黏合线 – 骨小梁所构成的从内到外空隙系统的"多级多形骨玄府"模型。由于骨优良的力学性质与其内部多级微结构密不可分,故哈弗氏系统管道 – 黏合线 – 骨小梁所构成的从内到外的空隙系统在力的传递和骨骼结构的完整性维持方面,扮演着重要的角色,极大地影响着骨骼的力学性能。各形的骨玄府的存在能使骨骼减轻重量的同时能够保持坚硬,形成了"实 – 虚"的结构并存状态。从骨受到载荷(应力)到骨单元内液体流动,再到产生流动电位,并能够为各种物质的贮存、传输与交换提供场所,如完成钙磷代谢、免疫物质的生成和输布,与骨的实体结构共同成就骨的支架作用,完成连接和统属运动、免疫等功能。从理论缘起及现代生物力学证据阐释"骨玄府"的内涵及结构基础,建立"多级多形骨玄府"的新模型。[中医文献杂志,2017,1:6-10]

(二)骨玄府临床研究

文化等以王明杰教授开通玄府思想为指导治疗初期外伤性骨折。将 60 例外伤性骨折初期病住院患者,随机分为对照组和中药组各 30 例。两组均根据骨折类型选择适应的骨折整复方案,予以相同的常规整复固定术治疗,采用闭合手法整复,小夹板、石膏外固定或骨牵引术,经 X 线摄片确定达到功能复位标准后,进行药物治疗。中药组另加防风汤合桃红四物汤(防风 15g,荆芥 10g,葛根 30g,桃仁 15g,红花 12g,当归 20g,川芎 20g,赤芍 12g,生地 12g,泽兰 12g,三七^{打粉冲服}6g),日 1 剂,水煎分早、晚 2 次口服。结果发现从疼痛、肿胀、瘀斑、局部压痛各项积分比较,在治疗 7 天,两组间差异无统计学意义($P > 0.05$);但治疗 14 天之后,中药组优于对照组($P < 0.05$)。研究提示:防风汤合桃红四物汤可以促进局部毛细血管增生,降低血黏度,改善局部微循环状态,促进局部血肿的吸收与机化,减轻炎症反应,改善临床症状体征,使局部供氧及各种营养物质能够迅速进入骨折局部,促进骨折愈合。表明防风、荆芥、葛根等祛风解表药之品,具有良好的开通玄府作用,在传统活血化瘀治疗基础上加用风药开通玄府治疗骨折初期取得较好效果。[实用中医药杂志,2016,32(10):966-967]

(三)骨玄府实验研究

赵密山等为探讨开通玄府法诱导骨髓间充质干细胞向神经元样细胞分化的可行性及分化中的调节作用,应用"升降开阖"通玄府的引经报使药(升麻、牛膝分别置换薄荷)配伍地黄饮子诱导骨髓间充质干细胞向神经元样细胞分化,进而研究其在骨髓间充质干细胞向神经元样细胞分化中的调节作用。方法:取 4 周龄健康清洁级 SD 大鼠骨髓,采用全骨髓贴壁法体外培养骨髓间充质干细胞,流式细胞仪检测第 3 代细胞表面的骨髓基质标志 CD90 和造血细胞标志 CD45。取第 3 代细胞,根据诱导条件不同分为空白对照组、地黄饮子组、牛膝组、升麻组 4 组,空白对照组只用含体积分数为 1% 胎牛血清的DMEM/F12 培养,后 3 组分别用地黄饮子含药血清、以牛膝为药引子的地黄饮子含药血清、以升麻为药引子的地黄饮子含药血清 + 体积分数为 1% 胎牛血清 +DMEM/F12 培养,倒置相差显微镜观察细胞形态变化,诱导 7 天后,进行各项检测。结果表明升麻、牛膝为药引子的地黄饮子可诱导骨髓间充质干细胞向神经元样细胞分化,Wnt/β-catenin 信号通路可能在骨髓间充质干细胞向神经分化过程中起重要作用。[中国组织工程研究,2015,19(19):2966-2972]

第九节　皮　肤　病

一、皮之玄府概说

皮肤指身体表面包在肌肉外面的组织,承担着保护身体、排汗、感觉冷热和压力等功能。皮肤上分布的汗孔,《内经》称为玄府(狭义),如《素问·水热穴论》曰:"所谓玄府者,汗空也。"具有排出代谢产物、调节体温、辅助呼吸等功能。但皮肤玄府(广义)还应包括皮肤上的其他一些微观结构,如毛囊、毛球、毛乳头等。皮之玄府布散于全身体表,是人体气血津液流通于肌肤体表的重要通道。皮玄府畅通,开合有度,则气血津液流通无阻,皮毛得养,汗液排泄适度,肌肤致密光泽润滑,调控着人体的体温、代谢产物的排泄等,并能保护机体、抵御各种外邪的侵犯。

若六淫外感,或七情饮食劳逸失度,或水湿痰饮瘀血留滞,可引起皮玄府的郁闭;或体质虚弱,阴阳气血津液不足,也会导致皮玄府因虚失养而衰竭自闭。一旦皮之玄府郁滞不通,则导致气血津液运布失调,一方面气血津液不行易于形成气滞、水停、血瘀,郁结于肌肤腠理而化热、化火、生湿、致瘀、甚至成毒;另一方面气血津液不布,肌肤失于滋润濡养而化燥、生风、致虚。临床常见斑疹、丘疹、风团、疱疹、红节、脓疱等皮损表现,或继发鳞屑、糜烂、皲裂、抓痕、瘢痕,且常伴有瘙痒、疼痛等自觉症状。因此,开通皮玄府,恢复气血的畅通,濡养肌腠,是皮肤病的治疗大法。一般而言,皮肤疾病初期,多为外邪侵袭,郁于肌肤,正邪交争于表,致皮肤玄府郁闭不通,治以"宣""通""清"为主,旨在祛除邪气,尽快恢复玄府的通利功能。若病情发展至后期,邪热痰湿瘀血互结,又因久病耗损气血,虚实相兼,治宜攻补兼施,既要扶助正气,使气血充沛,玄府得养,开阖复常;又要结合辨证选用清热利湿、活血化瘀等药物,同时佐以少量辛散宣通之品开通玄府,祛邪外出,使邪有出路。

二、皮之玄府运用举隅

(一)面部丘疹

患者,女,20岁。面部丘疹,面色萎黄,神疲倦怠,四末不温,畏寒,寐差,纳可,大便欠畅,舌红,苔薄黄,脉滑数。曾以苦寒清热类中药治疗,疗效不显。中医辨证为郁热内闭,阳气不得外达四末。以"火郁则发之"立法,宣通玄府,疏肝解郁。用药:麻黄4.5g,生紫菀9g,决明子30g,蝉蜕3g,白鲜皮9g,牡丹皮9g,山栀子4.5g,柴胡9g,升麻9g,枳实9g,生甘草3g,赤芍、白芍各9g,白术9g。水煎服,每日1剂,连用14剂。复诊:新发丘疹减少,症情减轻,前法加减续进。有痘疹结节遗留,加夏枯草9g、皂角刺9g、浙贝母9g,软坚散结。连用14剂。4个月后随访,未见明显发作。[广西中医药,2009,32(3):41-42]

按:刘氏开通玄府怫热郁结一法,主以辛散透发,常以石膏、淡豆豉、薄荷取辛凉发散之意。本证旨同而法异,旨从河间玄府通畅,法取《黄帝内经》"火郁则发之",以加味逍遥散透发郁热,并以麻黄、生紫菀宣发肺气、发散郁热,决明子降气通便,宣通表里,调和气血,故能取得满意疗效。

(二)银屑病

孙某,女,49岁。全身散在黯红斑块17年,加重2年。17年来反复发作,长期服用中西药物治疗,冬重夏轻。近2年皮疹加重,无明显季节变化,肥厚皲裂,瘙痒疼痛。伴有大便难解,咽痛。舌体胖,质淡红,苔薄黄,脉细。皮科检查:肘部、小腿胫前、臀部黯红肥厚斑块,苔藓样变,干燥皲裂,上有厚层白色鳞屑。全身泛发点滴状淡红丘疹,鳞屑不多。证属玄府郁闭,热毒蕴结,以开玄解毒方(炙麻黄9g,荆芥9g,桂枝9g,细辛3g,附片6g,紫草15g,莪术9g,白花蛇舌草20g,土茯苓30g)加生石膏30g、大青叶15g以增强清解郁热之力,外用复方羟倍软膏。二诊:点滴状疹变黯、变浅,肥厚斑块明显变薄,部分已消退,夜间瘙痒。咽痛症状消失,大便调畅。舌体胖,质淡红,苔薄黄花剥,脉细滑。上方附片用量减少为6g,加玄参20g、生地30g以养阴清热。三诊:皮疹大部分消退,不痒,残余皮疹转黯。舌淡红,苔薄黄,脉滑。继以上方调理月余,皮疹全部消退。[北京中医药大学学报,2009,32(2):136-138]

按:本案开玄解毒方,以麻黄为君药,为开通玄府最常用药物。本方以辛温发散的炙麻黄、荆芥、桂枝、细辛、附片开通玄府,配合凉血、活血、解毒的紫草、莪术、白花蛇舌草、土茯苓等疏通细络,清解怫郁热邪。全方温通与清解并用,共奏开通玄府、通络解毒之效。

(三)荨麻疹

王某,女,35岁。全身泛发红色风团1年余,复发加重1周。1年前全身出现红色风团伴瘙痒,经某医院诊断为荨麻疹。给予抗组胺药及激素类药物治疗后,病情好转但未得到完全控制,以后病情时好时坏。1周前患者因受凉后症状加重,全身出现散在红色风团伴瘙痒,二便正常,舌淡苔薄白,舌质有少许瘀斑,脉弦细。诊断:慢性荨麻疹。辨证:肺卫不固伴血瘀。治宜:益气固表,佐以活血化瘀,祛风止痒。方以玉屏风散配合虫类药加减:生黄芪 30g,白术 15g,防风 15g,蝉蜕 10g,僵蚕 10g,刺蒺藜 30g,蜈蚣 1 条,熟地黄 20g,蛇蜕 10g,白芍 15g,牡丹皮 10g,当归 15g。5 剂。二诊:散在红色风团消退,瘙痒明显减轻,可见抓痕,色素沉着,舌质淡红,舌质上瘀斑减少。上方减蜈蚣、蛇蜕,续进 4 剂后瘙痒症状消退,仅留有少许色素沉着。[云南中医中药杂志,2010,31(10):37-38]

按:本案患者病程较长,病情时好时坏,反复发作,正虚邪恋,致使玄府闭塞,生风生瘀,发为红色风团且伴瘙痒。治疗上补泻兼施,重用黄芪配伍熟地黄、当归等补气益血,开启衰萎自闭的玄府;防风、蝉蜕、僵蚕、刺蒺藜等风药祛风止痒,开通玄府;蜈蚣、蛇蜕等虫类药为"血肉有情"之品,具蠕动走窜之性,其味多辛咸,辛可宣散以开通玄府郁闭,咸则软坚散结以消风团肿胀。

三、现代研究概况

(一)皮玄府理论探讨

范瑛等探讨开通玄府与干细胞关系。从干细胞移植治疗银屑病得到启示,发现造血干细胞移植可使银屑病皮损出现不同程度消退,而银屑病患者见骨髓造血微环境有异常变化,间充质干细胞的增殖、凋亡及基因表达谱存在异常,差异表达基因主要与免疫应答和炎症反应相关。分析相关研究提示,骨髓造血干细胞及间充质干细胞活性异常可能为银屑病 T 细胞介导免疫学异常的潜在原因,干细胞在银屑病的发病中有重要意义。据此从干细胞角度入手,提出开通玄府、补肾培元法治疗银屑病,获得较好疗效。用麻黄、附子、石膏、桂枝等药开通玄府,加仙茅、仙灵脾、女贞子、墨旱莲、杜仲、威灵仙等药补肾培元取效。推测开通玄府、补肾培元法治疗银屑病的内在机理在于,开通玄府中药可能促进干细胞归巢并调节骨髓间充质干细胞 - 血管内皮细胞异常分化,而补肾培元中药可能促进银屑病患者干细胞的再生、分化,并修复异常干细胞以增强免疫调节功能。因此,开通玄府、补肾培元法可能为临床治疗银屑病开辟新的思路,但其治法仍有待临床验证,其科学内涵有待实验证实。[北京中医,2015,34(4):310-312]

(二)皮玄府临床研究

1. 银屑病与玄府的临床研究　宋坪等为探讨开通玄府、通络解毒法治疗斑块状银屑病的临床疗效和安全性,将 150 例斑块状银屑病患者随机分为治疗组 120 例和对照组 30 例,治疗组口服开通玄府、通络解毒法中药(炙麻黄、桂枝、杏仁、附片、生石膏、羚羊角、细辛、紫草、莪术、白花蛇舌草、生姜、大枣、甘草),对照组口服活血解毒法协定处方(丹参、当归、生地黄、麦冬、玄参、鸡血藤、土茯苓、威灵仙、白鲜皮、莪术、鬼箭羽、白花蛇舌草),均每日 1 剂,连续用药 8 周后,评价临床疗效。结果显示治疗组和对照组总有效率分别为 81.89% 和 39.29%;两组治疗后 2 周、4 周、8 周以银屑病皮损面积和严重程度(PASI)评分、瘙痒程度评分及靶皮损红斑、鳞屑、浸润评分均低于本组治疗前,并且两组间治疗后同时间点比较差异均有统计学意义。两组治疗后 2 周、4 周、8 周,头部、上肢部位皮损评分组间比较差异有统计学意义。躯干、下肢部位皮损评分治疗后 2 周、4 周、8 周均低于本组治疗前,并且治疗后同时间点组间差异均有统计学意义。两组均无明显不良反应。表明开通玄府、通络解毒法治疗斑块状银屑病临床疗效确切,可以改善皮损及瘙痒程度,安全性良好。[中医杂志,2013,54(17):1476-1479]

2. 慢性湿疹与玄府的临床研究　谭海川结合南宁地理气候特点,认为该地慢性湿疹以湿热内蕴,复感风热之邪,内外相搏,浸淫肌肤,玄府郁闭,气液流通不畅,脉络瘀滞,肌肤失养为主要病机。以清利湿热、活血化瘀、开通玄府为治法。将社区门诊慢性湿疹患者随机分为治疗组 49 例,对照组 56 例,两组均采用派瑞松霜外涂,治疗组加用薏苡附子败酱散与麻黄附子细辛汤合方(附子、薏苡仁、败酱草、麻黄、细辛、夜交藤)加减口服,其中薏苡仁健脾祛湿,败酱草清湿热解毒,活血祛瘀,其性寒兼可制约附子过于燥热。附子一方面振奋阳气,扶正祛邪,另一方面能辛开玄府之郁闭。而附子合细辛、麻黄,又为麻黄附子细辛汤,临床观察发现小剂量的麻黄附子细辛汤可迅速开通全身玄府,恢复玄府作为气液流通微循环的功能。皮肤瘙痒严重的可加服盐酸西替利嗪 5mg,夜服。两组均以 7 天为 1 个疗程,最长不超过 3 个疗程,观察临床症状改善情况。结果显示治疗组和对照组的总有效率分别为 95.9%、87.5%($P<0.05$),表明薏苡附子败酱散中开通玄府药物的加入,加强了药物的作用,因此取得显著疗效。[中国医药导报,2009,6(16):133]

(三)皮玄府实验研究

王晓旭等为观察"开玄解毒法"治疗斑块型银屑病过程中皮损部位肿瘤

坏死因子(TNF-α)、白细胞介素 -8(IL-8)、P 物质(SP)含量的动态变化情况，探讨该方法治疗斑块型银屑病的作用机制。对 12 例斑块型银屑病患者采用"开玄解毒法"(早晚口服开玄解毒方:炙麻黄、桂枝、杏仁、附片、生石膏、羚羊角、细辛、紫草、莪术、白花蛇舌草、生姜、大枣、甘草)结合刺络放血疗法,连续治疗 3 周,每次刺络放血后采集患者皮损部位释放出的末梢血,检测肿瘤坏死因子 -α(TNF-α)、白细胞介素 -8(IL-8)及 P 物质(SP)含量。结果显示"开玄解毒法"可以降低皮损部位的肿瘤坏死因子(TNF-α)、白细胞介素 -8(IL-8)含量,P 物质(SP)无显著变化。提示"开玄解毒法"治疗斑块型银屑病有效,可能与降低皮损处 TNF-α 与 IL-8 含量有关,而这些炎症因子含量的降低可能是"开玄解毒法"治疗斑块型银屑病的物质基础。但尚不能认为该法可以降低皮损部位 SP 的含量。[中国中西医结合皮肤性病学杂志,2014,13(3):145-148]

第十节 鼻 病

一、鼻玄府概说

鼻位于面部正中,具有行呼吸、主嗅觉、助发音之功。《灵枢·邪气脏腑病形》云"十二经脉,三百六十五络,其血气皆上于面而走空窍……其宗气上出于鼻而为嗅"。此外,鼻的功能还表现在对呼吸之气的湿度与温度调节方面。鼻能正常发挥其生理功能依赖于肺气的升降出入,"肺气通于鼻,肺和则鼻能知香臭矣"(《灵枢·脉度》),而有鼻为肺窍之说。鼻玄府是遍布于鼻中的一种微小通道,借助于鼻玄府的开阖流通,肺气升降出入通畅,鼻能行呼吸;津液流通布散,鼻能调节呼吸之气的湿度与温度;脏腑化生之精、气、血、津液升降出入濡养正常,并伴随神机运转循环往返,则鼻能闻香臭、辨五味。因此,鼻中玄府开阖有度,气机升降出入正常,则鼻窍气血的灌注、津液的布散和神机的运转运行正常,鼻腔由此实现呼吸、化湿、嗅觉以及辅助构语功能,表现出呼吸顺畅,嗅觉灵敏,语声洪亮。

鼻部常见的疾病有鼻鼽、鼻渊、鼻衄、鼻息肉等,多为外邪侵袭、火热郁结、痰湿困阻、气滞血瘀、脏腑亏虚所致,分析其机制,皆为鼻中玄府闭塞,导致气机升降出入失调,进而气血津液流通之道闭锁,形成气滞血瘀,水停痰凝,相互胶结,壅滞于鼻窍,窦窍受阻,又致气血津液不能畅达、神机不能运转鼻窍发而为病。同时,玄府郁闭日久,邪气易郁而化热、化火,熏灼黏膜,煎熬津液,腐化血肉,则形成脓涕浊液流滞鼻窍,满而外溢,临床可表现为鼻流浊涕、鼻塞、鼻部胀痛、头痛、嗅觉减退等诸多症状。正如刘氏所言:"有所闭塞者,不能为用也……鼻不闻臭"(《素问玄机原病式·六气为病》)。因此,玄府郁闭、气液不通,是鼻部诸多疾病所共有的基本病机。

　　开玄府、通鼻窍是治疗鼻部疾病的基本治法,通过开通鼻玄府,重建鼻玄府正常的开阖流通功能,恢复气血津液的流通渗灌和神机的转运。一般外感六淫导致玄府闭塞者,可直接选用辛温或辛苦寒等药物发散外邪,宣通玄府,通利鼻窍;脏腑功能失调时,可在调整脏腑功能用药的基础上加用辛散宣通之药,开通玄府之道。临床常用辛夷、苍耳子、白芷、薄荷、防风、荆芥、川芎、黄芩、石膏等辛温或辛苦寒药以开通鼻中玄府,代表方如苍耳子散(辛夷、苍耳子、香白芷、薄荷叶)疏散通窍治疗鼻渊,效果明显,一直沿用至今,历代医家皆认为其是治疗鼻渊的有效方剂。

二、鼻玄府运用举隅

(一)慢性鼻窦炎

　　唐某,女,6岁。患慢性鼻窦炎两年,鼻流黄浊腥涕,晨起多嚏,鼻不闻香臭,服用中西药而病情得不到有效控制。近感风寒,诸症加重。症见鼻唇沟皮肤潮红,多涕色黄,鼻塞声重,小便频数、量少,大便燥结,胃纳较差,形体消瘦,舌红,苔黄腻,脉滑数。辨证:津气闭阻、湿郁化热,治以苍辛五苓散加味:桂枝9g,茯苓15g,猪苓15g,白术10g,泽泻15g,茵陈15g,苍耳子10g,白芷10g,薄荷10g,辛夷10g(包煎),水煎服,日1剂。3剂后二诊:鼻塞缓减,已不闻鼻塞之音,涕色由黄转清,量也大减,小便频数缓解,食量增加,但晨起喷嚏如前,舌红,苔黄腻,脉滑数。守上方加山楂15g,防风10g。3剂后三诊:鼻窍已通,鼻中也无分泌物,精神尚好。改服玉屏风口服液善后,巩固疗效。[云南中医学院学报,2012,35(2):34-36]

　　按:患儿在两年的治疗中,多采用宣肺泄热开窍的治法,而忽略了鼻窍玄府津气阻滞之机。反复发作更损正气,形成正虚邪恋。本病见鼻流浊涕、鼻塞、小便不利、舌红、苔黄腻,乃鼻窍玄府津气闭阻、湿郁化热,用苍辛五苓散加茵陈,方中桂枝温通玄府、化气利水,猪苓、泽泻淡渗利湿,白术、茯苓健脾利湿,苍耳子散宣肺开玄通窍。全方宣降有常,通过助膀胱气化以畅行三焦、玄府的津气,从而恢复鼻窍津气的升降出入而畅通无滞。

(二)变应性鼻炎

患者,男性,50岁。变应性鼻炎10余年,近半年来发作频繁,嗅觉明显减退,现流清涕、打喷嚏,伴鼻塞、头昏。饮食尚可,长期夜间鼻塞,平素大便不规律,便质稍干,小便正常。舌质稍红,苔薄白,脉偏弦。中医诊断:鼻鼽(营卫不和,清窍失宣)。予以桂枝汤合苍耳子散加减:桂枝18g,白芍18g,大枣3枚,苍耳子15g,白芷20g,薄荷10g,辛夷15g,桔梗20g,防风15g,茯苓15g,地龙10g,川芎12g,五味子10g。2剂后,诸症皆减轻,停药后痊愈。二诊谓受寒后鼻炎复发,水样涕不止,喷嚏连作,鼻痒,稍恶寒。其余症状同前。仍予桂枝汤合苍耳子散加减,2剂。三诊诸症减轻,发作次数减少。平素喜食辛辣,晨起咽干口苦,睡中鼻塞,大便仍不规律,便质干。舌边尖红、苔薄、根部稍黄腻,脉弦。辨证为肝胆湿热,郁而化火,玄府失畅,改用龙胆泻肝汤加减:龙胆12g,黄芩15g,北柴胡15g,川木通10g,炒栀子10g,藿香15g,泽泻15g,苍术15g,茯苓15,川芎12g,当归10g,麻黄12g,桔梗15g,鱼腥草30g,辛夷15g。服药后患者症状大减,连续服用14剂后变应性鼻炎复发频次明显减少,随访至2015年1月未见复发。[中医杂志,2015,56(16):1433]

按:鼻鼽是临床上常见的难治性疾病,常见典型的鼻流清水样泡沫涕症状,刘完素认为:"或言鼽为肺寒者,误也。彼但见鼽、嚏、鼻窒,冒寒则甚,遂以为然,岂知寒伤皮毛则腠理闭密,热极怫郁,而病愈甚也"。可见鼻鼽可因玄府郁结,气液代谢失常,郁而化热所致。本病初诊时医者正是被病程日久、流水样涕、鼻塞、鼻痒、恶风等"寒象"所误,以温热药攻之,结果鼻鼽虽缓解明显,但复发更甚。三诊发现患者喜食辛辣、晨起咽干口苦、大便干、舌根黄腻、脉弦等玄府郁闭化热之象,改用龙胆泻肝汤辛开苦降、寒温并用,以龙胆、黄芩、柴胡、炒栀子、鱼腥草清解郁热,麻黄、桔梗、辛夷、藿香开通玄府,苍术、茯苓、泽泻、川木通运脾渗湿,当归、川芎调气和血,取得了较好的远期疗效。

三、现代研究概况

(一)鼻玄府理论研究

张勤修等通过分析鼻腔鼻窦黏膜的结构和功能,发现鼻腔鼻窦黏膜主要由上皮层和固有层构成,黏膜细胞之间既有连接又有缝隙,通过黏膜细胞本身的胞饮、分泌以及黏膜细胞间隙进行黏膜的物质代谢。固有层有丰富的微循环以及淋巴管,通过微循环、微淋巴管系统完成黏膜局部的体液等各种物质交换。据此认为,鼻腔、鼻窦及其被覆上皮的功能与玄府的关系密切,鼻玄府存在的普遍性、形态的微观性及物质交换、信息交流等特征均与现代医学细胞膜的分子结构、各类离子通道以及微循环具有共同内涵,是鼻腔组织活体细胞与外部环境之间独特的物质信息交流途径。正常情况下,通过鼻玄府的有序开阖维持着气液在鼻腔鼻窦黏膜的循环交通,从而维持着鼻腔鼻窦黏膜正常的形态以及生理功能。

　　一旦外邪入侵,鼻腔玄府失于开阖,气血津液沟通内外之通道闭锁,壅滞于鼻窍,黏膜肿胀,窦窍受阻;邪气郁而化热,熏灼黏膜,煎熬津液,化腐为脓,或正气托毒,或满而外溢,则发生鼻窦炎。由此提出鼻窦窦窍与鼻玄府的双重闭塞、内外双毒交互搏结的"双窍闭塞、双毒互结"是形成慢性鼻窦炎的主要原因。以通窍启玄为立法思想,以"畅窦窍、开玄府、去双毒、扶正气"为治则。[中华中医药杂志,2010,22(3):334-336]

(二)鼻玄府临床研究

　　杨九一以 30 例慢性鼻 - 鼻窦炎行功能性鼻内窥镜术后出现临床症状的患者为研究对象,用三和通窍开玄汤加基础对症治疗(辛夷 10g、白芷 10g、鹅不食草 12g、黄芩 10g、细辛 3g)为实验组,与单纯基础对症治疗(抗生素静滴,血压、心率、心电图的监测,止血、营养、海盐水冲洗鼻腔等对症支持治疗)相比较。结果:两组症状、体征积分术前和术后 4 周比较均有明显改善;两组之间临床症状比较,术后治疗 1 周、2 周后比较,提示实验组症状改善较为明显,具有统计学差异;术后治疗 4 周后比较,提示实验组症状的改善无明显差异。两组术前体征总积分比较,在术后 1 周、2 周、4 周均无明显差异。两组临床总疗效评定,三和通窍开玄汤总有效率为 80%,单纯基础对症治疗的总有效率为 73.33%。研究表明三和通窍开玄汤在慢性鼻 - 鼻窦炎鼻内镜术后的初期能更好地改善患者症状,提高患者生活质量。[杨九一.功能性鼻内窥镜术后应用三和通窍开玄汤近期疗效观察研究[D].成都:成都中医药大学,2012:1-38]

(三)鼻玄府实验研究

　　敬樱等应用基因芯片技术分析了通窍开玄法对鼻窦炎模型大鼠生物学通路的影响,并探讨其治疗鼻窦炎的生物学机制。实验根据 Y.Gel 的改良方法造模,分别给予三和通窍开玄汤不同剂量组及青霉素 V 钾对照组。结果发现中药低剂量组差异基因涉及 278 条通路改变,中药中剂量组差异基因涉及 276 条通路改变,中药高剂量组差异基因涉及 277 条通路改变,青霉素 V 钾片组差异基因涉及 193 条通路改变。中药各剂量组主要涉及 PI3K/Akt 信号转导通路。由此可发现中药不同剂量组与青霉素 V 钾片治疗鼻窦炎大鼠具有相似的实验效果,既通过不同的生物学通路和基因发挥作用,又通过相同生物学通路调控发挥作用,但是中药不同剂量组表达调控更强更广一些,通窍开玄法通过系统调控 PI3K/Akt 信号转导通路可能是治疗鼻窦炎的机制之一。[四川中医, 2015,33(2):49]

实验还分析了通窍开玄法对鼻窦炎模型大鼠鼻黏膜水通道蛋白(AQP)的影响,结果发现中药各组均上调 AQP1 表达,中剂量组、高剂量组又上调 AQP2,青霉素 V 钾组上调 AQP12b 基因;4 组均下调 AQP9 基因,中药低剂量组还可下调 AQP2、AQP12b,青霉素 V 钾组还可下调 AQP1、AQP2,说明调控的 AQP 相关基因表达机制不同,中药组作用要更为广泛,表明对 AQP 相关基因的调控可能是通窍开玄法治疗鼻窦炎生物学机制之一,AQP 可能是玄府重要实质之一。[西部中医药,2015,28(8):8]

第十一节　耳　　病

一、耳玄府概说

耳居于头面两侧,是人体重要的感觉器官,具有主司听觉和位觉(平衡觉)的功能。遍布于耳中的微观孔窍构成了耳玄府,耳中玄府开阖有度、畅达通行,气机升降出入正常,则耳窍气血津精的灌注和神机的运转正常,耳窍得以濡养,实现听觉和位觉的功能。正如《灵枢·邪气脏腑病形》所指出:"十二经脉、三百六十五络,其血气皆上于面而走空窍……其别气走于耳而为听。"《证治准绳·杂病》:"清净精明之气上走空窍,耳受之而听斯聪。"耳能正常发挥其生理功能还依赖于肾气的充盛,而有耳为肾窍之说。如《灵枢·脉度》云"肾气通于耳,肾和则耳能闻五音矣。"

凡六淫外感、七情内伤、饮食劳倦、气血阴阳不足等因素使耳中玄府郁闭,气机不通,神机失运,皆可导致耳胀、耳痛、脓耳、耳聋、耳鸣等耳科疾病。通常耳病实证者因湿热、寒湿、瘀血等邪阻滞耳窍玄府;虚证者多因气血亏损或肾气不足,经脉不充,玄府失养,因虚而闭阻不畅,使耳闭不闻,或耳中虚鸣。病虽有虚实之分,而耳窍玄府不通则一。由此观之,开通耳玄府是治疗耳部疾患的重要法则。用药上遵刘完素"聋既为热,或服干蝎、生姜、附子、醇酒之类辛热之物……欲以开发玄府,而令耳中郁滞通泄"之意,使用辛香走窜温通类药物,辛温升散上达,开通玄府,重建玄府流通气液、运转神机功能。同时还强调开通耳内玄府之法,不限于内治,尚可运用针灸、推拿、按摩、或是熏洗、熨烙等疗法,疏通经络玄府,流畅气血精津而达到治愈耳科各种疾病的目的。"故一法含浸针砂酒,以磁石附耳,欲导其气令通泄也"(《素问玄机原病式·六气为病》)。即使是虚证用补,亦当通补兼施。"凡诸补剂中,或以川芎,石菖蒲,远志,细辛,升麻,柴胡之类,皆可随宜加用。"(《景岳全书·杂证谟》)

二、耳玄府运用举隅

(一)突发性耳聋

杨某,女,56岁。3天前无明显诱因出现左耳听力下降,时有耳内鸣响,呈电流声,不拒噪音,时有头面部麻木感,无耳内闭闷感,无头晕及视物模糊,纳可,寐欠。检查见:双耳鼓膜完整,光锥消失。舌质红,苔薄白,脉平。电测听:左耳听力下降,平均听阈55dB,右耳正常。中医诊断:暴聋,证属气滞血瘀,闭塞耳窍。治法:活血化瘀,通窍开玄。方以补阳还五汤化裁:生黄芪30g,当归尾10g,赤芍10g,川芎10g,桃仁10g,红花6g,生地黄10g,淡竹叶10g,茯神10g,焦山楂10g,煅牡蛎30g。7剂,水煎服。复诊:诉左耳听力稍有提高,偶有耳鸣。原方去红花、焦山楂、煅牡蛎,加补骨脂10g,继服5剂。复测听力见左耳平均听阈35dB,右耳正常。[江西中医药,2015,396(46):50-51]

按:此案因气血不足,气滞血瘀,耳窍玄府闭塞所致。补阳还五汤中以生黄芪为君药,大补脾胃元气,令气旺血行,瘀去络通不伤正;当归尾、赤芍、川芎配合桃仁、红花活血化瘀、通经开通耳部闭塞玄府;生地黄、淡竹叶清心降火;茯神宁心安神;山楂配牡蛎重镇安神而不碍胃。虚实并治,重在行气活血化瘀以开通耳窍玄府。二诊时加强固本培元,补虚善后。由此可知临证耳聋辨证需紧扣虚实之机,治疗不离开玄通窍之法。

(二)耳鸣

张某,女,38岁。患者于3个月前出现不明显双侧耳鸣,呈飞机轰鸣声,曾服用过血管扩张剂、营养神经药治疗后无好转,遂来就诊。刻诊:双侧耳鸣呈轰鸣声,有轻微听力下降,伴有胸胁乳房胀痛,情绪急躁,咳白痰,眠差,舌苔稍黄,脉弦细。中医辨证为肝气郁结、风痰上扰,治疗宜疏肝通窍,化痰解郁。处方:柴胡10g,白芍30g,法半夏10g,胆南星10g,香附15g,枳壳10g,钩藤15g,刺蒺藜15g,郁金15g,川芎10g。水煎服,日1剂,共6剂。服药后耳鸣基本消失。为巩固疗效，又予以上方随诊加减6剂善后。随访3个月未见复发。本方对耳鸣发生后病程越短效果越好，通常服药6~14剂后即可治愈。[中医耳鼻喉科学研究杂志,2010,9(3):43-44]

按： 本案主要采用疏肝通窍、息风化痰之法治疗肝气郁结、风痰上扰型耳鸣。方中以柴胡疏泄肝胆为君；胆南星、法半夏祛除湿浊以开窍闭；葛根清轻通窍；白芍活血开郁通窍；钩藤、刺蒺藜平肝息风；川芎、香附、枳壳辛香行气开郁。上述诸药直接或间接开通耳内玄府闭塞之清窍，使耳鸣得除。熊大经教授认为，耳之玄府郁闭，是神机运转失常的重要病理基础。开通耳户玄府，畅通精气，耳窍得濡，则耳聋、耳鸣自止矣。

(三)神经性耳聋

李某，男，22岁。1个月前游泳时从高台跳水，落水前刹那间觉胸闷、头昏目眩、有热血上冲感，待浮出水面即觉两耳蝉鸣不息，闭塞憋气，心烦不宁。曾到省级医院检查诊断为"神经性耳聋"。药用烟酸、维生素B_1治疗月余而诸症难除。现耳鸣憋胀，听力差，心烦失眠，注意力不集中。查舌质淡，苔薄黄，脉弦细。此乃肝郁气滞，津阻血瘀，耳窍失聪之故。治以疏肝解郁，活血通窍，以冀气血调和而耳之司听功能恢复。因神经性耳聋痊愈较慢，故药以缓图以通气散加味作散剂。处方：柴胡60g，香附100g，川芎100g，远志60g，甘草60g，煅磁石200g。共为细面，每次10g，日3次以温开水冲服。患者服1剂，耳鸣渐减，听音亦清，继之心烦、注意力不集中皆除。[江西中医药,1994,2(25):42]

按： 加味通气散是治疗神经性耳聋有效方剂之一。方中柴胡入少阳耳之所居，直达病所，疏肝解郁，升举阳气，通气开玄；香附乃气病之总司，疏肝之要药，配以川芎血中气药，上行耳窍，活血散瘀，通达玄府，促使内耳微循环障碍的改善。另因患者起病急骤，心烦意乱，失眠，造成心血暗耗，虚阳不潜，故配以远志宁心安神，祛痰开窍，磁石益肾补肝，潜阳安神，使坎离交济则聚气以司聪善听。总以开通耳玄府为基本治则，配以疏肝、安神潜阳等法，使耳中玄府通畅，耳窍得闻。

(四)分泌性中耳炎

某男，32岁。患者7天前感冒后开始出现右耳听力下降，伴耳内胀闷堵塞感，自听感增强，时有耳痛，余无异常。电耳镜检查见右耳外道通畅，未见分泌物，鼓膜混浊，稍内陷，光锥消失，标志不清，鼓膜周边可见少量放射状血管纹，左耳正常。纯音听阈检查为左耳听力正常，平均气导阈值为15dB，右耳为传导性耳聋，平均气导阈值为20dB。声导抗检查见右耳鼓室曲线图呈"B"型，左耳呈"A"型。舌红,苔薄黄,脉浮数。西医诊断为分泌性中耳炎(右)。中医辨证诊断为耳胀(右),风邪外袭(风热型)。症状体征分级量化记分 14 分。予以行鼓室穿刺抽液,抽出 0.3ml 淡黄色液体,后注入 0.5ml 曲安奈德注射液－糜蛋白酶混合液 4000U。同时口服开通玄府汤(柴胡 9g、桔梗 9g、石菖蒲 10g、桑白皮 9g、蜜麻黄 5g、桑叶 9g、菊花 6g、薄荷 6g^{后入}),早、晚饭后半小时温服;标准桃金娘油肠溶胶囊 0.3g,每天 3 次,餐前半小时凉开水送服;头孢丙烯分散片 0.5g,每天 1 次,口服 7 天。治疗第 2 个疗程(14 天)后复诊,患者自觉听力明显改善,无耳闷塞感、耳痛等其他特殊不适。上述专科检查:皆恢复正常。门诊随访 1 个月,患者未诉复发,表明开通玄府汤治疗有较好的疗效。[肖小玉.开通玄府法治疗耳胀的临床研究[D].福州:福建中医药大学,2012]

按: 开通玄府汤方中以柴胡为君药,其性升散,透表泄热、通玄聪耳,并能疏畅气机,理少阳经气,引药直达病所。石菖蒲辛苦温,除痰开窍,聪耳明目,即《本经》所谓"通九窍,明耳目",与柴胡合而增强开通耳窍玄府之功;与桑白皮结合化痰除湿,开通耳窍;蜜麻黄辛温发散、宣肺通窍共为臣药。桔梗开宣肺气、通利耳窍,并能载药上行,为佐使药。诸药合用,共奏疏风清热、开宣肺气、开通玄府、化痰除湿、通利耳窍之效。

三、现代实验研究

(一)耳玄府理论研究

郑国庆等认为耳玄府的实质与内耳微循环、离子通道密切相关。研究表明玄府与微循环有共通之处,与离子通道有许多共性内涵,体现为分布的普遍性,结构的微观性,进行离子交换或信息交流特征,通道开放和关闭。内耳高度调节的离子出入转运维持了听传导必需的内耳液体组成,内耳液体则依靠自身调节机制维持其动态的平衡来实现内环境的稳定,其所涉及的系统和机制包括离子转运系统、血迷路屏障及稳定的血供。故内耳功能及听觉生理和病理均与内耳微循环、离子通道相关联,内耳正常的微循环和血迷路屏障是维持并调节耳蜗内环境稳定的基础。任何破坏微循环和血迷路屏障的因素,均可能导致耳蜗内环境的变化,使内耳微循环障碍,耳蜗功能异常,影响听觉。耳蜗毛细胞存在调控细胞功能的重要离子通道,包括机械感觉转导离子通道、微绒毛的离子通道、ATP 门控离子通道 KCNQ 型钾通道等,各离子通道调节机制正常,离子流在内耳正常转运,则听觉和位觉正常。各种因素导致内耳离子通道调节机制障碍,也可引起耳科疾病。据此,建议以微循环、离子通道理论

和技术探索耳玄府的实质,将有助于对耳玄府进行科学的诠释。[中国中医基础医学杂志,2003,9(4):13-14]

(二)耳玄府临床研究

肖小玉应用开通玄府法治疗耳胀,探讨玄府理论在耳胀治疗中的指导作用。将符合标准的耳胀患者72例(105耳),随机分为治疗组、对照组,对照组36例54耳,用鼓室穿刺注药及口服标准桃金娘油肠溶胶囊和头孢丙烯分散片的常规方法治疗。治疗组36例51耳,加服中药开通玄府汤(柴胡、桔梗、石菖蒲、桑白皮、蜜麻黄),治疗两个疗程(共14天)后。结果:整体疗效治疗组总有效率84.3%,对照组70.4%,两组患者整体疗效有显著性差异。通过对患者进行临床随访1个月,整体疗效治疗组总有效率88.2%,对照组79.6%,两组也有显著性差异。研究表明:根据玄府理论制定的开通玄府汤方药,开通玄府、通利耳窍治疗耳胀疗效较好,可为临床治疗耳胀提供更好的中医理论参考及有效治疗法则。[肖小玉.开通玄府法治疗耳胀的临床研究[D].福州:福建中医药大学,2012]

(三)耳玄府实验研究

郑国庆等为探讨张志远教授治疗耳鸣、耳聋验效方加味通气散(柴胡、川芎、石菖蒲、丹参、香附等)开通听户玄府的微循环机制,以加味通气散进行大鼠灌胃实验。将60只实验大鼠随机均分为高剂量组、低剂量组、烟酸组、生理盐水对照组共4组。连续灌胃组用药5天,1次/天,末次给药后2小时,腹腔注射1%戊巴比妥钠0.2ml/100g麻醉后,经手术暴露软脑膜及肠系膜,解剖显微镜下观察记录正常及滴加0.1%肾上腺素0.05ml,前后脑膜、肠膜微循环改变。结果:加味通气散两剂量组均可显著改善肾上腺素滴注后脑膜微循环的血色、血液流态和血液流速,与生理盐水组比较差异有显著性($P<0.01$),而对肠系膜毛细血管交点数和管径无显著影响($P>0.05$),但可显著降低肾上腺素滴注前后毛细血网交点数和毛细血管管径的差值,与生理盐水组比较差异有显著性($P<0.01$)。结论:加味通气散对脑膜微循环、肠系膜均有明显的改善作用,其对微循环的调节作用可能是其治疗耳鸣、耳聋的主要治疗学机制之一,表明开通听户玄府法有其科学内涵。[中医药学刊,2006,24(1):18-20]

跋

究"玄府"

寝馈玄微四十年,分明非幻亦非玄。

钩沉索隐先师智,接木移花后学贤。

出入升降塞则病,怫郁结滞通为先。

大道至简悟不尽,万法归一曰开玄。

《玄府学说》竣稿之际,抚今追昔,感慨良多,吟成小诗一首,略抒胸臆。

回顾玄府学说研究四十年来的心路历程,最大的切身感受,是中医理论传承创新的重大意义。在博大精深的中医学术体系中,玄府理论不过沧海一粟,但它有着很强的创新性与普适性,用以指导临床,价值凸显。先师陈达夫教授开通玄府治疗疑难眼病的卓越成就,激励我坚持运用玄府理论指导各种疑难病症的治疗,对拓展临床思路,提高诊疗水平,受益匪浅,逐渐形成了"论病首重玄府,百病治风为先"的独特风格,尤其在风药、虫药的扩大应用上积累了一些成功的经验,成效较著。此后,我的学生们在不同的临床学科中运用该理论取得不少成就,陆续提出了耳玄府、脑玄府、肝玄府、骨玄府等新概念,近年我院白雪、杨思进等完成的"基于玄府理论风药组方对缺血缺氧性脑病的基础与临床研究",先后评获 2016 年四川省科技进步奖与中国中医药促进会科技进步奖,均反映了玄府学说研究的新进展。

长期以来,关于中医理论对临床的指导意义,一直是个有争议的话题。不仅外界往往将中医学称为"经验医学",甚至视中医理论为"伪科学",中医界内部重临床、轻理论之风亦颇盛行。我在 20 世纪 80 年代曾经撰文指出:近百年来中医学发展迟缓的要害,就在于理论上缺乏新的突破。中医基础研究的落后,使整个中医学体系的发展缺乏理论的向导,已成为妨碍中医学前进的主要制约因素(《中医问题研究》,重庆出版社,1989 年)。自己之所以穷毕生之力执着于玄府理论研究,正是基于对前贤理论创新的拳拳服膺,同时也是为探索实践过程中不断获得的新知新识所激励。可以认为,基础理论创新对临床应用理论及诊疗实践的指导价值,在玄府学说的发展进程中得到了充分的体现,而且现在还远不是终点。